Ätherische Öle zeigen also entsprechend ihrer Hauptbestandteile ganz bestimmte Wirkungen, die man gezielt bei Erkrankungen einsetzen kann.

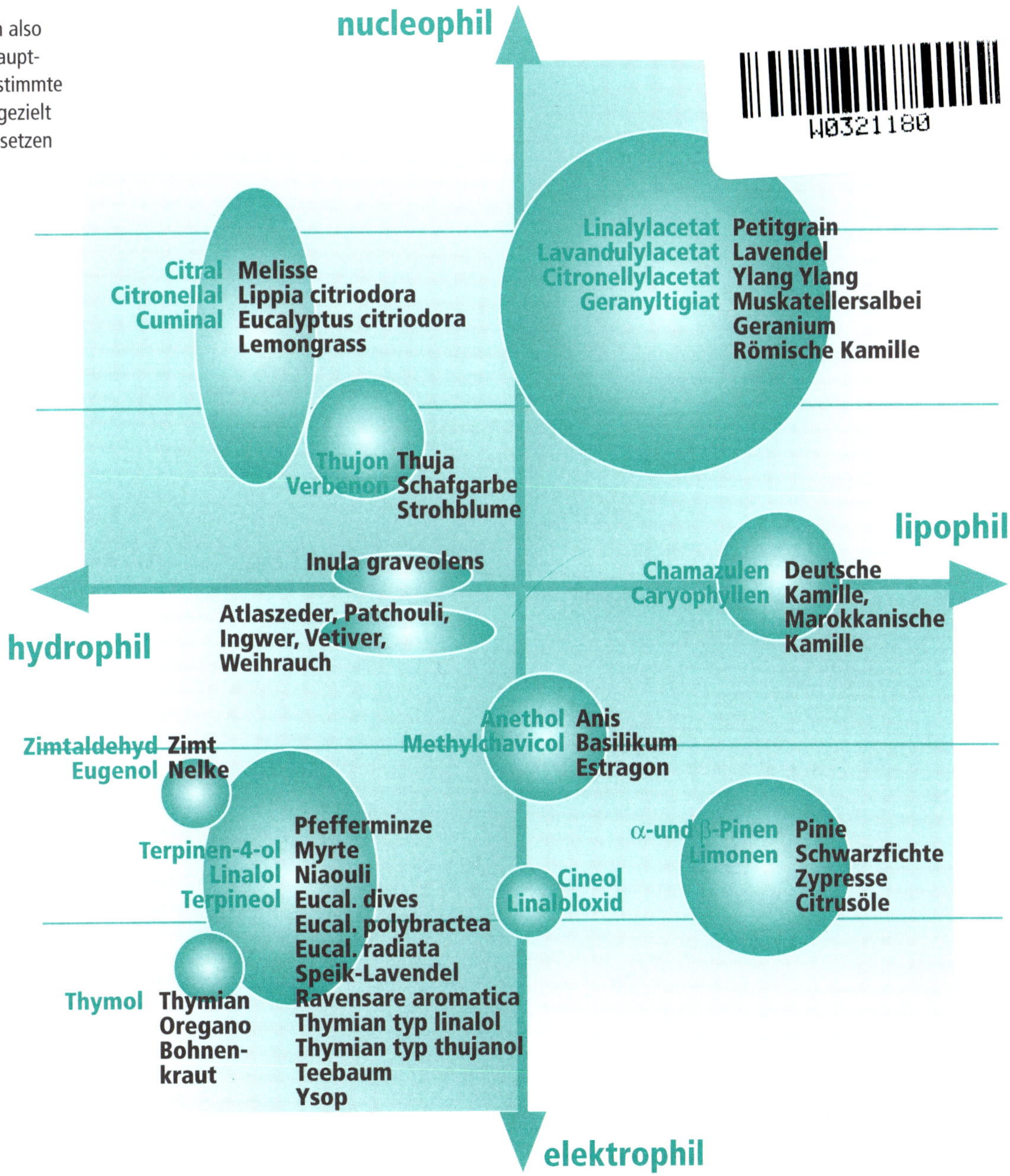

Kurt Schnaubelt

Neue Aromatherapie

Gesundheit und Wohlbefinden durch ätherische Öle

Herausgegeben von Jean Pütz

vgs

Die Behandlungsvorschläge in diesem Buch sind von Autor, Herausgeber und Verlag nach bestem Wissen und Gewissen erwogen und geprüft, die Informationen stellen aber keinen Ersatz für medizinische Behandlungen jeglicher Art dar. Autor und Herausgeber bzw. Verlag und ihre Beauftragten übernehmen keine Haftung für etwaige Personen-, Sach- und Vermögensschäden, die sich aus dem Gebrauch oder Mißbrauch der in diesem Buch dargestellten Behandlungsmethoden sowie Rezepten ergeben.

Die Deutsche Bibliothek - CIP-Einheitsaufnahme

Schnaubelt, Kurt:
Neue Aromatherapie: Gesundheit und Wohlbefinden durch ätherische Öle / von Kurt Schnaubelt. Hrsg. von Jean Pütz
Köln : vgs, 1995

ISBN 3-8025-1288-X

5. Auflage 1997

Redaktion: Martina Weihe-Reckewitz
Lektorat: Susanne Breuer, Marcus Reckewitz, Bonn
Gesamtgestaltung und Satz: Christa Kochinke, Köln
Produktion: Ilse Rader
Druck: Universitätsdruckerei H. Stürtz, Würzburg
Printed in Germany
ISBN 3-8025-1288-X

Inhalt

6 *Anwendung der ätherischen Öle* 121

7 *Aromatherapie - Vermittlung zwischen Immunsystem, Gefühl und Körper* 146

Anhang 154

Zur Einführung

Wenn Sie, liebe Leserinnen und Leser, einige meiner Fernsehsendungen gesehen haben, zum Beispiel die „Wissenschaftsshow", die „Bilder aus der Wissenschaft" oder die „Hobbythek", dann wissen Sie sicher bereits, daß ich der Aromatherapie, der Heilkunst mit ätherischen Ölen, eine große Bedeutung beimesse. Der Grund ist prinzipieller Natur: Als das Leben auf unserem Globus entstand, bildeten sich zunächst erste isolierte Bausteine, die Aminosäuren, chemische Verbindungen, bestehend aus Kohlenstoff, Wasserstoff, Sauerstoff, Stickstoff, Phosphor, Schwefel, Calcium, Kalium sowie vielen anderen auf der Erdkruste verfügbaren Elementen. Sie schlossen sich nach den Gesetzen der Chemie zu Einheiten zusammen. Dabei entstanden nach dem Prinzip von „Zufall und Notwendigkeit" entscheidende Informationsträger. Die wichtigsten dieser Informationssubstanzen sind die großen Molekülstränge der DNA und der RNA. Das sind sogenannte Nukleotide, die als Erbsubstanz auf unserem Globus die Konstruktions- und Funktionspläne alles Lebendigen vermitteln und verbreiten. Nach diesen Vorgaben wachsen Algen, Bakterien, Pilze, Viren, aber auch Pflanzen, Tiere und als vermeintliche Krone der Schöpfung auch die menschliche Spezies.

Daneben gibt es Moleküle, die ausschließlich der Weitergabe von Signalen dienen wie z. B. Moleküle in Nervenzellen, Hormone und auch kompliziert aufgebaute Düfte und Aromen. Düfte haben Lock- und Warnfunktionen, können aber auch unmittelbar in Stoffwechselfunktionen eingreifen. Mit Düften locken Pflanzen nützliche Insekten an, halten sich aber auch Schädlinge vom Leib. Das heißt, sie wehren sowohl Krankheitserreger als auch gefräßige Feinde, die nicht zu ihrer Vermehrung beitragen, ab. Wenn man so will, gehören diese Düfte zu einem gesunden Immunsystem der Pflanzen.

Diese Eigenschaften sind sicher mit dafür verantwortlich, daß bestimmte Pflanzeninhaltsstoffe auch dem Menschen als Medizin sehr nützlich sein können. Daß man mit Pflanzen heilen kann, war vermutlich schon den Neandertalern bekannt. Leider hat der Mensch sich im Laufe der Zeit immer mehr über dieses Wissen hinweggesetzt und seine Heilkunst zunehmend mit synthetischen Substanzen betrieben. Der Natur wurde dabei bestenfalls noch über die Schulter geschaut.

So verlor man immer mehr die Ganzheitlichkeit des Systems „Mensch und Natur" aus den Augen. Es half auch nicht, daß die Nebenwirkungen moderner Medikamente immer mehr Berücksichtigung fanden. Man sollte auch bedenken, daß die neu entdeckten Heilmittel teilweise eklatante Erfolge aufweisen konnten. Mit Antibiotika und anderen „hochwirksamen" Medikamenten schienen die meisten Seuchen, die in der Vergangenheit Millionen von Menschen dahingerafft haben, besiegt. Womit man nicht rechnete, war, wie die Natur darauf reagieren würde: Krankheitserreger fanden intelligente Strategien und entwickelten Resistenzen. Je mehr man glaubte, bakterielle Infektionen in den Griff zu bekommen, um so mehr bekamen die Viren die Oberhand. Noch nie hat sich zum Beispiel eine Grippe so rasch verbreiten können wie heute. Die Ursache mag unter anderem darin liegen, daß selbst kleinere Infektionen von vielen Ärzten sofort mit Antibiotika behandelt werden, selbst solche, mit denen unser Immunsystem – würde man ihm Zeit und die Chance geben – ohne weiteres selbst fertig werden würde. So wird dieser wichtige körpereigene Abwehrmechanismus permanent unterfordert und versagt dann bei ernsten Bedrohungen um so eher.

Genau da setzt die Aromatherapie an. Die aromatragenden Substanzen sind, wie oben beschrieben, Bestandteile des Abwehrsystems der Pflanzen. Sie wirken nicht beschränkt, sondern ganzheitlich. Deshalb ist es auch ein großer Irrtum der Pharmaindustrie zu glauben, man könnte ätherische Öle mißbrauchen, indem man die einzelnen Wirkstoffe isoliert und diese wie synthetische Medikamente speziell gegen bestimmte Krankheitssymptome einsetzt.

Wir werden nie befriedigende Erfolge haben, wenn wir natürliche, in der Pflanze herangewachsene Substanzen in Einzelteile zerlegen und nur bestimmte Bestandteile als Wirkstoff einsetzen. Als Beispiel sei das Bisabolol genannt: Aus der einheimischen Kamille isoliert, wirkt es zwar durchaus entzündungshemmend, aber selbst in hoher Konzentration ist der Effekt erheblich geringer als in der natürlichen Zusammensetzung eines Teeaufgusses mit allen Begleitsubstanzen, das heißt mit Bitterstoffen, ätherischen Ölen, Enzymen, Gerbstoffen, Schleimstoffen, Saponinen, Lecithinen, Mineralstoffen etc. Gleiches gilt für fast alle Essenzen, die durch Aufguß, Extraktion, Destillation usw. aus Kräutern gewonnen werden.

Eine Sonderrolle kommt dabei den ätherischen Ölen zu. Da sie in der Zellkommunikation der Pflanzen nach innen und außen ebenso wie in der Abwehr von Feinden eine wichtige Rolle spielen, wirken sie durchaus als isolierte Stoffgruppe. Allerdings sei auch hier vor analytischen Eiferern gewarnt. Es bringt nichts, die Bestandteile, das heißt Monoterpene, Ketone, Aldehyde, Esther, Alkohole, Phenole, Oxide oder Sesquiterperne, Lactone oder Phenylpropane usw. auseinanderzunehmen und dann jeweils für jeden Bestandteil einen Wirkungsnachweis zu führen – auch hier kommt es auf den ganzheitlichen Effekt an. Dies haben leider die Initiatoren und Autoren des Deutschen Arzneimittelbuchs (DAB) vergessen, sonst hätten sie nicht die unsinnige Idee gehabt, die ätherischen Öle auf wenige Inhaltsstoffe zu „standardisieren".

Die Folge davon war, daß die Anbieter der ätherischen Öle dazu übergegangen sind, diese nach DAB-Vorschrift regelrecht zusammenzupanschen, das heißt, sie gewinnen die einzelnen Bestandteile aus möglichst preiswerten Pflanzenarten, mischen sie nach „Vorschrift" zusammen und behaupten, das wäre Salbei-, Lavendel-, Eukalyptus-, Rosen-, Geranienöl usw. nach DAB-Vorschrift. Dieses galt dann auch lange Zeit als Qualitätsstandard, aufgewertet noch dadurch, daß diese Öle vorwiegend in Apotheken verkauft wurden. Was diese Panscher bewußt verschwiegen haben, ist, daß ein ätherisches Öl nicht nur aus einigen wenigen, sondern vielfach aus Hunderten von Einzelsubstanzen besteht, die in ihrem molekularen Aufbau teilweise noch gar nicht bekannt sind.

Auch ich habe, was die Bewertung des DAB-Kennzeichens betrifft, mein Lehrgeld bezahlen müssen. Als ich vor mehr als 15 Jahren zum ersten Mal in einer Hobbytheksendung das Thema ätherische Öle aufgegriffen habe, glaubte ich, in den Apotheken eine seriöse Bezugsquelle für diverse ätherische Öle empfehlen zu können. Mich wunderte aber der relativ hohe Preis, und deshalb suchte ich Kontakt mit den Herstellern von ätherischen Ölen. Erst dadurch bekam ich eine Ahnung von dem, was da geschah. Auf den hohen Verkaufspreis angesprochen, meinten sie zum Beispiel, es wäre gar kein Problem, mir Öle zu geringeren Preisen zu „komponieren", natürlich streng nach DAB-Vorschriften. Da es keine Alternativen zu den Apotheken gab – Läden, die ätherische Öle verkauften, existierten seinerzeit noch nicht –, mußte ich zunächst in den sauren Apfel beißen. Es wurmte mich allerdings, und deshalb bemühte ich mich intensiv, Abhilfe zu schaffen. Heute bin ich sehr stolz darauf, daß es auf die Initiative der „Hobbythek" zurückzuführen ist, daß es in Deutschland ein flächendeckendes Netz von Spezialläden gibt, die unter anderem auch qualitativ hochwertige ätherische Öle verkaufen. Ich habe den ätherischen Ölen sogar so manches zu verdanken, denn was mit ihnen begann, mündete dann in ein System von völlig neuartigen Läden, die den Menschen wieder Rohstoffe zugänglich machen, mit denen sie viele Produkte des täglichen Bedarfs, sowohl was die Kosmetik anbelangt als auch Pflegeprodukte, Wasch- und Reinigungsmittel und insbesondere Nahrungs- und Genußmittel, nach eigenem Bedarf herstellen können. Alles dies soll die Menschen wieder etwas unabhängiger machen von unserer Konsumgüter-Industrie, die sie durch eine Unzahl von Fertigprodukten, deren Inhalte er nicht mehr überschauen kann, entmündigt.

Was die ätherischen Öle anbelangt, blieb bis vor kurzem ein Problem ungelöst: Wie sollen die Verbraucher vor Übervorteilung geschützt werden, das heißt vor schlechter Qualität der Öle? Mit Standardisierung à la DAB kommt man, wie gesagt, nicht weiter. Deshalb habe ich des öfteren mit großen deutschen Produzenten und Vertreibern von ätherischen Ölen darüber diskutiert. Heute weiß ich, daß es naiv war, von ihnen eine Antwort zu erwarten. Sie wollten sich erstens nicht in ihre Karten schauen lassen und zweitens das Thema am liebsten unter den Tisch kehren, weil für sie ein unwissender Verbraucher der beste ist.

Hinzu kommt, daß der größte Teil der Öle in der Duftstoffindustrie und in der Kosmetik eingesetzt wird, Bereiche, die solche qualitativen Ansprüche, wie sie für heilende Öle erforderlich sind, nicht notwendig machen. Im Prinzip läßt sich dies alles auf einen Nenner bringen: Massenprodukt steht gegen Individualität.

Einen Vergleich dazu, den Kurt Schnaubelt in diesem Buch zieht, möchte ich unterstreichen. Wer einen *Goldenen Oktober* oder einen x-beliebigen *Blanc de Blanc* oder einen *Edelzwicker*, das heißt einen Weinverschnitt, für einen guten Wein hält, der weiß es wahrscheinlich einfach nicht besser. Qualität kann man nur erwarten, wenn die Lage und der Jahrgang genau angegeben werden, ohne Etikettenschwindel. Heutzutage kommt noch ein wichtiger ökologischer Aspekt hinzu: Wie hält es der Winzer mit Schädlingsbekämpfungsmitteln und Unkrautvernichtungsmitteln? Während große Kellereien sich mit einer Reduktion oder dem völligen Verzicht auf die chemische Keule schwertun, haben kleinere Winzer ihre Chance erkannt. Sie profitieren immer mehr von dem persönlichen Vertrauen, das gute Weinkenner ihrem Betrieb entgegenbringen. Dieser Weg mag auch für uns Anhänger der Aromatherapie die Qualitätsproblematik lösen helfen: Qualität nur durch exakte Angabe der Stammpflanzenherkunft sowie durch Kennzeichnung der Anbauregion, des Anbieters sowie des Destillateurs. Vielleicht hilft dies, eine notwendige Vertrauensbasis zu schaffen.

Als Mindestanforderung an ätherische Öle für Heilzwecke gilt die Herkunft aus der Stammpflanze, das heißt, es dürfen nur *genuine* Öle verwendet werden, kein Verschnitt und kein Zusatz von Komponenten aus anderen Pflanzenarten. Es gibt heute Meßverfahren, mit denen es möglich ist, solche Kriterien zu prüfen. Ganz wichtig ist auch die Analyse von Schädlingsbekämpfungsmitteln im Öl, deren Rückstände gerade bei heilenden Ölen sehr negative Auswirkungen haben können. Wir empfehlen deshalb ausschließlich ätherische Öle aus biologisch-organischem Anbau. Daß diese Öle oft erheblich teurer sind als gängige Massenprodukte, ist nachvollziehbar, aber wenn Sie diese Preise mit denen von gängigen Medikamenten vergleichen und dabei auch noch die teilweise schwerwiegenden Nebenwirkungen einbeziehen, dann sind selbst teure Öle immer noch sehr preiswert.

Warum ich gerne Herausgeber dieses Buches über Aromatherapie geworden bin

Mit ätherischen Ölen beschäftige ich mich – wie gesagt – schon seit über 20 Jahren. Sie faszinierten mich zunächst einfach nur durch ihren Duft. Ich bedauerte immer schon, daß das Riechen als Sinneswahrnehmung im Laufe unserer Entwicklungsgeschichte immer mehr vernachlässigt wurde. Dies wird besonders deutlich, wenn man einmal den Geruchssinn von Tieren beobachtet. Unser Haushund hat, obwohl bei manchen Arten auch hier schon eine Degeneration eingetreten ist, ein etwa hundertfach besseres Riechvermögen als der Mensch.

Hätten wir uns die ursprünglichen Fähigkeiten unseres Geruchssinns erhalten, könnten wir die Heilwirkung von bestimmten ätherischen Ölen möglicherweise unmittelbar riechen. Die Nase könnte uns beispielsweise sagen, welche Krankheit mit welchem Duft behandelt werden sollte. Da wir diese Fähigkeit aber nun einmal nicht besitzen, sind wir auf Spekulationen angewiesen, wobei uns die Wissenschaft durchaus wertvolle Hinweise geben kann. Aus diesem Grunde faszinierte mich die Aromatherapie. Sie beruft sich auf alte Überlieferungen, und in der Tat haben bereits unsere Urahnen, unter anderem die Ägypter, Griechen und Römer, Pflanzensäfte mit hohem ätherischem Ölgehalt durch Auspressen gewonnen, aber auch durch Abzapfen des Harzes von Bäumen und Sträuchern. Interessant ist auch, daß die Rosmarin-Essenz, das ätherische Öl des Rosmarins, im 13. Jahrhundert eine der ersten Arzneien war, die man extrahierte. Um 1500 gelang es dann, Essenzen aus Zimt, Zeder, Weihrauch, Wacholder, Salbei, Anis, Fenchel, Nelke und Thymian herzustellen. Die heutige Bedeutung des französischen Mittelmeerraums für die Parfümherstellung rührt aus dieser Zeit her.

Ein wesentlicher Meilenstein für die weitere Entwicklung war der Zeitpunkt, als es erstmals gelang, die Düfte der Rose und des Lavendels in Fläschchen zu bannen. Im Barock und Rokoko profitierten die Destillateure vor allen Dingen von der Tatsache, daß Hygiene klein geschrieben wurde. Waschen war für das profane Volk, unter anderem weil es sich die damalige Qualitätskernseife nicht leisten konnte, eine seltene Angelegenheit. Aber auch die Reichen hielten nicht viel vom Waschen. Man puderte sich lieber und parfümierte sich kräftig. Daß Schweißgeruch mit dieser Methode nicht ganz zu vermeiden war, versteht sich von selbst. Aber um ihn zu überdecken, hatte man ja die schönen Düfte. Der Sonnenkönig Ludwig XIV. soll Parfüm, das heißt ätherische Öle, literweise verbraucht haben. Ohne es zu wissen, taten er und seine Zeitgenossen sich damit sogar etwas Gutes. Wie später nachgewiesen wurde, weisen viele natürliche ätherische Öle keimtötende Wirkungen auf, so daß die Menschen sich damals unbewußt – zumindest in gewissen Grenzen – vor Mikroben schützten. Selbstverständlich kannte man damals den Begriff Mikroben noch nicht. Ansteckende Krankheiten, so glaubte man, würden vor allem durch böse Geister, durch schlechte Gerüche, durch böse Gedanken übertragen. Dem schlechten Geruch glaubte man durch Parfüm begegnen zu können. Deshalb hatten die Parfümeure vor allem dann Hochkonjunktur, wenn wieder mal eine der schrecklichen Seuchen wie Pest, Cholera oder Pocken wütete. Überliefert wurde uns aus jener Zeit folgendes Rezept zur Vorbeugung gegen die Pest: *Man forme aus den Harzen Laudanum, Styrax, Gummi arabicum und Tragant eine Kugel, und mische darunter die ätherischen Öle der Rose, der Nelke, des Muskats, des Lavendels, und trage diese Kugel immer bei sich. Vor allen Dingen halte man sie sich häufig vor Nase und Mund.*

Wie viele Menschen den Düften damals ihr Überleben verdankten, weiß man natürlich nicht. Aber die moderne Forschung hat inzwischen die antiseptische Wirkung fast aller ätherischen Öle nachgewiesen. Nur zwei Beispiele: Unter Laborbedingungen tötet eine im Verhältnis 1:6000 verdünnte Nelkenessenz das Tuberkelbazillus, eine Zimtessenz in einer Verdünnung von 1:3000 macht den Typhusbazillus unschädlich. Gleiche Wirkungen gegen Bakterien, Pilze und Viren weisen auch zahlreiche andere ätherische Öle auf. So ist es schon erstaunlich, daß die meisten Schulmediziner die heilende Wirkung von ätherischen Ölen immer noch für unbewiesen halten. Dabei werden sie natürlich vehement unterstützt von der pharmazeutischen Industrie, die auf ihre künstlichen Erzeugnisse setzt.

Alles dies veranlaßte mich, der Sache auf den Grund zu gehen. Als erstes fiel mir dabei ein Buch von René Maurice Gattefossé in die Hände, das er 1928 unter dem Titel *Aromatherapie* veröffentlichte. Er war es, der diesen

Begriff in den Sprachschatz der europäischen Völker einführte. Ich erinnere mich noch sehr gut an seine Schilderung, wie er sich seine Hand verbrühte, sie in Panik umgehend in einen Topf mit Lavendelöl steckte, und danach feststellen konnte, daß die Verbrennung außerordentlich rasch verheilte, ohne Narben zu hinterlassen. Fasziniert war ich dann auch von dem Buch von Jean Valnet, der sich sehr kritisch und sachkundig mit den gedankenlosen Praktiken der Schulmedizin auseinandersetzte, zum Beispiel der viel zu häufigen Verordnung von Antibiotika und Hormonpräparaten, in denen er einen brutalen Eingriff in das Regelsystem des Körpers sieht. Das schrieb Valnet bereits vor gut 30 Jahren, als man der Schulmedizin noch unbegrenzte Möglichkeiten zuschrieb.

Ich bin kein Mediziner und kann mich nur auf meine persönliche Erfahrung und meinen kritischen Verstand berufen und natürlich auch auf viele Gespräche mit Ärzten, Professoren und Patienten im Laufe meiner Journalistentätigkeit. Ich war schon lange davon überzeugt, daß die Aromatherapie sehr interessante neue Behandlungsmöglichkeiten eröffnet und daß sie durchaus zur Behandlung leichterer Krankheiten als Selbstmedikation sowie bei chronischen, schwereren Krankheiten unter Aufsicht von erfahrenen Ärzten oder Heilpraktikern geeignet ist. Was ich mit zunehmendem Mißmut beobachtete, war, daß gerade in den letzten 10 Jahren eine Unmenge von Büchern zum Thema Aromatherapie auf den Markt kamen, die meines Erachtens nicht nur unseriös, sondern mit unerträglichen Ideologien durchsetzt sind. Viele von ihnen beruhen sogar auf mittelalterlicher Esoterik. Daß dabei selbst mit völlig unsinnigen Rezepten teilweise Heilerfolge erzielt wurden, ist sicherlich einerseits auf das breite Wirkungsspektrum von ätherischen Ölen zurückzuführen, andererseits auf nicht zu leugnende psychologische Einflüsse, den sogenannten Placebo-Effekt.

Mein Unbehagen aber rührte hauptsächlich daher, daß viele Autoren die Aromatherapie sehr undifferenziert zum Kurieren fast aller körperlichen „Malaisen“ anpriesen. Solch ein Allheilmittel konnte sie nicht sein und hielt kritischen Überlegungen nicht stand. Dann aber lernte ich Kurt Schnaubelt kennen, der meines Erachtens zum ersten Mal der Aromatherapie eine fundierte wissenschaftliche Basis gegeben hat, die bisher noch fehlte. Deshalb bin ich sehr glücklich, Ihnen als Herausgeber dieses maßgebliche Werk präsentieren zu können. Wir waren zwar in der wissenschaftlichen Methode nicht immer eins und auch nicht in der Bewertung von einigen gesundheitlichen Entwicklungen der heutigen Zeit, aber wir haben uns zusammengerauft und eine Synthese gefunden, die der Ernsthaftigkeit dieses Werks erheblichen Nachdruck verliehen hat. Kurt Schnaubelt hat mir allerdings die Arbeit als Herausgeber nicht besonders schwergemacht, und ich habe viel von ihm gelernt.

Wir haben vereinbart, zumindest einige Rezepte aus meinen Sendungen, die auf außergewöhnliche Resonanz gestoßen sind, hier aufzuführen. Für diese Rezepte brauchen Sie – zusätzlich zu den entsprechenden ätherischen Ölen – einige Substanzen, die den „Hobbytheklern“ unter Ihnen bereits sehr vertraut sein dürften.

Eine Verdienst der „Hobbythek“ war und ist, daß wir über die Apotheken und Drogeriemärkte viele Rohstoffe den Verbrauchern flächendeckend zugänglich gemacht haben, die die Anwendung der Aromatherapie letztlich erst möglich machten. Erfreulich ist, daß viele der Läden, die sich damals bereitgefunden haben, Ihnen jetzt auch die umfangreichere Aromaölpalette von Kurt Schnaubelt anbieten wollen.

Aber kommen wir nun zu den einzelnen Rohstoffen: Da geht es zunächst um einen Lösungsvermittler, welcher immer dann notwendig wird, wenn ätherische Öle gleichmäßig im Wasser verteilt werden sollen, denn diese Öle verhalten sich ähnlich wie fette Öle. Die sind von Natur aus wasserabstoßend und setzen sich auf der Wasseroberfläche wie Fettaugen ab. Der Lösungsvermittler bildet praktisch die Brücke zwischen Öl- und

Wassermolekülen. Wir haben dafür den Lösungsvermittler *LV41* ausgewählt. Es ist das haut- und magenfreundlichste Produkt dieser Art, das wir finden konnten, und es wird zum Beispiel auch zur Herstellung von Medikamenten und Mundwasser verwendet. Es handelt sich um einen nicht-ionogenen Lösungsvermittler in Form eines äußerst wirksamen Emulgators. Das Ausgangsmaterial für dieses Produkt ist Rizinusöl. Einen völlig natürlichen Lösungsvermittler haben wir ebenfalls gefunden. Es ist ein hochwertiges Lecithin aus Soja gewonnen, gelöst in 50 Prozent Sojaöl. Diesem Produkt haben wir den Namen *Fluidlecithin Super* gegeben. Es ist nicht ganz so gut emulgierend. Für den, der natürliche Produkte sucht, ist es aber eine exzellente Alternative.

Hier einige Rezepte, die in der Hobbythek großen Anklang gefunden haben:

Heilpflanzenöl der Hobbythek

7,5 ml Pfefferminzöl *(Mentha x piperita)*
2,5 ml Teebaumöl *(Melaleuca alternifolia)*
2,5 ml Thymianöl typ thymol *(Thymus vulgaris)*
2,5 ml Lavendelöl *(Lavandula alternifolia)*

Das Heilpflanzenöl ist in seiner Wirkung besonders effektiv, weil es, wie Sie im folgenden von Kurt Schnaubelt erfahren werden, nachgewiesenermaßen antibakteriell wirkende ätherische Öle enthält. Das Lavendelöl macht in erster Linie den Geruch etwas angenehmer. Statt der angegebenen Meßlöffel können Sie auch Teelöffel nehmen. Die Hauptsache ist, daß das mengenmäßige Verhältnis der Substanzen zueinander stimmt. Dieses Öl ist erheblich wirksamer als die in Apotheken zu erhaltenden japanischen und chinesischen Heilpflanzenöle. Bei akuten Erkältungen können Sie davon einen Tropfen auf die Zunge nehmen und es langsam einwirken lassen. Es läßt sich natürlich auch hervorragend inhalieren (siehe Seite 124). Die „Hobbythek" hat zusätzlich noch eine vereinfachte, sozusagen transportable Inhalationsmethode entwickelt: Füllen Sie das Heilpflanzenöl in eine kleine Tropfflasche, die man leicht tragen kann. Geben Sie bei Anwendung dies jeweils auf ein Papiertaschentuch, das Sie in die offene Faust knüllen. Halten Sie dies an den Mund, so daß das Taschentuch nicht mit den Lippen in Berührung kommt, und inhalieren Sie. Noch einfacher ist es, wenn Sie sich einen Inhalatoraufsatz besorgen, wie er zu jedem Asthma- oder Bronchialspray gehört. In diesen geben Sie dann ein Stückchen Papiertaschentuch und tropfen zwei bis vier Tropfen des Heilpflanzenöls darauf. So können Sie problemlos die flüchtigen Bestandteile der Essenz durch das Mundstück tief in die Lunge einatmen.

Bei Schnupfen gibt es noch eine andere Methode: Schneiden Sie sich aus einem Papiertaschentuch ein etwa drei mal drei Zentimeter großes Teil heraus, und geben Sie in die Mitte ein bis zwei Tropfen des Heilpflanzenöls. Dann knüllen Sie das Papierstückchen so, daß die befeuchteten Stellen möglichst nach innen kommen. Stecken Sie vor dem Einschlafen in jedes Nasenloch ein solches Papierknäuel. Sie werden merken, der Schnupfen ist in der Regel am nächsten Tag schon verschwunden. Bei besonders akutem Schnupfen können Sie diese Methode natürlich auch tagsüber anwenden, dann müssen Sie allerdings häufiger das Taschentuchstückchen auswechseln. Diese Methode hat sich als wirksamer erwiesen als Nasentropfen mit ätherischen Ölen, weil davon die empfindlichen Schleimhäute unter Umständen gereizt werden, so daß der Schnupfen sogar länger bleibt. Knüllen sie das Taschentuch so, daß keine ätherischen Öle direkt mit der Nasenschleimhaut in Berührung kommen.

Badeessenzen zum Heilen und Entspannen:

Mit ätherischen Ölen können Sie außerdem hervorragende Badeessenzen herstellen: Für diese Anwendung benötigen Sie, weil die Öle nicht in Wasser löslich sind, einen Lösungsvermittler (LV 41). Es ist zwar prinzipiell möglich, die Öle direkt auf das Wasser zu geben, aber einige ätherische Öle könnten so unverdünnt an die Haut kommen und sie reizen. Das ist unter Verwendung von Emulgatoren nicht der Fall, weil das ätherische Öl gleichmäßiger im Wasser verteilt werden kann.

Weil Sie für Badeessenzen größere Mengen brauchen, haben wir die Maßeinheit Teelöffel (TL) gewählt.

Badeessenzen mit beruhigender Wirkung:

Entspannungsbad mit Lavendel
9 - 10 TL Lavendelöl
3 TL Lösungsvermittler LV 41 oder
4 TL Fluidlecithin Super

Beruhigungsbad mit Narde
1 TL Nardenöl
2 - 4 TL Fenchelöl
4 TL Lavendelöl
1 TL Melissenöl
3 TL Lösungsvermittler LV 41 oder
4 TL Fluidlecithin Super

Badeessenzen mit anregender Wirkung:

Rosmarinbad
9 - 10 TL Rosmarinöl (typ cineol oder typ campher)
3 TL Lösungsvermittler LV 41 oder
4 TL Fluidlecithin Super

Erkältungsbad
2 TL Pfefferminzöl
2 TL Eukalyptusöl (typ radiata oder typ globulus)
2 TL Rosmarinöl (typ cineol)
2 TL Teebaumöl
2 TL Lavendelöl
4 TL Lösungsvermittler LV 41 oder
5 TL Fluidlecithin Super

Badeessenz bei Bronchialkatarrh und angehender Grippe
4 TL Eukalyptusöl (typ radiata oder typ globulus)
4 TL Thymianöl (typ thymol)
2 TL Teebaumöl
2 TL Lösungsvermittler LV 41 oder
4 TL Fluidlecithin Super

Hustenbad
8 TL Thymianöl (typ thymol)
1 TL Teebaumöl
3 TL Lösungsvermittler LV 41 oder
4 TL Fluidlecithin Super

Rheumabäder:

Rosmarinwacholderbad
3 TL Wacholderbeeröl
3 TL Rosmarinöl (typ cineol)
3 TL Latschenkiefernöl
3 TL Lösungsvermittler LV 41 oder
4 TL Fluidlecithin Super
(Wacholderbeeröl nicht bei Hautschäden verwenden.)

Rheumabad mit Salbei

2 TL Wacholderbeeröl
2 TL Rosmarinöl (typ cineol)
2 TL Salbeiöl
2 TL Fichtennadelöl
3 TL Lösungsvermittler LV 41 oder
4 TL Fluidlecithin Super Super

Mit ätherischen Ölen gegen Karies und Mundgeruch

Jeder weiß, daß Zucker ein übler „Zahnkiller" ist. Aber er ist nicht allein der Übeltäter. Er schädigt unsere Zähne erst im Verbund mit einer bestimmten Bakterienart, dem *Streptococcus mutans*. Dieses Bakterium erzeugt Enzyme, die Zucker in aggressive Säuren umwandeln. Diese Säuren lösen dann den Zahnschmelz auf, ein Loch entsteht. Das beginnt oft bereits im Kleinkindalter mit den ersten Zähnchen. Die Forschung hat inzwischen bewiesen, daß *Streptococcus mutans* nicht von Natur aus im Kindermund enthalten ist: Ein abgelutschter Schnuller, ein vorgeschmeckter Löffel Brei oder ein Kuß auf den Mund können bei Erwachsenen vorhandene Streptokokken auf das Kind übertragen. Vor diesen Bakterien kann man sich aber durchaus schützen und zwar mit einem speziellen Mundwasser. Hier zunächst das Rezept:

2 TL Krauseminzeöl
1 TL Thymianöl (typ thymol)
1 TL Teebaumöl
2 TL Lavendelöl
1/2 TL Lösungsvermittler LV 41

Geben Sie alle ätherischen Öle nacheinander in ein kleines Fläschchen, am besten eines mit einer Tropfpipette. Zum Schluß geben Sie LV 41 hinzu. Er sorgt dafür, daß sich das Ölkonzentrat später im Wasser vermengt und nicht obenauf schwimmt. Das Teebaumöl ist sozusagen die Geheimwaffe gegen Bakterien, Viren und Pilze (siehe Seite 53). Ein Spritzer dieses Mundwassers auf ein Glas Wasser genügt. Damit können Sie den Mund spülen oder aber – und das ist besonders empfehlenswert – Sie schaffen sich eine Munddusche an und geben in das Spülwasser jeweils zwei bis drei Spritzer des Mundwassers hinein.

Diese vorgezogenen Hinweise und Rezepte sollten Ihnen Geschmack auf die folgenden Darstellungen von Kurt Schnaubelt über eine ganz neuartige Aromatherapie machen, die keine Hypothese ist, sondern ein nach streng wissenschaftlichen Kriterien entwickelter Ansatz, der inzwischen auf einem breiten Erfahrungsschatz aufbaut.

Dem einen oder anderen von Ihnen werden einige theoretische Abhandlungen sicherlich nicht ganz leicht verständlich erscheinen. Wen diese chemischen Ausführungen nicht so sehr interessieren, darf die Abschnitte natürlich überschlagen, denn für die erfolgreiche Nutzung der neuen Aromatherapie sind diese Kenntnisse zwar wissenswert, doch nicht zwingend notwendig. Also: „Aromaspezialisten" sollten diese Grundlagen nicht missen, „Aromadebütanten" dürfen quer lesen. Durch die vielen Seitenverweise werden Sie dann automatisch in den Gesamtkontext des Buches hineingeführt.

Ich wünsche Ihnen dabei viel Spaß
und vor allen Dingen Gesundheit.

Ihr

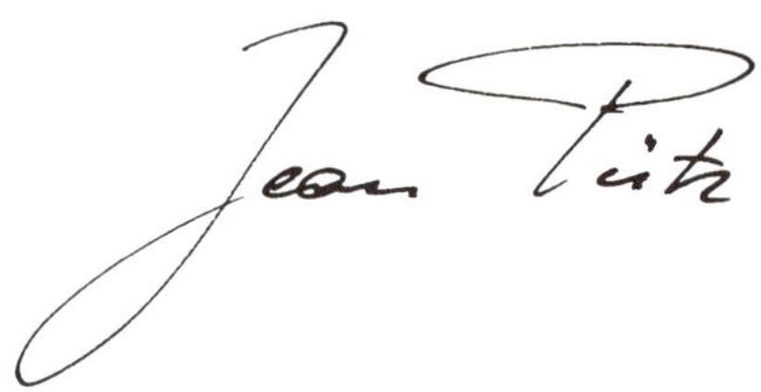

1

Die Aromatherapie – Herausforderung für die konventionelle Medizin

Wenige Jahre vor dem Ende des Jahrtausends gibt es Gründe genug, einen Blick in die Zukunft des Gesundheitswesens zu wagen. Die zuständigen Institutionen, zumindest in den westlichen Industriegesellschaften, befinden sich in einer Agonie, die aus zermürbenden Verteilungskämpfen herrührt. Das Gesundheitswesen ist zu teuer, jeder weiß es, und das Vertrauen in die Kunst und Weisheit der Repräsentanten des Gesundheitssystems, der Ärzte, der Pharmafirmen, der Apparate-Hersteller und der Versicherungssysteme, die das alles bezahlen sollen, nimmt beständig ab. Wirkliches Vertrauen in das Gesundheitswesen und in die Kunst der konventionellen Schulmedizin haben eigentlich nur wenige Menschen. Viele derer, die wegen ernsthafter Erkrankungen die Hilfe des Systems in Anspruch nahmen (insbesondere bei Krankenhausaufenthalten), mußten hingegen feststellen, daß sie im Verlauf ihrer Behandlung vom heilungsbedürftigen Patienten zum hilflosen Opfer einer übermächtigen Maschinerie wurden. Die wenigsten von uns sind gerüstet, den Gesetzmäßigkeiten dieser Maschinerie zu widerstehen, sind wir erst einmal in den Strudel von Behandlungen, Untersuchungen, Komplikationen und Folgeproblemen hineingezogen.

Daß dieses System noch nicht zusammengebrochen ist, erklärt sich daraus, daß Einrichtungen dieser Größenordnung sich nicht einfach in Luft auflösen. Sie sind zäh. Nicht das Vertrauen der Patienten erklärt die Vorherrschaft und Präsenz dieses Systems, sondern einfach seine wirtschaftliche Größenordnung und die damit verbundenen Möglichkeiten, sowohl das Regelbuch gesellschaftlichen Verhaltens durch Einflußnahme auf die Gesetzgebung, als auch unsere Überzeugungen über die Lenkung der Wissenschaft sowie durch Werbung zu manipulieren.

Marktwirtschaftliche Überlegungen lassen keinen Zweifel zu, daß die Kosten teurer und teuerster Behandlungsmethoden, die den Patienten zudem mit kalter Technik ängstigen, ebenso wie die Kosten für überteuerte medizinische Produkte und das extrem hierarchische Vergütungssystem der Ärzte sinken müssen.

Der Laie ahnt instinktiv, daß es bei allen Verrenkungen der Ärzte und Kassenverbände und den Scharmützeln vor den Bundestagsausschüssen längst nicht mehr um seine Gesundheit geht, sondern um die Verteilung eines Kuchens. Die Skepsis des Laien läßt sich auf Dauer jedoch nicht mit noch mehr Werbung zuschütten. Verunsichert wenden sich Menschen alternativen Behandlungsmethoden zu, die Wettbewerb durch Verständnis und Mitgefühl ersetzen und die den Menschen als Ganzes sehen. Stellen sich diese alternativen Praktiken dann auch noch umfassend oder in Teilbereichen als wirksam heraus, fällt auf, wie überteuert die Leistungen der Schulmedizin oft sind.

Bedingt durch seine schiere Größe fällt es dem etablierten Gesundheitssystem schwer, schnell auf die sich verändernden Wünsche der Patienten zu reagieren. Aromatherapie, Akupunktur, Kräuterheilkunde, Homöopathie werden jedoch die Methoden der Zukunft sein, die der Kunde attraktiv findet, insbesondere wenn es gelingt, für Heilpraktiker und Therapeuten ein einheitliches Ausbildungs- und Prüfungskonzept zu entwikkeln – etwas, was in Deutschland und vielen anderen Ländern leider fehlt.

Die Wettbewerbsvorteile der Aromatherapie liegen dabei klar auf der Hand, und es ist nicht schwer, sich auszumalen, daß sie (im Verein mit anderen Methoden wie Naturheilkunde und Akupunktur) zum stärksten Herausforderer der herkömmlichen Medizin werden wird.

Gerade die Aromatherapie verdankt einerseits ihren Erfolg der Tatsache, daß sie im Gegensatz zur symptomorientierten Schulmedizin ganzheitliche Ansätze verfolgt. Andererseits funktioniert sie in vielen Fällen ganz ähnlich wie die konventionelle Medizin, indem sie spezifische medizinische Effekte bewirkt, oft sogar spontan. Die schnelle Wirkung ätherischer Öle löst bei vielen Betroffenen eine Initialzündung aus: Werden wir z.B.

von einer Blaseninfektion geplagt und durch den Einsatz ätherischer Öle innerhalb von Stunden schmerzfrei, so wird dieses Erfolgserlebnis viele von uns zu weiteren Versuchen mit der Aromatherapie anregen. Die Aromatherapie bietet tatsächlich für eine ganze Reihe von alltäglichen Gesundheitsproblemen schnelle und einfache Lösungen an, d.h. in vielen Fällen können ätherische Öle wie herkömmliche Arzneimittel benutzt werden. Durch Information, vorsichtiges Experimentieren und die Anwendung einer ganzheitlichen Heilmethode aus eigener Initiative können wir also eine Heilung mit pflanzlichen Mitteln bewirken. Die konventionelle Alternative ist hinreichend bekannt: Arztbesuch, Labortests, Antibiotika, Pilzinfektion, Pilzpräparate (Antimykotika) – ein Teufelskreis.

Aber die Aromatherapie würde derzeit nicht eine so starke Anziehungskraft ausüben, böte sie nur eine Anzahl schneller, simpler Problemlösungen. Wer einmal begonnen hat, ätherische Öle zu benutzen, wird weiterforschen und im Laufe der Zeit die verschiedensten Aspekte natürlicher aromatischer Substanzen entdecken: Entspannung bzw. die Linderung von Streß, physische und geistige Stimulation, Verbesserung des Abwehrsystems, effektive, vorbeugende Hygiene und viele andere Stationen des Heilens und Gesundbleibens. Und nicht zu unterschätzen ist darüber hinaus der Duft- und Aromaaspekt. Die Aromatherapie aktiviert unser Riechvermögen und läßt uns die fast vergessenen Aromen der Pflanzen wiederentdecken. Vielleicht der wichtigste Faktor für die zukünftige Bedeutung der Aromatherapie ist ihre Fähigkeit, den Zusammenhang zwischen gefühlsmäßiger (emotionaler) und körperlicher (physischer) Gesundheit zu demonstrieren. Denn ätherische Öle lösen gelegentlich auch ausgesprochen angenehme Gefühle aus. Mit der Zeit reift so ein instinktives Verständnis dafür, wie sich die natürlichen Düfte, ihre medizinische Anwendung und ihre Einwirkung auf unser emotionales Wohlbefinden zu einem heilenden Netzwerk ergänzen, das durch seine ganzheitliche Wirkungsweise einer reinen Symptombeseitigung weit überlegen ist.

Der methodische Ansatz unserer Wissenschaft ist es, Wirkungen, die wir beobachten, auf klar erkennbare Ursachen und Zusammenhänge zurückzuführen, also zu reduzieren. Bezogen auf ein natürliches Stoffgemisch – wie das eines ätherischen Öles – heißt das, die Wirksamkeit auf einen oder mehrere aktive Bestandteile zurückzuführen. Ein Beispiel ist das Öl der Deutschen Kamille, bei der man zeigen konnte, daß die beiden Stoffe Chamazulen und (-)α-Bisabolol für die stark entzündungshemmenden Eigenschaften verantwortlich sind. Die Problematik liegt nicht in der Methode an sich, sondern betrifft die Konsequenzen, die sich ergeben, wenn diese Methode zum Dogma erklärt wird und auch auf Phänomene angewendet wird, für die sie nicht geeignet ist, bzw. wenn andere Betrachtungsweisen der Natur nicht mehr zugelassen werden.

Lavendelöl wird beispielsweise deshalb kaum bei Verbrennungen angewendet, weil sich seine Wirksamkeit nicht auf einen bestimmten Wirkstoff reduzieren und damit patentieren läßt. Und somit besteht kein finanzieller Anreiz, seine komplexen Wirkungen wissenschaftlich zu erforschen. Ausdruck dieser Überheblichkeit sind z.B. auch die nachfolgend beschriebenen schlimmen Folgen des Antibiotikagebrauches, auf dem die etablierte Pharmawissenschaft in einer Mischung aus wirtschaftlicher Macht und zum Dogma erhobener reduktionistischer Anschauung weiter besteht.

Um Mißverständnissse zu vermeiden: Die reduktionistische Methode ist eine anerkannte und nützliche wissenschaftliche Vorgehensweise, aber der institutionalisierte Ausschließlichkeitsanspruch von Anhängern des Reduktionismus endet oft in Unbeweglichkeit und wird allzuoft zur einzig gültigen Art der Realitätswahrnehmung wie beispielsweise auch bei der Festschreibung bestimmter Medikamente durch das Krankenversicherungssystem.

Antibiotika oder der Sündenfall der konventionellen Medizin

Die Resultate des wissenschaftlichen Reduktionismus umgeben uns, wohin wir blicken. Dies findet seinen deutlichsten Ausdruck in den selbst von konventionellen Ärzten offen diskutierten Folgeerscheinungen des Antibiotikagebrauchs, vor allem im Baby- und Kindesalter. Allgemein sind die negativen Begleiterscheinungen des Antibiotikagebrauchs mittlerweile recht bekannt. Die typische Stimmung läßt sich vielleicht so zusammenfassen: Antibiotika nur, wenn es absolut sein muß.

In die Praxis übertragen heißt das jedoch, daß einige seltene Fälle, in denen der Antibiotikagebrauch durchaus lebensrettend ist, dazu dienen, eine Behandlungsmethode zu verkaufen, die in der Regel unsachgemäß ist und unsere Gesundheit schädigt. „Wenn es absolut sein muß" impliziert, daß die Einnahme von Antibiotika eigentlich die effektivste Behandlung ist. Genau dies ist aber, wie viele Veröffentlichungen (auch und gerade von Medizinern) zu diesem Thema belegen, nicht richtig, auch weil Antibiotika – zu früh und zu oft eingesetzt – die Wirksamkeit des Immunsystems unseres Körpers schwächen.

Antibiotika wurden nach spektakulären Erfolgen bei der Behandlung von Infektionskrankheiten während des letzten Weltkrieges und während der fortschrittsgläubigen fünfziger Jahre äußerst populär. Natürlich unternimmt die Pharmaindustrie alles, um diesen Zustand aufrechtzuerhalten. Tatsächlich aber werden Antibiotika nach wie vor, allen Mahnungen und Alternativen zum Trotz, in einer nicht zu verantwortenden Weise überverordnet, z.B. auch bei Viruserkrankungen, bei denen sie unwirksam sind.

Ein unvollständiger Katalog ernsthafter Probleme, die durch Antibiotika verursacht werden, liest sich wie folgt[1]:

1. Antibiotika sollen helfen, Infektionen abzuwehren, sind aber ursächlich verantwortlich für das Aufkommen chronischer Infektionen, unter anderem weil sie widerstandsfähige (resistente) Keime erzeugen.

2. Das Auftreten bzw. das Heranzüchten von antibiotikaresistenten Bakterien hat schon längst krisenhafte Ausmaße überschritten und kann nur noch als Katastrophe bezeichnet werden, da sie zur Anwendung immer noch stärkerer, mit noch mehr Nebenwirkungen behafteter Medikamente führt.

3. Viele Bakterien, die Infektionen der Luftwege, der Haut, der Blase und des Dickdarms verursachen, sind heute offensichtlich resistent gegenüber allen älteren Antibiotika[2].

4. Durch die wahllose Eliminierung auch der nützlichen Bakterien wird oft opportunistischen Organismen wie z.B. *Candida albicans*, einem weit verbreiteten Hefepilz, breitester Raum zur ungezügelten Vermehrung eingeräumt. Vermehrt auftretende Stoffwechselprodukte von *Candida albicans* hindern das Immunsystem daran, einwandfrei zu funktionieren.

5. Die durch Antibiotika bewirkte Unterdrückung der Immunantwort erhöht die Wahrscheinlichkeit von Wiederholungsinfekten drastisch, verglichen mit den Fällen, die ohne Antibiotika behandelt werden.

6. Antibiotikagebrauch bei Kleinkindern von der Geburt bis zum Alter von zwei Jahren kann zum Auftreten von Asthma ab dem sechsten Lebensjahr führen.

7. Beim Lesen der einschlägigen Literatur kann man sich des Gefühls nicht erwehren, daß der hemmungslose Gebrauch von Antibiotika ursächlich für die Entwicklung von vielen Zivilisationskrankheiten verantwortlich

ist[3]. Ein Beispiel von vielen ist das Chronische Müdigkeitssyndrom (Chronic Fatigue Syndrom): Bis zu 80 Prozent der hiervon betroffenen Patienten weisen eine Vorgeschichte mit wiederholtem Antibiotikagebrauch auf[4].

Zivilisation aus einer Hand

Nicht nur im Arzneiwesen, sondern auch im Nahrungsmittelbereich zeichnen sich düstere Entwicklungen ab. Vom Vorstand eines führenden Nahrungsmittelaromen-Herstellers wurde kürzlich eine Entwicklung beschrieben, die sich so zusammenfassen läßt: Der Anteil von künstlichen Duft- und Aromastoffen wird in Europa noch stark zunehmen. Der moderne Mensch möchte gesund (und schnell) essen. Da der Kunde verstärkt nach „gesunder" Nahrung verlangt, ist es notwendig, ihr schädliche Bestandteile wie Salz, Fett oder Cholesterin zu entziehen. Da sich aber Geschmack und Aroma eines Nahrungsmittels bevorzugt an den Fettanteil binden, muß selbstverständlich das mit dem Fett entzogene natürliche Aroma durch ein künstliches ersetzt werden. Und da mit dem Entzug von Fett und Cholesterin auch die natürliche Konsistenz verlorengeht, ist es notwendig, die ehemalige Konsistenz des Nahrungsmittels durch Konsistenzgeber aus der Chemieküche zu ersetzen. In einem Nebensatz wurde auch darauf hingewiesen, daß international unterschiedliche Gesetze zur Reinheit der Nahrungsmittel unerwünschte Behinderungen der Verbreitung dieser schönen neuen Geschmackswelt darstellen und doch tunlichst aufgehoben werden sollten, um den Konsumenten den Zugriff zu all diesen neuen Geschmackserlebnissen zu erleichtern.

Es ist zu fragen, wem diese Entwicklung dient: dem Kunden, wie oft vorgegeben, oder denen, die diese Güter herstellen und verkaufen. Die Antwort darauf dürfte müßig sein: Sogar die radikalen Verfechter der freien Marktwirtschaft sagen vorher, daß die Herstellung und der Konsum einer unnötigen Produktvielfalt nur noch eine begrenzte Zukunft hat, da die Produkte des Massenmarktes immer mehr dem Hersteller dienen und nicht dem Konsumenten[5].

Wir fühlen uns ausgeliefert, wenn wir alle Güter des Lebens zunehmend aus einer Hand erhalten. Wir ahnen den Zynismus, aber lassen die volle Wahrheit nur ungern an uns heran, um unser Weltbild vor der düsteren Realität zu schützen. Tatsächlich ist der Zynismus noch wesentlich ungezügelter als man gemeinhin befürchtet. Großbanken halten nämlich nicht nur die Aktien der Nahrungsmittelhersteller und der Aromazulieferer. Sie halten auch die Aktien der Unternehmen, die Brustkrebs erregende Pestizide herstellen und vertreiben und gleichzeitig die größten Profite mit Medikamenten gegen Brustkrebs erzielen[6], sowie von den Firmen, die diagnostische Geräte herstellen usw. Die Kette der wirtschaftlich-wissenschaftlichen Sachzwänge ist überwältigend und hat zur Ausschaltung von Variationsmöglichkeiten bzw. von Vielfalt geführt, die die Geschäftsgänge behindern könnten. Unser Leben wird immer stärker von der Eindimensionalität synthetisch-chemischer Produkte bestimmt.

Wie profitabel der Reduktionismus tatsächlich ist, läßt sich nicht bis in alle Einzelheiten klären. Was er aber mit Sicherheit bewirkt, ist eine Reduzierung der Erfahrungen und Informationen, die wir aufnehmen, und der reale Verlust des Bezugs zur Natur. Wenn wir einst dem Körper ein vielfältiges natürliches Gemisch von Substanzen in Form von Kräutertee zuführten, nehmen wir heute eine Pille mit einer, zwei oder drei Substanzen zu uns. Wo einst Erdbeeren verwendet wurden, finden wir heute ein konstant fruchtiges, penetrantes Aroma mit Guargummi im homogenisierten fettarmen Joghurt.

Diese weitgehend unterschätzte Simplifizierung und Standardisierung unserer Nahrung sollte den Verbraucher eigentlich alarmieren, denn auch die schönen neuen Aromastoffe sind keine Substanzen, an die sich der Mensch über eine langwährende Evolution gewöhnt hat. Viele moderne Aromastoffe sind synthetischer Natur und tragen wie Antibiotika und bestimmte Pestizide zu einer Überlastung unseres Systems mit evolutionsfremden Chemikalien bei, auf die der Körper entsprechend mit neuartigen „evolutionsfremden" Krankheiten wie Neurodermitis oder Chronisches Müdigkeitssyndrom reagiert.

Aromatherapie – eine Antwort

Die Aromatherapie hat sich nicht zufällig als Antwort auf diese Tendenzen entwickelt. Wir leben in einer Zeit, in der das Individuum, abhängig von Wohnort, Erfahrungen und gesellschaftlicher Stellung, in unterschiedlicher Intensität mit den Auswirkungen unserer technisierten Zivilisation bzw. mit den Konsequenzen des wissenschaftlichen Reduktionismus konfrontiert wird. Der Verlust an Natur ist für arm und reich gleichermaßen schmerzlich. Ein gesteigertes ökologisches Bewußtsein hat dazu geführt, wieder vermehrt grüne Zonen einzurichten und Wälder, Seen und Berge zu schützen: Die Begüterten fliehen gar in jene Regionen des Erdballs, die von den Verwüstungen der Techno-Zivilisation noch weitgehend unberührt geblieben sind. Wie immer die politischen Auseinandersetzungen über ökologische Fragestellungen auch ausgehen mögen: Tatsache ist, daß ein Großteil der Menschen heute unter dem Naturverlust leidet. Der Wunsch nach mehr Natur und weniger Techno-Zivilisation äußert sich oft sehr diffus. Die schwurbelige Sprache vieler Aromatherapie-Bücher, die bewußte Abkehr von der (pseudo-)präzisen Sprache der Medizin und Pharmazie und die Hinwendung zur Esoterik, die in manchen dieser Bücher zu finden ist, sind die im Bereich der Aromatherapie relevanten Indizien für dieses Phänomen.

Die Aromatherapie kann ein erster Schritt dazu sein, die Trennung von Verstand und Gefühl sowie die von Seele und Körper zu überwinden. (Der esoterische Trend der gegenwärtigen Aromatherapie-Literatur mag ein Ausdruck des Versuchs sein, diese Spaltung zu überwinden.) Daß die Aromatherapie dabei nur einen grundlegenden kulturellen Trend widerspiegelt, wird mit den Entwicklungen in anderen Bereichen deutlich. Theodore Roszak[7] konstatiert das Ende der Freudschen Psychologie, in der die Seele eine autonome, wissenschaftlich kurierbare Größe ist. Der Psychologie wird nur noch eine Chance eingeräumt, wenn sie nicht nur den Menschen allein zur Kenntnis nimmt, sondern auch die Natur bzw. die Erde, auf der er lebt, in ihr Gedankengebäude miteinbezieht. In die gleiche Richtung zielen die neuesten Forschungen im Bereich der Neuropsychologie, die zum großen Erstaunen der gesamten Wissenschaft den Zusammenhang zwischen Emotion, Heilung und Gesundheit in immer eindeutigerer Weise wissenschaftlich belegen[8] . Die Suche nach Mitteln, die von der Techno-Zivilisation geschaffene Entfremdung zu überwinden, ist ein allgemeines Phänomen und keineswegs auf die Aromatherapie beschränkt.

Das Bestechende an der Aromatherapie ist aber, daß sie es uns so leicht macht, Teile dieser Entfremdung zu überwinden. In der Flasche mit ätherischem Öl, die wir vom Naturkostladen nach Hause tragen, befindet sich mehr als lediglich Lavendel- oder Rosmarinöl. Es ist auch der Duft der Provence, es ist auch die Erinnerung an Großmutters Kleiderschrank und es ist auch das praktische Hausmittel, das dem Mückenstich sofort den Juckreiz nimmt und es uns erspart, uns blutig zu kratzen. In dieser Vereinigung von eigentlich nicht zusammenhängenden Elementen fühlen wir intuitiv die Macht des Reduktionismus schwinden. Für den zivilisationsgestreßten Menschen bedeutet Aromatherapie: Natur aus der Flasche – Natur, die auf den Menschen auf wesentlich mehr Ebenen einwirkt als herkömmliche Produkte.

Das Immunsystem – keine Einbahnstraße

Man darf wohl annehmen, daß der menschliche Körper mit Substanzen, mit denen zusammen er sich über Jahrtausende entwickelt hat, besser zurechtkommt als mit Lindan oder Dioxin. Bei den letztgenannten, offensichtlich toxischen Stoffen, wird dies niemand bezweifeln wollen. Doch trifft das gleiche nicht auch für offiziell nicht toxische Substanzen zu, wie z. B. Lebensmittelfarben, Lebensmittelaromen und generell künstliche Nahrungsmittelzusätze? Es ist darüber hinaus wohl kaum verwegen, anzunehmen, daß es eben diese, unserem Körper nicht bekannten Substanzen sind, die unsere natürliche Abwehr überfordern.

Die konventionellen Modelle und Bemessungssysteme von Toxizität sind zu unsensibel bzw. zu reduktionistisch, um uns Aussagen über die vielen möglichen Störungen zu liefern, die das menschliche Ökosystem aus der Balance werfen können. Wie sonst ist es zu erklären, daß nach wie vor Substanzen der Nahrung zugesetzt werden dürfen, von denen man weiß, daß sie für Allergien, Schock-Reaktionen, psychische Fehlsteuerungen und viele andere ernsthafte Probleme verantwortlich sind.

Aber es ist nicht nur diese offene oder verdeckte Toxizität unserer Arzneimittel und Nahrungszusätze. Es ist auch die Eindimensionalität, das Verarmen an Vielfalt, das unser Immunsystem schwächt. Unser Immunsystem scheint um so besser zu funktionieren, je mehr es durch Komplexität, d. h. Vielfalt stimuliert wird. Bis die Wissenschaft dies beweisen kann oder will, wird viel Zeit vergehen, doch viele Laien haben diese Zusammenhänge bereits intuitiv erkannt und verhalten sich entsprechend: Frische Luft, gesundes Essen, Tapetenwechsel, Urlaub, all die Dinge, die wir mit Gesundheit bzw. Wohlbefinden assoziieren, beinhalten komplexe natürliche Abläufe.

In unserem technologiegesteuerten Leben verarmt die natürliche Erlebnisfähigkeit durch vorgefertigte eindimensionale Produkte wie homogenisierte, fettfreie Joghurts mit Erdbeergeschmack, künstliches Krabbenfleisch, Wein aus der Großkellerei, PSE-Schweinefleisch und hormongefütterte Hühner, Einheitsmöbel mit Kunststoffoberflächen sowie digitalisierte Musik und digitalisierte Bilder auf Kinoleinwand oder Fernsehschirm. Der Schwund an natürlichen Reizen ist so allgegenwärtig wie der eindimensionale Ersatz aus der Retorte. Vorläufiger End- und Kulminationspunkt ist die Virtuelle Realität, der totale Sieg des simplifizierten Ersatzes über das Original. Dem Wunsch, dieser Welt des Massenmarktes zu entfliehen, kommt die Aromatherapie entgegen, zumal wenn es um die Bereiche Gesundheit und emotionales Wohlbefinden geht.

Komplexe Informationen aus der Pflanze

Genuine ätherische Öle, wie sie nach der Destillation vorliegen, zeichnen sich durch eine faszinierende Komplexität, d. h. eine enorme Vielfalt von Inhaltsstoffen aus, die nur die Natur imstande ist zu liefern[9]. Wie die verschiedenfarbigen Glasstücke eines Kaleidoskops in ihren vielfältigen, sich ständig verändernden Anordnungen präsentieren sich Hauptbestandteile, Nebenkomponenten und olfaktorisch (für den Duft) bedeutsame Spurenkomponenten in leicht oder stark veränderter Anordnung. Die Zusammensetzung ätherischer Öle ist, abhängig von Wachstumsbedingungen der Pflanze wie Witterung oder geographische Lage, von Erntemethoden oder Destillationstechnik, zum Teil starken Schwankungen unterworfen.

Standardisiert man die Öle nicht zu sehr, sind sie ein unerschöpfliches Reservoir an natürlicher Vielfalt und bestens geeignet, dem modernen Menschen die komplexen Wirkstoffe einer Pflanze auf bequeme und effektive Weise verfügbar zu machen. Aufgrund der Komplexität ihrer Wirkstoffe werden mit ätherischen Ölen Erfolge erzielt, die ihren standardisierten, gepanschten Namensvettern versagt bleiben müssen.

Gerade dieser Komplexität und dem Streben nach Ganzheitlichkeit verdankt die Aromatherapie das Interesse, daß man ihr neuerlich entgegenbringt. Die Risiken, die den genuinen Ölen innewohnen können, sind, verglichen mit den Risiken konventioneller Medizin, marginal.

Die Aromatherapie lädt ein zum Experiment und zur Selbsterfahrung – vor allem lädt sie ein zu mehr Selbstverantwortung für die eigene Gesundheit.

Die Geschichte der Aromatherapie

Ursprünglich wurden in der Aromatherapie lediglich Öle benutzt, die für die Parfüm- und Geruchstoffindustrie hergestellt wurden. Solche Öle sind normalerweise standardisiert, gestreckt oder anderweitig behandelt, mit dem Ziel, den Ansprüchen der Anwender nach gleichmäßiger Duftqualität und niedrigen Kosten entgegenzukommen. Diese Manipulationen des ätherischen Öls erfolgen nicht in betrügerischer Absicht, sondern sind Ausdruck gewachsener Strukturen in der Duftstoffindustrie. Aber nicht nur in der Duftstoffindustrie ist Konstanz eine erstrebenswerte Qualität, auch von Arzneimittelbüchern wird oft eine Standardisierung gefordert. So werden zwar Mindestgehalte von Hauptbestandteilen oder aktiven Komponenten vorgeschrieben, leider jedoch keine Reinheitskriterien. Bezeichnungen, die aus Arzneimittelbüchern stammen bzw. auf die Erfüllung eines entsprechenden Kriteriums hinweisen, sind daher für die Aromatherapie irreführend. Wie viele von uns würden nicht aufgrund eines Zusatzes „DAB“ bzw. „Arzneimittelbuch“ eine gewisse Reinheit bzw. Qualität erwarten. Nichts dergleichen ist jedoch zutreffend. Das Arzneimittelbuch verlangt lediglich Mindestgehalte gewisser Stoffe. Ob diese Stoffe natürlichen Ursprungs sind, ist dabei einerlei. Schlimmer noch: Sind diese Stoffe synthetischen Ursprungs, so hüllt sich das Arzneimittelbuch in ominöses Schweigen, was Verunreinigungen oder Nebenprodukte betrifft. Die Angaben in Arzneimittelbüchern über ätherische Öle stammen aus einer anderen Zeit. Was für den Pharmahersteller gut war, hatte auch gut zu sein für den Menschen.

In dem für die Aromatherapie grundlegenden Werk von Gattefossé[10] wird noch ohne jede kritische Distanz eine reduktionistische Grundüberzeugung vermittelt: Erwünschte Wirkstoffe werden angereichert und negativ bewertete Bestandteile entfernt. Und zur Sicherstellung der Wirkung der Öle werden Mindestgehalte des aktiven Bestandteils verlangt.

Rückblickend wird jedoch klar, daß der bedeutendste Fortschritt für die Entwicklung der Aromatherapie der Rückgriff auf genuine Öle war, d. h. Öle, die aus einer einzigen Pflanzenart stammen. Gattefossés Buch fand mehrere Jahrzehnte keine interessierte Öffentlichkeit. Erst 1964, als Valnet sein Buch über Aromatherapie veröffentlichte, macht diese Therapieform von sich reden[11]. Valnets Buch ist mit Sicherheit nicht das grundlegende, aber das originale Werk der Aromatherapie. Gattefossé hatte mit seinem Buch die Disziplin als solche quasi erfunden, Valnets Veröffentlichung leitete die Popularität des Themas ein. Doch auch sein Buch reflektiert noch den Zeitgeist mit einer deutlichen Betonung der Pharmakologie bekannter Komponenten. Belaiche[12] veröffentlichte dann 1978 ein dreibändiges Werk über klinische Anwendungen von ätherischen Ölen für ein weites Spektrum von Infektions- und degenerativen Erkrankungen. In der Folge kam es dann in Frankreich zu einer gewissen Akzeptanz von Aromatherapie-Behandlungen durch konventionelle Ärzte, Versicherungen bezahlten die Behandlung mit ätherischen Ölen. Als die Aromatherapie langsam und in Ansätzen durch die konventionelle Medizin akzeptiert wurde, stellte Henry Viaud neue Forderungen. Er definierte einen Katalog von

Bedingungen, die ätherische Öle für medizinische Zwecke idealerweise erfüllen sollten. Er schlug auch eine Sprachregelung vor: Öle für medizinische Anwendungen sollten *genuin* (absolut unverändert durch Manipulationen jeder Art) und *authentisch* (tatsächlich nur das Öl einer definierten Pflanze) sein. Nun erst begannen Produzenten in Frankreich vereinzelt und nur spärlich, ätherische Öle nach diesen Vorgaben herzustellen, die gerechtfertigterweise teuer waren. Dies scheint die Geburtsstunde der modernen Aromatherapie gewesen zu sein.

1 Michael A. Schmidt, Lendon H. Smith, Keith W. Sehnert: *Beyond Antibiotics,* Berkeley, Kalifornien 1993
2 H.C. Neu: *The Crisis in Antibiotics Resistance,* Science 257/1992, S. 1064-1073
3 Kurt Langbein, Hans-Peter Martin, Hans Weiss, Roland Werner: *Gesunde Geschäfte*, Köln 1981
4 D. S. Bauman, H. E. Hagglund: *Polysystem Chronic Complainers*, Journal of Advanced Medicine, 4 (1) /1991
5 J. D. Davidson, W. Rees-Mogg: *The Great Reckoning*,New York 1994
6 Monte Paulsen: *The Cancer Business*, Mother Jones, San Francisco, Mai/Juni 1994, S. 41 ff. Chemiefirmen wie die englische Zeneca Group PLC verdienen sowohl an (zweifelhaften) Mitteln gegen Brustkrebs wie Tamoxifen® (470 Mio. US-Dollar Umsatz) als auch an krebserregenden Herbiziden (Acetochlor, 300 Mio. US-Dollar Umsatz). Daneben wird in einem komplexen Zusammenspiel mit Krebsvorsorge-Organisationen wie z. B. der American Cancer Society der Zusammenhang zwischen diesen Pestiziden und Brustkrebs verschleiert, unter anderem durch die gezielte Förderung von „Good Will"-Aktionen (Zeneca ist der Gründer und einzige Sponsor des Breast Cancer Awareness Month in den USA), die die Aufmerksamkeit der Öffentlichkeit weg von Chloropestiziden und hin auf zweifelhafte Vorbeugestrategien lenken, die erwiesenermaßen längst nicht den Effekt haben, den ein Verbot von Chloropestiziden hätte. In Israel, wo seit mehreren Jahren Chloropestizide wie DDT, BHC und Lindan verboten sind, fielen die Brustkrebsraten in der Folge um 8 Prozent.
7 Theodore Roszak: *Ökopsychologie. Der entwurzelte Mensch und der Ruf der Erde* (engl. Original: The Voice of the Earth), Stuttgart 1994
8 Candace Pert: *Die chemische Kommunikation*, in: Bill Moyers: Die Kunst des Heilens, München 1994
9 James Gleick: *Chaos*, London 1988
10 René Maurice Gattefossé: *Gattefossés Aromatherapie*, Aarau 1994
11 Jean Valnet: *Aromatherapie*, München 1986
12 Paul Belaiche: *Traité de Phytothérapie et d'Aromathérapie*, Paris 1979

Ätherische Öle – Definition und Destillation

2

Informationsträger aus der Pflanzenwelt

Die Bedeutung des ätherischen Öls im Stoffwechsel der Pflanze ist vielfältig. Mit Sicherheit ist sowohl die Abwehr als auch das Anlocken von Insekten eine der Funktionen, die ätherische Öle in der Pflanzenwelt erfüllen. Sie dienen wohl auch dazu, Krankheitserreger und andere Mikroorganismen abzuwehren. Darüber hinaus dienen ätherische Öle den Pflanzen dazu, sich Signale zukommen zu lassen und miteinander zu kommunizieren.

Wahrscheinlich hat die Coevolution von Pflanzen und Pflanzenfressern zur Entstehung eines Systems chemischer Kommunikation geführt. Nahrungsbestandteile, die beide Geschlechter von Pflanzenfressern anziehen, führen zum Zusammentreffen der Sexualpartner an den Plätzen, wo die Nahrung gefunden wird. Die Tiere imitieren solche anziehenden Signale durch das Freisetzen von ähnlichen Gerüchen, zum Beispiel um einen Geschlechtspartner anzulocken: ein einfaches Kommunikationssystem auf der Grundlage „geliehener" chemischer Botschaften[2].

CHEMISCHE KOMMUNIKATION

Die chemische Kommunikation benötigt spezifische Signale, die eindeutig erkannt und interpretiert werden können. Sie müssen unterscheidbar sein vom Geruchshintergrund, der von der Umwelt herrührt. Im Normalfall wird dies durch einzigartige Multikomponenten-Gemische von für sich genommen weniger spezifischen Molekülen bewerkstelligt. Die Natur bevorzugt diese Lösung statt der aufwendigen Synthese artspezifischer Substanzen.

Das heißt, in vielen Fällen beobachten wir die synergistische Wirkung mehrerer Komponenten in einem Signalstoffbouquet. So besteht zum Beispiel der Signalstoff zum Versammeln (das Aggregationspheromon) einer Borkenkäferart aus dem Gemisch eines Acetals und eines Esters. Das reine Acetal allein ist nur sehr schwach aktiv, der reine Ester gar nicht. Die Mischung hingegen ist hochaktiv. Das Acetal ist nicht artspezifisch für Borkenkäfer. Es wurde auch als Bestandteil von Pflanzenaromen identifiziert. Der Ester wurde sowohl als Bestandteil der Sekretion eines anderen Käfers als auch im Aroma der Bartlett-Birnen identifiziert.

Die Wirksamkeit der Signalstoffchemie beruht auf einer weiteren wichtigen Grundlage, die den Molekülaufbau betrifft: Organische Moleküle können bei identischer atomarer Zusammensetzung, aber unterschiedlicher räumlicher Anordnung der Atome, in ihrer Wirkungsweise sehr stark differieren. Zwei solche Moleküle, die sich zueinander wie Bild und Spiegelbild verhalten und sich also nicht ineinander umwandeln lassen (wie z. B. ein rechter und ein linker Handschuh) nennt man Enantiomere.

Borkenkäfer beispielsweise benutzen Terpene für ihre chemische Kommunikation und bilden bevorzugt oder ausschließlich ein ganz bestimmtes Enantiomer. Sie sind so in der Lage, artspezifische Enantiomerenverhältnisse zu produzieren, die schon bei geringen Änderungen des Verhältnisses stark an Wirksamkeit verlieren würden, d. h. von ihren Artgenossen nicht mehr gedeutet werden könnten.

Ein Beispiel aus der Pflanzenwelt ist der Terpenalkohol α-Bisabolol, der in zwei Enantiomeren als sogenannte (+)- und (–)-Form vorliegen kann. Im Öl der Deutschen Kamille findet sich hauptsächlich die aromatherapeutisch wirksame Form, das (–) α-Bisabolol. Bei der synthetischen Herstellung wird dagegen ein sogenanntes racemisches Gemisch im Verhältnis von 50 Prozent (–) α-Bisabolol und 50 Prozent des praktisch unwirksamen (+) α-Bisabolol erzeugt. Das synthetische Produkt Levomenol wird chemisch korrekt daher nicht einfach als Bisabolol, sondern als racemisches Bisabolol bezeichnet.

Interessant ist, wie detailliert der Mensch diese Gegebenheiten bei Insekten zu erforschen in der Lage ist, und wie wenig wir aus diesen Erkenntnissen für die Nutzung ätherischer Öle ableiten. Wenn wir sehen, wie ungeheuer präzise in der Natur, vor allem auch mit Hilfe von Terpenen (siehe S. 40) kommuniziert wird, wie natürliche Zusammensetzungsverhältnisse absolute Einzigartigkeit gewährleisten, warum kommen wir nicht auf den Gedanken, daß diese natürlichen ätherischen Öle auch beim Menschen viel umfassender wirken könnten als die grob zurechtgetrimmten synthetischen Nachbauten ätherischer Öle in den Fässern der Duftstoffindustrie?

Die reduktionistische Art, ätherische Öle wie ganz normale Chemikalien zu behandeln, geht an der Tatsache vorbei, daß nicht nur Käfer und Pflanzen sich gemeinsam entwickelten, sondern auch der Mensch und seine Nutzpflanzen. Dabei war das Zusammenspiel zwischen Mensch und Pflanze, und damit auch zwischen Mensch und natürlichem ätherischen Öl, so erfolgreich und wertvoll, daß er durch den gezielten Anbau bestimmter Arten, speziell Gewürzpflanzen, für den Weiterbestand dieser Pflanzen sorgte.

Analysen ätherischer Öle zeigen, daß sie zum größten Teil aus Terpenen bzw. terpenähnlichen Verbindungen, sogenannten Terpenoiden, sowie aus Phenylpropan-Derivaten zusammengesetzt sind. Speziell unter den Terpenen finden sich alle Formen von Signalstoffen, von Sexuallockstoffen bis hin zu hochwirksamen Verteidigungssubstanzen. Es ist mit Sicherheit hilfreich, den hohen Informationscharakter dieser ätherischen Moleküle in der Tier- und Pflanzenwelt im Auge zu behalten, wenn wir uns später mit den Wirkungen der ätherischen Öle auf Heilungsprozesse beim Menschen befassen.

Ätherische Öle – Gewinnung, Chemie, Geschichte

Die allgemeine Definition eines ätherischen Öls wird im *ISO Vocabulary of Aromatic Natural Materials* (ISO/DIS 9235.2)[1] gegeben: *Ein ätherisches Öl ist ein Produkt, welches entweder durch Destillation mit Wasser oder Dampf oder aus der Schale einer Zitrusfrucht durch mechanisches Verarbeiten oder durch trockene Destillation aus einem natürlichen Rohmaterial gewonnen wird. Im Anschluß an den Destillationsprozeß wird das ätherische Öl von der wäßrigen Phase durch physikalische Methoden getrennt.*

Ein ätherisches Öl wird also im weitesten Sinne durch Wasserdampfdestillation gewonnen. Durch den Prozeß der Destillation in einer ihrer vielen Spielarten werden zunächst die öligen von den wäßrigen Pflanzeninhaltsstoffen getrennt. Diese Art der Gewinnung von aromatischen Substanzen ist der Menschheit seit langem bekannt und wurde bzw. wird in der einen oder anderen Form in vielen Kulturen betrieben. Aus dieser Vertrautheit rührt wohl die weitverbreitete Ansicht her, daß die Gewinnung ätherischer Öle auf diese Art besonders natürlich sei. Dies trifft aber nur insoweit zu, als der verwendete Hilfsstoff das lebenspendende Wasser ist. Ansonsten handelt es sich bei der Wasserdampfdestillation ätherischer Öle um einen technischen Prozeß wie viele andere. Der Auszug der Pflanzeninhaltsstoffe, den wir dabei erhalten, ist eigentlich willkürlich.

Die öligen, leicht flüchtigen Inhaltsstoffe sind die Grundlagen des Pflanzenduftes. Sie sind End- oder Nebenprodukte des pflanzlichen Stoffwechsels und werden als solche von den Pflanzen in speziellen Organen gespeichert. Bei der Dampfdestillation werden die ätherischen Öle in einem vielschichtigen physikalisch-chemischen Prozeß aus diesen Organen extrahiert.

WASSERDAMPF-DESTILLATION

Die technischen Aspekte der Gewinnung ätherischer Öle wurden an anderer Stelle ausführlich beschrieben (Günther[3], Gildemeister[4], Denny[5]), so daß sie hier nur angerissen werden sollen.

Das ätherische Öl wird durch Destillation mit Wasser oder Wasserdampf aus einem natürlichen Rohmaterial gewonnen. Dieser Prozeß läuft nach einem gängigen, langerprobten Prinzip in einer Destille ab, wie sie schematisch in der Abbildung unten dargestellt ist. Das zu destillierende Gut wird zusammen mit Wasser erhitzt und zum Sieden gebracht. In einer Kühlschlange wird der Dampf, in dem das leicht flüchtige ätherische Öl enthalten ist, kondensiert und das flüssige Destillat aufgefangen. Das ätherische Öl scheidet sich dann in der Regel als dünner Film auf dem Destillationswasser ab. In wenigen Fällen hat das ätherische Öl eine größere Dichte als Wasser und scheidet sich am Boden des Auffanggefäßes ab. Durch spezielle technische Verfahren wird das ätherische Öl dann vom Wasser getrennt.

Alle Inhaltstoffe der Pflanze, die unter den Bedingungen der Wasserdampfdestillation flüchtig sind, gleichzeitig aber wasserlöslich, scheiden sich nicht ab, sondern bleiben im Wasser gelöst – darunter auch wertvolle Substanzen. Oft wird daher auch das Destillationswasser, das aromatische Hydrosol, in der Aromatherapie verwendet, da die darin enthaltenen wasserlöslichen aromatischen Substanzen sich mehr oder weniger stark von den entsprechenden Bestandteilen im Öl unterscheiden (oft sind sie weniger irritierend und wirken milder) und daher eigene, vom Öl abweichende Wirkungsbereiche und Anwendungsmöglichkeiten aufweisen.

Die ätherischen Öle liegen also im zu destillierenden Rohmaterial nicht als frei bewegliche Substanz vor, sondern sind in speziellen Zellen oder mikroskopisch kleinen „Behältern“ eingeschlossen. Sämtliche Prozesse während der Destillation, die mit der Freisetzung des Öls durch die Einwirkung des kochenden Wassers bzw. des Dampfes verbunden sind und die mit der Bildung oder

Der heiße Wasserdampf trägt die ätherischen Öle mit sich. In der Kühlschlange schlägt sich das Wasser-Öl-Gemisch nieder und kann aufgefangen werden.

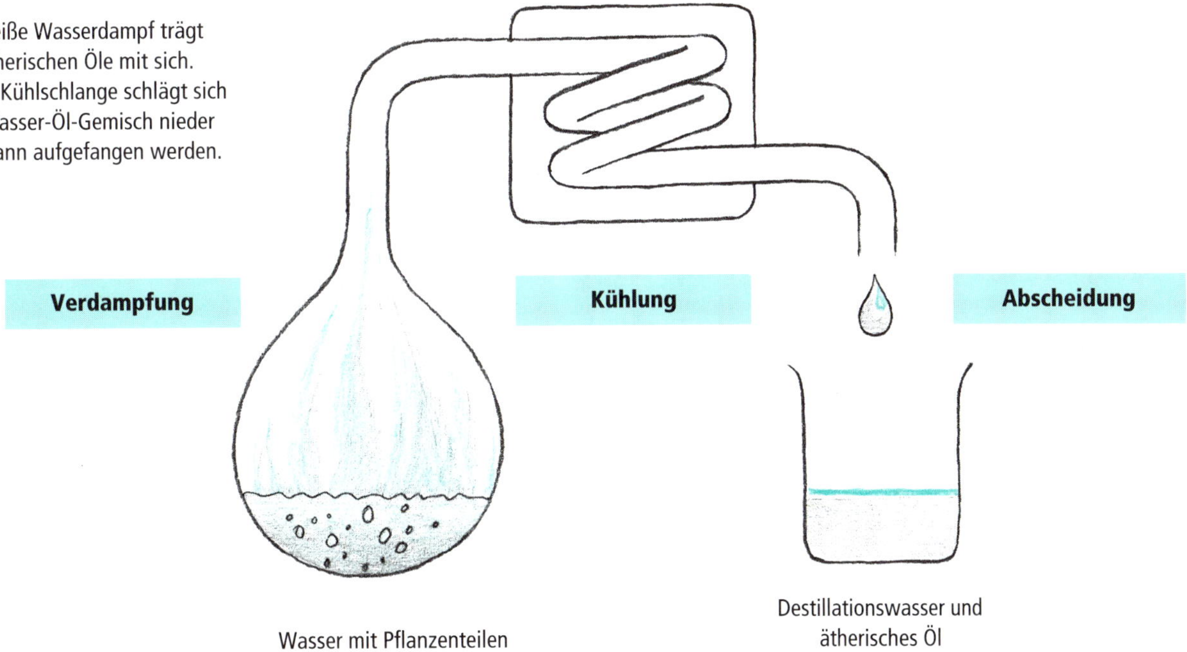

Spaltung von anderen Substanzen zu tun haben (wie z. B. der Bildung von Chamazulen, eines blaugefärbten Kohlenwasserstoffes, der als solcher in Pflanzen nicht vorhanden ist) bleiben in der Regel bei physikalisch-chemischen Beschreibungen der Destillation von ätherischen Ölen unberücksichtigt.

Vergleicht man die verschiedenen Destillationstechniken und die verschiedenen dabei erhaltenen Öle, wird klar, daß das Destillieren von ätherischen Ölen ebenso Kunst wie Wissenschaft ist. Die speziellen Bedingungen des Anbaus oder der Ernte des Pflanzenmaterials, die Vorbereitung des Materials zur Destillation, die speziellen Eigenschaften der benutzten technischen Ausrüstung, die Dauer des Destillationsvorganges und viele andere Faktoren schlagen sich im Endprodukt nieder. Das ätherische Öl ist kein nüchtern kalkulierbares Produkt eines wissenschaftlich präzisierbaren physikalisch-chemischen Vorgangs, es ist ein Produkt der Menschen, die es herstellen.

MODERNE GEWINNUNGSVERFAHREN

Natürlich haben sich die Produzenten im Zeitalter moderner Technik nicht darauf beschränkt, ätherische Öle nach althergebrachten Verfahren zu produzieren. So wurden neue schonendere und ergiebigere Varianten des klassischen Destillationsprozesses entwickelt wie z. B. die Hydrodiffusion, bei der der Dampf von oben nach unten durch das Destillationsgut geführt wird.

Extraktion mit Kohlendioxid

Aber auch gänzlich andere Verfahren wurden entwickelt, um den Pflanzen die aromatischen Substanzen zu entziehen. Die wichtigste dieser neuen Methoden ist die Extraktion der ätherischen Öle mit Hilfe von Kohlendioxid. Man nutzt dabei seine Eigenschaften, bei erhöhtem Druck in einen ganz besonderen Zustand überzugehen, den der Physiker superkritisch nennt und in dem es sowohl Merkmale eines Gases als auch einer Flüssigkeit zeigt. Dieses superkritische Kohlendioxid wird als Trägerstoff für die flüchtigen ätherischen Öle genutzt.

Die für diese Art der Extraktion notwendigen Apparaturen sind relativ aufwendig und teuer, denn das Gas muß unter Druck und bei konstanter Temperatur gehalten werden (ca. 30 °C). Der Prozeß läuft bei sehr viel niedrigeren Temperaturen ab als die Wasserdampfdestillation und damit auch schonender. Die extrahierten Öle geben den Duft lebender Pflanzen daher auch erstaunlich naturgetreu wieder. Außerdem liegen die Extrakte besonders unverfälscht und rein vor, da das Pflanzenmaterial mit keiner anderen Substanz als dem Kohlendioxid in Kontakt kommt. Leider sind die auf diese Weise erhaltenen ätherischen Öle wegen des aufwendigen Verfahrens relativ teuer, so daß diese Methode wohl zunächst auf die Herstellung teurer Gewürz- oder Blütenöle beschränkt bleiben wird.

Phytonics-Prozeß

Ein noch schonenderer Prozeß als die Extraktion mit Kohlendioxid ist der in England entwickelte Phytonics-Prozeß, bei dem die aromatischen Substanzen der Pflanzen bei noch tieferen Temperaturen (Raumtemperatur oder darunter) mit neuen Lösungsmitteln, die man verschämt „non-FCKWs" nennt, extrahiert werden.

Die mit dieser Methode gewonnenen Extrakte – vom Erfinder „Phytole" genannt – sind wahrscheinlich die naturgetreuesten Blütenöle, die man heute herstellen kann. Dennoch erscheint ein Verfahren, das zwar keine Fluorchlorkohlenwasserstoffe (die Ozonkiller), statt dessen allerdings den – möglicherweise auch nicht unbedenklichen – Fluorkohlenwasserstoff benutzt, unter dem ökologischen Aspekt nicht zeitgemäß.

Im Idealfall liegen Anbau oder Wildsammlung des Pflanzenmaterials sowie Destillation in einer Hand, und der Hersteller versteht sein Produkt als ein komplexes ganzheitliches Ergebnis, hergestellt für die speziellen Bedürfnisse der Aromamedizin. In diesem Fall werden sowohl die Fähigkeiten des Herstellers als auch die speziellen Bedingungen der Anbauregion sowie die jahreszeitlichen Einflüsse die Qualität des Öls bestimmen. Ein so im Zusammenspiel zwischen Mensch und Natur produziertes Öl kann einem guten Wein ähnlicher sein als einem anonymen standardisierten Duftstoff. Es wäre zu überlegen, ob nicht – wie im Weinhandel – ätherische Öle, die in ihrem Anspruch über den des reinen Duftstoffs hinausgehen, unter Angabe des Erzeugers gehandelt werden sollten.

Aus den speziellen Bedingungen des Destillationsprozesses lassen sich einige nützliche Aspekte für die Aromatherapie herleiten. Ein dampfdestilliertes Öl besteht zwangsläufig aus Komponenten, die gegenüber Wasser chemisch relativ inert sind, d.h. mit Wasser nicht oder kaum chemisch reagieren. Daher können viele ihrer Effekte nur durch andere, vergleichsweise subtile Mechanismen zustande kommen, die vor allem auf der Lipophilie der Moleküle, d.h. der Affinität zu fetthaltigen Substanzen beruhen. Hydrophile, d.h. „wasserliebende" Moleküle bleiben im Destillat gelöst und lassen sich viel schwieriger vom Destillationswasser trennen. Die physikalische Beschaffenheit der ätherischen Öle – geringes Molekulargewicht und ausgeprägte Lipophilie – befähigen sie mehr als jede andere Substanz, schnell in menschliches Gewebe einzudringen[6]. Aus diesen Eigenschaften ergeben sich die wirkungsvollsten Anwendungsformen in der Aromatherapie.

Ätherische Öle sind Produkte des Pflanzenstoffwechsels. Je nach Pflanze sind es verschiedene Organe, in denen die Öle produziert und aufbewahrt werden, zum Beispiel die Drüsenhaare und Drüsenschuppen auf der äußersten Zellschicht (Epidermis) der Lippenblütler *(Lamiaceae)* wie Thymian, Majoran, Bohnenkraut, Rosmarin und Salbei. Die Öl- oder die Haarzellen sind lebende Zellen, die mit ätherischem Öl oder Harz gefüllt sind. Ölzellen findet man in der Familie der Lorbeergewächse *(Lauraceae)* wie zum Beispiel beim Zimt. Außerdem können aus Öl- und Harzkanälen, Hohlräumen im Pflanzengewebe, ätherisches Öl, Balsam oder Harz gewonnen werden. Oft treten die angrenzenden Zellen zurück, die Hohlräume vergrößern sich und werden schlauchähnlich. Hohlräume dieser Art findet man bei den Doldengewächsen *(Apiaceae)* wie zum Beispiel bei Kümmel, Anis, Fenchel, Koriander und Sellerie. Werden solche Pflanzen verletzt oder geschnitten, tritt das Harz oft in beträchtlichen Mengen aus dem Pflanzengewebe aus. Regelrechte Ölbehälter werden gebildet, wenn sich die Zellwände der ölproduzierenden Zellen selbst auflösen und der so entstandene Hohlraum das Öl auffängt (lysigene Sekretbehälter). Ölbehälter dieser Art findet man in den Schalen der Citrusfrüchte.

Ätherische Öle können in allen Teilen der Pflanze gebildet werden. So wird das ätherische Öl bei der Rose und beim Jasmin in den Blüten produziert, bei Geranie, Patchouli und Pfefferminz in den Blättern und in den Stielen, bei Anis und Muskatnuß in den Früchten, bei Sellerie, Kardamon und Petersilie in den Samen, bei Zitrone und Orange in den Schalen, bei Angelika und Vetiver in den Wurzeln und bei Sandelholz und Zeder im Holz. Darüber hinaus findet man ätherische Öle in Kräutern und Gräsern wie zum Beispiel Estragon, Thymian, Lemongrass oder Zitronelle, in den Nadeln und Zweigen der Pinie, Fichte, Tanne und Zypresse, in Harzen und Balsamen bei Galbanum, Myrrhe und Weihrauch oder in der Rinde von Zimt. Manche Pflanze, wie zum Beispiel der Bitterorangenbaum, produziert ätherische Öle in unterschiedlicher Zusammensetzung, je nach Pflanzenteil, in dem das Öl produziert wird. Die Blüten des Bitterorangenbaumes liefern das berühmte Neroliöl, seine Blätter das Petitgrainöl und die Schalen der Früchte das Bitterorangenöl.

Terminologie der ätherischen Öle

Für therapeutische Zwecke ist selbstverständlich die Zusammensetzung der Öle von entscheidender Bedeutung. Es ist klar, daß zwei ätherische Öle unterschiedlicher chemischer Zusammensetzung verschiedene pharmakologische bzw. Heileffekte aufweisen. Diese simple Tatsache wurde über einen langen Zeitraum von den medizinischen Wissenschaften ignoriert. Betrachtet man die publizierten Studien über therapeutische Effekte von ätherischen Ölen, stellt man fest, daß sie untersucht wurden, ohne ihrem Ursprung oder ihrer chemischen Zusammensetzung große Bedeutung beizumessen.

Eigentlich ist es verblüffend, daß man trotz der Forschungsmethoden, die sonst große Aufmerksamkeit auf das kleinste Detail verlangen, der Zusammensetzung der jeweils untersuchten ätherischen Öle keine größere Beachtung schenkte. In älteren Studien ist es üblich, daß die Autoren über die Wirkungen von ätherischen Ölen berichten, die Öle selbst aber nur vollkommen unzureichend definieren und auf ihre chemische Zusammensetzung überhaupt nicht eingehen. Es ist daher nicht verwunderlich, daß oft verschiedene Studien über dieselben ätherischen Öle sogar zu widersprüchlichen Ergebnissen kamen, da in diesen Studien zwar Öle mit dem gleichen Namen, nicht aber mit der gleichen chemischen Zusammensetzung benutzt wurden. Es ist also eminent wichtig, ätherische Öle präzise zu bezeichnen. Ein Trend in diese Richtung begann sich erst in den späten siebziger Jahren dieses Jahrhunderts durchzusetzen. Um durch chemische Analyse Kenntnisse über die Zusammensetzung eines ätherischen Öls zu erlangen, ist es sinnvoll, das Öl nur aus dem Material einer einzigen botanischen Pflanzenspezies zu gewinnen, wenngleich die Mengenverhältnisse der einzelnen Bestandteile aufgrund klimatischer Verhältnisse, Standort und Erntezeitpunkt variieren können.

Korrekte botanische Bezeichnung – Kamille ist nicht gleich Kamille

Bei vielen Ölen ist für eine klare Identifizierung des ätherischen Öls bzw. der Pflanze, aus der das Öl gewonnen wurde, die einfache deutsche Namensgebung wie Eukalyptus oder Kamille nicht ausreichend.

Bekanntlich gibt es über die Welt verteilt Hunderte von verschiedenen Eukalyptusarten, aus denen auch unterschiedliche ätherische Öle hergestellt werden. So unterscheidet sich z. B. das Öl aus den Blättern von *Eucalyptus globulus* deutlich von dem Öl, das aus denen von *Eucalyptus radiata* destilliert wurde. Die Öle aus diesen beiden Arten unterscheiden sich wiederum prägnant von dem aus *Eucalyptus dives* und *Eucalyptus citriodora*, der bereits im Duft von den anderen Eukalyptusarten vollkommen abweicht.

Alle diese Eukalyptus-Öle unterscheiden sich nicht nur in ihrer chemischen Zusammensetzung, sondern sind aufgrund der unterschiedlichen Chemie auch für verschiedene Anwendungen in der Aromatherapie geeignet. So ist Eucalyptus radiata aufgrund seines Gehalts an Terpenalkoholen (siehe S. 42) ein hervorragendes antivirales Mittel (gegen Viren) der Aromatherapie gegen Erkrankungen der oberen Atemwege. Eucalyptus dives dagegen wird wegen seines Gehalts an Ketonen (siehe S. 44) – am besten mit Eucalyptus radiata kombiniert – als preiswertes schleimlösendes Mittel eingesetzt. Eucalyptus citriodora hat sich aufgrund seines Gehalts an Aldehyden (siehe S. 43) wie Citral und Citronellal als zuverlässig wirkendes Beruhigungsmittel (Sedativum) bewährt. Diese Beispiele belegen, daß eine Unterscheidung der verschiedenen ätherischen Öle nach ihrer korrekten botanischen Art für die Aromatherapie von größter Wichtigkeit ist.

Ähnlich stellt sich die Situation bei dem Begriff Kamillenöl dar. Unter dieser Bezeichnung werden oft unterschiedliche Öle zusammengefaßt: solche, die tatsächlich aus einer Kamillenpflanze destilliert wurden, aber auch so manch anderes Öl, das mit Kamillenöl nur die blaue Farbe gemeinsam hat. Öle, die aufgrund ihres Gehalts an blau gefärbten Kohlenwasserstoffen (Azulene) an Kamillenöle erinnern, werden z. B. aus Wermutgewächsen *(Artemisia)* destilliert. Auch diese Öle werden gelegentlich unter dem Namen Kamille verkauft. Während das Öl aus der Deutschen Kamille *(Matricaria recutita)* ungiftig ist, weisen jedoch Öle aus der Beifuß-Verwandten *Artemisia arborescens*, die gelegentlich auch als Kamillenöle bezeichnet werden, aufgrund ihres Thujongehaltes eine nicht zu unterschätzende Toxizität auf, die zu Schädigungen des zentralen Nervensystems, zu epileptischen Anfällen oder zu Leberschäden führen kann.

Auch zwischen den beiden bedeutenden echten Kamillenölen der Deutschen Kamille und der Römischen Kamille *(Anthemis nobilis)* finden sich deutliche Unterschiede. Das Öl der Deutschen Kamille mit der blauen Farbe des Chamazulens wirkt stark entzündungshemmend, das der Römischen Kamille dagegen in erster Linie krampflösend.

Chemotypen

In der Regel ist die chemische Zusammensetzung eines ätherischen Öls innerhalb einer botanischen Art konstant. In seltenen Fällen allerdings weisen Öle von Pflanzen derselben Spezies unterschiedliche chemische Zusammensetzungen auf. Die wichtigsten Beispiele dafür sind Rosmarin und Thymian. Die Zusammensetzung von Rosmarinöl variiert stark, je nachdem, ob die Pflanze an der Küste oder im Inland wächst. Abgesehen von den Faktoren Anbauregion und Klima sind die Ursachen dieses Phänomens aber noch nicht vollkommen geklärt. Für die Aromatherapie ist es zunächst ausreichend, es zur Kenntnis zu nehmen.

In der wissenschaftlichen Literatur wird es als „chemischer Polymorphismus“ beschrieben. Für diese Fälle wurde eine Terminologie vorgeschlagen, bei der dem botanischen Pflanzennamen die Bezeichnung einer charakteristischen chemischen Komponente nachgestellt wird. Man spricht dann von chemischen Rassen bzw. von Chemotypen[7].

Beim Rosmarinöl *(Rosmarinus officinalis)* lassen sich mehr oder weniger deutlich drei Chemotypen unterscheiden: Aus Spanien bzw. dem ehemaligen Jugoslawien kommt ein Öl, das relativ viel Kampfer bzw. Borneol enthält (typ borneol); die Öle aus Nordafrika zeichnen sich durch einen relativ hohen Cineolgehalt (typ cineol) aus, und Öle aus dem Süden Frankreichs oder Korsikas weisen einen besonders hohen Verbenongehalt (typ verbenon) auf.

Entsprechend ergeben sich daraus unterschiedliche Anwendungen: Der Borneol-Typ eignet sich besonders zur Anregung von Leber- und Nierenausscheidung und zur Entspannung verkrampfter Muskulatur; der Cineol-Typ wird bevorzugt bei katarrhalen Infekten verwendet, und der Verbenon-Typ wird wegen seiner regenerierenden Eigenschaften in erster Linie in der Hautpflege eingesetzt.

Thymus vulgaris, das Küchengewürz Thymian, ist ein anderer Lippenblütler, bei dem das Phänomen der chemischen Polymorphie stark ausgeprägt ist. Vom Thymian gibt es mindestens sieben Öle von unterschiedlicher chemischer Zusammensetzung. Prinzipiell unterscheiden sich die Öle in ihrem Phenolgehalt (siehe Seite 42). So gibt es vom Thymian Chemotypen mit hohem Thymol-[8] und/oder Carvacrolgehalt, und es gibt weitere Typen mit hohen Anteilen von Terpenalkoholen wie Linalol, Geraniol oder Thujanol. In der Aromatherapie finden von diesen unterschiedlichen Chemotypen der Thymian typ linalol sowie Thymian typ thujanol breitere Anwendung.

Qualitätsbestimmung

Die Bestimmung von Qualität und Reinheit der ätherischen Öle ist für die Aromatherapie besonders wichtig: Ist doch der genuine Zustand eines ätherischen Öls die Grundbedingung für eine erfolgreiche Aromatherapie.

Betrachtet man die Entwicklung der Aromatherapie, so nahm sie ihren Anfang mit den Büchern von Valnet und Tisserand. Der Bedarf an ätherischen Ölen speziell für die Aromatherapie, der sich aufgrund dieser Lehren entwickelte, war zunächst gering. Aromatherapeuten fanden ätherische Öle bei den etablierten Handelshäusern, die Extrakte aus allen Teilen der Welt zusammentrugen und diese an Parfüm- und Duftstofffabrikanten weiterverkauften. Natürlich war es die Aufgabe der Erzeuger und Händler, ihren Kunden – also der Duftstoffindustrie – Waren so zu liefern, wie diese sie verlangten. Genuine Öle im Sinne der Aromatherapie wurden also nicht hergestellt, wohl aber ätherische Öle, die traditionsgemäß den Anforderungen der industriellen Anwender entsprechend aufbereitet waren. Daß sich aus dieser Diskrepanz zwischen Nachfrage und Angebot ein beträchtliches Potential für Mißverständnis, Täuschung und Enttäuschung entwickelte, ist unschwer vorstellbar.
So blieb es letztlich die Aufgabe derjenigen, die ätherische Öle therapeutisch einsetzen wollten, eigene Kriterien für Reinheit und Genuinität eines Öls zu entwickeln. Auch für den nicht besonders wissenschaftlich interessierten Aromatherapie-Anhänger ist es wichtig, über einige der analytischen Möglichkeiten Bescheid zu wissen, ätherische Öle auf ihre Inhaltsstoffe zu untersuchen.

Kubeczka[9] entwickelte bereits 1979 Anforderungen zur Qualitätsbestimmung medizinisch genutzter ätherischer Öle. Nach Kubeczka basiert die pharmazeutische Wirkung ätherischer Öle in vielen Fällen auf bestimmten Komponenten, die sich gegenseitig in einer synergistischen Weise ergänzen. Die Bestimmung der Konzentration nur eines bestimmten Bestandteils in einem Öl (z. B. Cineol in Eukalyptusöl) ist daher absolut ungenügend, um die Qualität eines ätherischen Öls ausreichend zu charakterisieren. Wie bereits beschrieben (siehe Kapitel 1), erfüllt dann ein synthetisches Produkt die Qualitätsanforderungen ebenso wie ein natürliches ätherisches Öl.

DIE METHODEN DER ÖLBEARBEITUNG

Wie bereits erwähnt, wurde in Arzneimittelbüchern die Qualität eines Öls festgelegt, indem man den Mindestgehalt eines „aktiven" Bestandteils festschrieb. Dies führte in direkter Folge dazu, daß Produzenten oder weiterverarbeitende Betriebe einen „wertbestimmenden" Stoff einem Extrakt zusetzten, wenn der Gehalt der maßgebenden Substanz nicht in ausreichender Menge enthalten war, beispielsweise den Ester Linalylacetat im Lavendelöl.
Oft ist es relativ einfach, bei genauer Analyse den Zusatz synthetischer Verbindungen zu natürlichen Produkten zu erkennen, da mit den synthetischen Substanzen Verunreinigungen in das Öl getragen wurden, die ursprünglich nicht

im Öl vorkommen und damit ein Indiz für das Panschen liefern. Allerdings entwickeln auch Panscher zunehmend raffiniertere Methoden, um an ihr Ziel zu kommen:
Insider berichten, daß beispielsweise Linalylacetat bereits vor der Ernte auf die Lavendelpflanzen gesprüht wird, so daß ein hinreichender Gehalt im späteren Öl gesichert ist, ohne die Substanz in „unlauterer Weise" dem fertigen Öl zuzusetzen.
Eine andere Art des Verschnitts hat sich mittlerweile auf breiter Basis etabliert: das mehr oder weniger vollständige Strecken oder Rekonstruieren ätherischer Öle, indem die in einem natürlichen Öl wesentlichen Bestandteile einfach zusammengemixt werden. Oft sind die verwendeten Substanzen sogar natürlichen Ursprungs, so daß das entstandene Kunstprodukt mit einem gewissen Recht sogar als „natürlich" bezeichnet werden kann. Seinen oft faden Duft kann man mit dem Zusatz einer kleinen Menge natürlichen Öls oder auch durch synthetische Duftstoffe intensivieren.
Daß diese und ähnliche Praktiken im industriellen Bereich tatsächlich auf breitester Basis stattfinden, bestätigen namhafte französische Destillateure: Nach ihrer Schätzung werden zum Beispiel aus einem Liter echten Rosmarinöls aus der Destillerie auf wunderbare Weise etwa 20 Liter, die an Einzelhändler verkauft werden.
Die breitere Verfügbarkeit verbesserter analytischer Methoden bei den Einzelhändlern und Verbrauchern der ätherischen Öle wird ihren Teil zu einer besseren Qualität der angebotenen Öle beitragen. Daneben kann der Aromatherapiefreund zusätzlich durch bewußteren Einkauf, d.h. Qualitätsvergleich und Nachfrage nach der Herkunft der Öle, Panscher leicht boykottieren. Mehr und mehr Firmen, die sich auf die Aromatherapie spezialisiert haben, kaufen bevorzugt bei Herstellern, die ihre Öle für die anspruchsvollere Aromatherapie und nicht für die Duftstoffindustrie produzieren.
Zweifellos schlägt sich dieser Unterschied auch im Preis nieder: Nicht verlängerte Öle sind viel teurer als gepanschte. Hat man sich erst einmal mit genuinen Ölen vertraut gemacht, ist auch die Nase oft (leider nicht immer) ein verläßlicher Partner, um natürliche Öle sicher zu identifizieren.
Man wird außerdem feststellen, daß die zunächst teurer erscheinenden Öle tatsächlich die preiswerteren sind, denn die Heilwirkung wird in der Regel mit kleinsten Mengen erzielt.
Darüber hinaus wäre es wünschenswert, wenn die Händler im Aromatherapiebereich neben der Nutzung der analytischen Möglichkeiten auch möglichst viel Transparenz zuließen. Es entspricht dem ganzheitlichen Denken, ätherische Öle nicht – wie das Arzneibuch – als standardisierbare Substanzgemische zu behandeln, sondern als komplexe Produkte, erzeugt im Zusammenwirken von Mensch und Natur. Warum sollte das schönste Bergamotteöl aus Sizilien nicht gehandelt werden wie eine Flasche guten Weins, mit Angabe des Jahrgangs und des Erzeugers.

Nach Kubeczka kann sich die Qualitätsbestimmung eines ätherischen Öls daher nicht auf die Bestimmung einer Hauptkomponente allein beschränken, sondern muß auch Neben- und Spurenkomponenten mit in Betracht ziehen. Denn das Zusammenwirken der Einzelbestandteile erzeugt eine Wirkung, deren Qualität eine andere ist als die schlichte Summierung der Einzelwirkungen. Vereinfacht könnte man sagen, daß z. B. durch das Zusammenspiel zweier Wirkungen der Größe 1 eine Gesamtwirkung entsteht, die etwas größer ist als 2.

Zur Aufschlüsselung der einzelnen Komponenten und für eine Qualitätsbestimmung bedarf es einer ganzen Anzahl verschiedener Analysen. Die angewandte Methode muß es ermöglichen, alle Bestandteile eines ätherischen Öls soweit wie möglich zu identifizieren und zu quantifizieren. Ein Teil dieser Anforderungen wird durch die Gaschromatographie befriedigt.

GASCHROMATOGRAPHIE
Die Gaschromatographie ist eine Methode zur Trennung flüchtiger Verbindungen. Die gasförmige bewegliche (mobile) Phase trägt die verdampfte Substanzprobe durch eine absorbierende Säule (stationäre Phase), in der sich die Trennung vollzieht: Die Moleküle der einzelnen Komponenten ordnen sich in einer bestimmten Reihenfolge an. Beim Austritt aus dem Zylinder der Säule erzeugen die einzelnen Bestandteile in einem Detektor ein Signal, das durch den Ausschlag eines Schreibers (Peak) angezeigt wird. Die Fläche eines Peaks ist in der Regel proportional der Menge der entsprechenden Substanz, so daß die enthaltenen Konzentrationen bestimmt werden können.

Sie erlaubt uns, ein ätherisches Öl in seine verschiedenen Komponenten aufzutrennen. Das Ergebnis einer solchen Analyse ist ein sogenanntes Chromatogramm, eine graphische Darstellung der Zusammensetzung des ätherischen Öls. Gleichen sich die Chromatogramme verschiedener Ölproben, kann man mit großer Wahrscheinlichkeit davon ausgehen, daß die beiden Öle identisch oder zumindest doch von der gleichen Pflanze sind.

Mit der Gaschromatographie ist es allerdings nicht möglich, die verschiedenen Komponenten unmittelbar zu identifizieren bzw. zu benennen. Erst durch viele Vergleichsuntersuchungen an Einzelsubstanzen läßt sich ermitteln, welche Substanz gewisse Peaks an bestimmten Positionen im Gaschromatogramm erzeugt. Erscheint der Peak einer Vergleichssubstanz an derselben Stelle wie im Chromatogramm eines ätherischen Öls, kann man

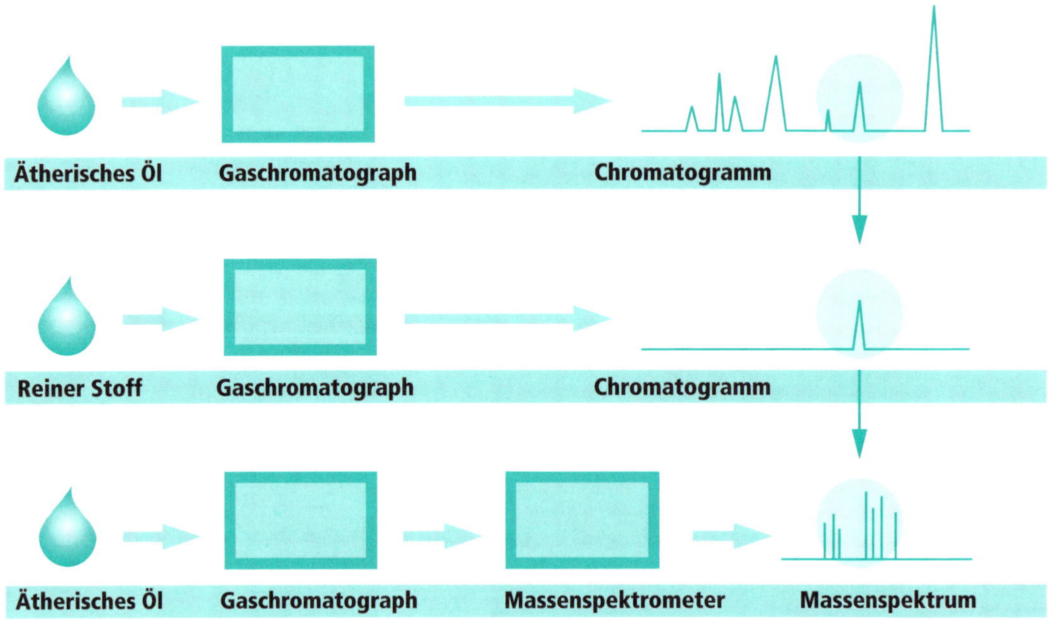

Im Gaschromatographen werden die einzelnen Substanzen, die ein ätherisches Öl enthält, aufgeschlüsselt.

Das Massenspektrometer liefert präzise Daten über die Molekülstruktur eines solchen Bestandteils, der sich damit ohne lange Vergleichsexperimente mit reinen Stoffen identifizieren läßt.

daraus schließen, daß die Vergleichssubstanz und die Substanz im Öl im Regelfall – leider nicht immer – identisch sind. Die korrekte und sinnvolle Auswertung eines Gaschromatogramms erfordert daher sehr viel Erfahrung.

MASSENSPEKTROGRAPHIE

Trotz aller Erfahrung bleiben solche Bestimmungen von Komponenten ätherischer Öle oft unbefriedigend und doppeldeutig. Die moderne Analytik erlaubt uns jedoch mittlerweile, einen Schritt weiterzugehen, indem wir den Gaschromatographen mit einem Massenspektrometer kombinieren; diese Anordnung wird im Fachjargon GC-MS genannt. Mit dieser Kombination analytischer Verfahren ist es nun möglich, die Bestandteile zu trennen und aufgrund der Bestimmung ihres molekularen Massenspektrums präzise zu identifizieren. Mit Hilfe elektronischer Datenverarbeitung ist es heute möglich, die erhaltenen Massenspektrogramme mit denen in Computerbibliotheken zu vergleichen und so eine eindeutige Zuordnung vorzunehmen. Allerdings bedarf es bei den Sesquiterpenverbindungen, deren Massenspektrogramme sich einander manchmal sehr ähneln, oft zusätzlich noch an Erfahrung und Fleiß der Chemiker.

Darüber hinaus ist in den letzten Jahren eine Methode entwickelt worden, die es erlaubt, das Verschneiden von Ölen mit natürlichen Substanzen nachzuweisen: die Enantiomeren-selektive Gaschromatographie. Wie bereits beschrieben (siehe Seite 25), sind Pflanzen in der Lage, Ölmoleküle in ganz speziellen Enantiomerenverhältnissen herzustellen, die für jede Pflanze typisch sind. Wie Bisabolol in der Deutschen Kamille, so kommt beispielsweise Borneol im Rosmarinöl in einem ganz bestimmten Verhältnis von (+)- und (–)-Form vor, das von dem anderer Pflanzen verschieden ist. Wird nun natür liches Borneol, das aus anderen (billigeren) Pflanzen gewonnen wurde, dem Rosmarinöl zugesetzt, ist dies an der Veränderung des für Rosmarin typischen Borneol-Verhältnisses nachweisbar.

Die Zusammensetzung der ätherischen Öle

In vielen Seminaren am *Pacific Institute of Aromatherapy* fiel auf, daß gerade Neulinge in der Aromatherapie als erstes immer gerne Rezepte aufschreiben und nicht mit der – ihrer Meinung nach – vom Thema ablenkenden Chemie behelligt werden wollen. Wenn sie jedoch feststellen, daß ätherische Öle in vielen Fällen schnell und sicher helfen, jedoch nicht nach dem vermuteten Muster des Pillenschluckens, wächst auch das Interesse an dem „Warum“ und dann an der zugrundeliegenden Chemie. Sich damit zu beschäftigen, bedeutet nicht, die komplette organische Chemie studieren zu müssen, sondern lediglich, sich mit der Begriffswelt vertraut zu machen, auf die man in der Fachliteratur zwangsläufig stößt. Die Kenntnis der einschlägigen chemischen Bezeichnungen bringt wesentliche Vorteile. Eröffnet sie doch den Zugang zu einem einfachen und eleganten System der ätherischen Öle, das sie in 10 bzw. 12 Haupt-„Schubladen“ einzuteilen vermag.

Grundlegende Kenntnisse über die chemischen Eigenschaften ätherischer Öle sind zudem der eigentliche Ausgangspunkt für die Ableitung der Heilwirkungen in der Aromatherapie. Mit den heutigen umfangreichen Detailkenntnissen über die Zusammensetzung der ätherischen Öle und der daraus folgenden Notwendigkeit, Öle in ihrer möglichst naturbelassenen ganzheitlichen Form anzuwenden, ist dieses Wissen mehr als 50 Jahre nach Erscheinen des Buches von Gattefossé interessanter denn je.

DAS KLEINE CHEMIE-EINMALEINS FÜR AROMA-BEGEISTERTE

Die organische Chemie ist die Chemie des Kohlenstoffs: Da Kohlenstoff generell vier chemische Bindungen eingeht und in der Lage ist, mit anderen Kohlenstoffatomen Ketten, verzweigte Ketten und Ringe zu bilden, sind die Strukturen organischer Moleküle oft sehr komplex. Zur Darstellung solcher Strukturen hat man in der Chemie eine spezielle Schreibweise entwickelt.
Zunächst werden die Molekül-Bausteine, die Atome, durch Buchstaben symbolisiert, die dem Anfangsbuchstaben des lateinischen Namen des jeweiligen Elements entsprechen: So steht etwa **C** für Kohlenstoff, **O** für Sauerstoff, **H** für Wasserstoff und **N** für Stickstoff. Bindungen zwischen den Atomen werden als Strich dargestellt.

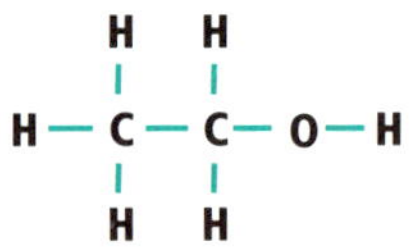

Ethanol

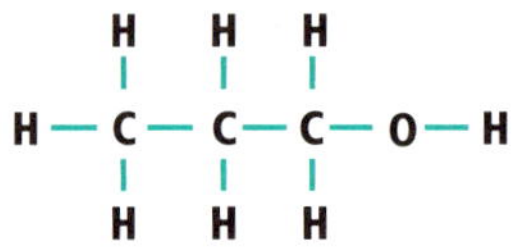

Propanol

Im Fall der Terpenmoleküle mit zehn Kohlenstoffatomen wird diese Schreibweise bereits ziemlich unübersichtlich. So sieht die Strukturformel für Limonen, ein Monoterpen, zum Beispiel folgendermaßen aus:

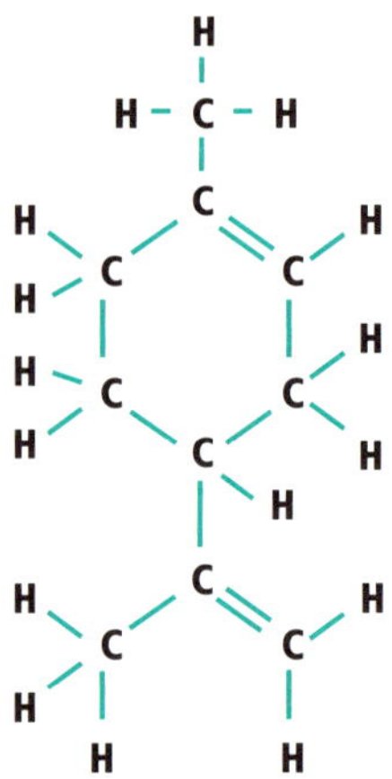

Um die Darstellung solcher Formeln zu vereinfachen, läßt man die Symbole für Kohlenstoff und Wasserstoff weg und zeigt lediglich die geometrischen Strukturen, in denen die Kohlenstoffatome aneinander gebunden sind, also nur die chemischen Bindungen zwischen den Kohlenstoffatomen.
Die chemische Formel für Limonen wird demzufolge generell in dieser Form dargestellt:

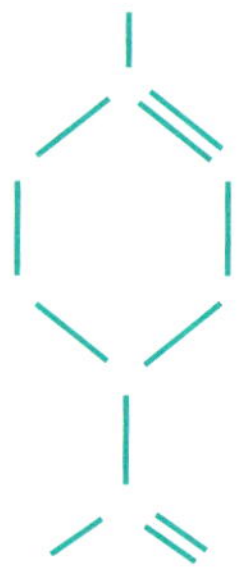

End- und Eckpunkte einer solchen Formel entsprechen Kohlenstoff- inklusive eventuell daran gebundener Wasserstoffatomen, ein Strich einer chemischen Bindung, zwei Striche einer sogenannten Doppelbindung.

Andere vorkommende Elemente, wie zum Beispiel Sauerstoff oder Stickstoff, werden durch das Elementsymbol und die entsprechenden chemischen Bindungen dargestellt.
Das folgende Beispiel zeigt den Monoterpenalkohol Linalol:

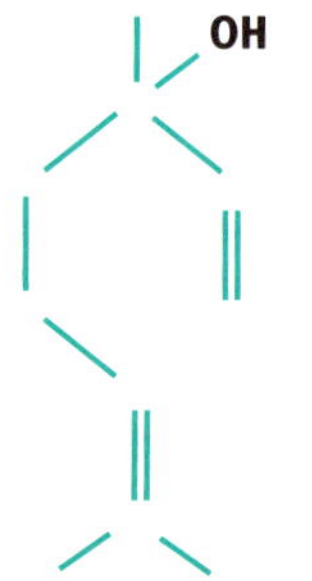

Ein spezielles Ringsystem ist das aromatische Benzolringsystem. Der Ausdruck „aromatisch“ stammt in diesem Fall aus der Sprache der Chemie und bezieht sich auf die Struktur des Ringsystems und die spezielle Art der Bindung zwischen den Kohlenstoffatomen. Gleichmäßig über den Ring verteilte Bindungsenergie, zusätzlich zu der „normalen“ chemischen Bindung, wird daher als Kreis innerhalb des Sechserrings symbolisiert. Ist bei diesem Ringsystem ein Wasserstoffatom durch ein anderes Atom oder Molekül (R = Rest) ersetzt, bezeichnet man das verbleibende Strukturelement als Phenylrest.

Benzol

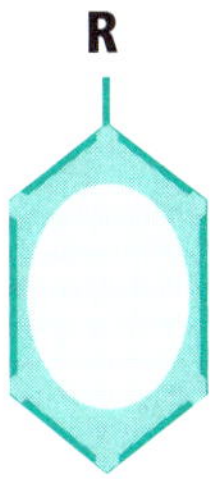

Phenylrest

Der Kohlenstoff mit seinen vier Bindungsmöglichkeiten kann eine fast unendliche Anzahl von Bindungen mit sich selbst und anderen Atomen eingehen, worauf die Vielfalt natürlicher Substanzen und Stoffe der sogenannten organischen Chemie beruht. Die Kohlenstoff-Kohlenstoff-Ketten bilden das Rückgrat eines organischen Moleküls. In typischen Kohlenwasserstoffmolekülen sind die Bindungen zwischen zwei Kohlenstoffatomen und zwischen Kohlenstoff- und Wasserstoffatomen relativ stark: Sie sind unpolar (zeigen keine elektrischen Pole) und damit chemisch sehr stabil, so daß sie nur träge mit anderen Molekülen reagieren.

Funktionelle Gruppen

Sauerstoff oder Stickstoff, sogenannte Heteroelemente, bringen Abwechslung in das Einerlei der Kohlenwasserstoffstrukturen. Die Bindung zwischen Kohlenstoff und Sauerstoff ist polar, d. h. sie besitzt schwach elektrisch geladene Plus- und Minuspole und übt dadurch Kräfte auf benachbarte Elemente aus. Diese Bindungen sind deshalb von höherer chemischer Reaktivität, und daher nehmen die meisten chemischen Reaktionen eines solchen Moleküls an dieser Stelle ihren Anfang. Man bezeichnet solche Strukturelemente eines Moleküls, die z. B. eine Sauerstoff-Kohlenstoff-Bindung enthalten, daher auch als funktionelle Gruppe. Besonders bei relativ kleinen Molekülen wie den Terpenen wird das chemische Verhalten stark durch die funktionelle Gruppe bestimmt.

Die verschiedenen sauerstoffhaltigen funktionellen Gruppen, die in ätherischen Ölen eine wesentliche Rolle spielen, sind folgende:

Alkohole

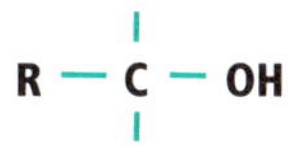

Phenole

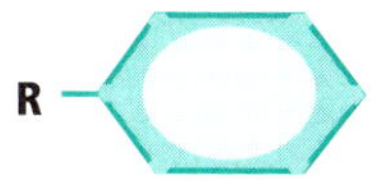

Aldehyde

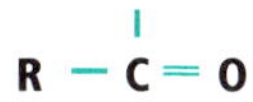

Ketone

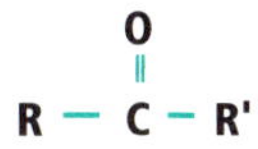

Ester

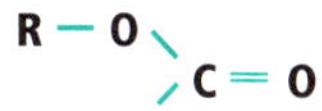

Oxide

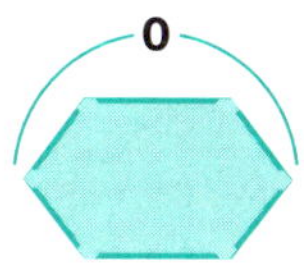

Der Buchstabe R bzw. R' (R = Rest) steht hier für ein an der jeweiligen Stelle gebundenes Strukturelement aus einem C-Atom oder eine Seitenkette aus mehreren Kohlenstoffatomen.

Hauptbestandteile ätherischer Öle

Für ein besseres Verständnis der Wirkung ätherischer Öle ist es sinnvoll, die Bestandteile der Öle gemäß ihres biologischen Entstehungsprozesses (Biosynthese) in zwei Hauptgruppen zu unterteilen: in die Terpene und höhere Homologe (darauf aufgebaute Moleküle) einerseits und die Phenylpropanderivate andererseits; zu letzteren gehören u. a. Zimtsäure und Zimtaldehyd. Diese beiden Molekülgruppen entstammen unterschiedlichen biosynthetischen Prozessen, die in der Pflanzenzelle an verschiedenen Stellen ablaufen.

Die mengenmäßig wichtigsten Bestandteile ätherischer Öle sind die Terpene und ihre höheren Homologen. Das Gerüst dieser Moleküle besteht im Fall der Monoterpene aus 10, ihrer höheren Homologen aus 15 (Sesquiterpene), 20 (Diterpene), 30 (Triterpene) oder mehr Kohlenstoffatomen. Alle diese Moleküle sind aus einem biochemischen Grundbaustein, dem Isopren[10], mit fünf Kohlenstoffatomen aufgebaut (siehe Abbildung unten), ein Monoterpen also aus zwei Isopren-Einheiten. Der Biosyntheseweg in der Pflanzenzelle führt somit vom Isopren mit 5 C-Atomen über Moleküle mit 10 C-Atomen (wie dem Terpenalkohol Geraniol) und 15 C-Atomen (wie dem Terpenalkohol Farnesol) und weiteren Stufen bis zu großen und komplizierten Molekülen wie dem Cholesterin, dem Ausgangspunkt für die Synthese von Steroiden, zu denen wichtige Hormone gehören. Die Verwandtschaft der Terpene als wichtigste Hauptwirkstoffe ätherischer Öle mit den Hormonen macht ihre starke Einflußnahme auf den Körper verständlich.

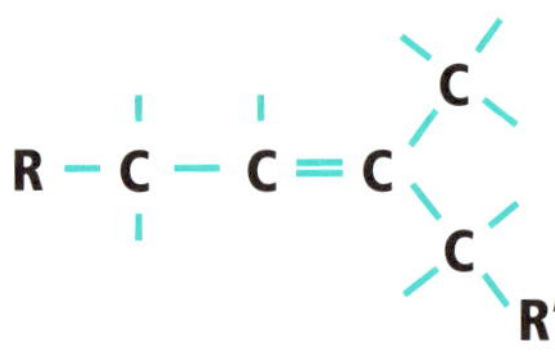

Das Molekülmodell des Isopren.
Als R bzw. R' können weitere Isoprenmoleküle anknüpfen und so eine lange Molekülkette bilden.

Phenylpropane dagegen sind Nebenprodukte des Aminosäurestoffwechsels, der für den Aufbau der Proteine wichtig ist. Durch Abbau der Aminosäure Phenylalanin entsteht Zimtsäure, die wiederum Ausgangspunkt von so unterschiedlichen Substanzen wie Anethol (Bestandteil in Anisöl), Eugenol (Bestandteil im Nelkenöl), Vanillin (Bestandteil der Vanille) oder Cumarine (in Spuren Bestandteil verschiedener Öle, die stark entspannend wirken) ist.

Klassifizierung der Terpene und ihr natürliches Vorkommen

	Anzahl der Isopren-einheiten	Vorkommen z. B. in:
Monoterpene	2	ätherischen Ölen
Sesquiterpene	3	ätherischen Ölen, Bitterstoffen, Balsamen
Diterpene	4	ätherischen Ölen, Harzen, Balsamen, Phytol, Vitamin A, Giberellinen
Triterpene	6	Harzen, Sterolen, Steroiden, Hormonen
Tetraterpene	8	Pigmenten, z. B. Carotinoiden
Polyterpene	mehr als 8	Pflanzenmilchsäften, Guttapercha, Kautschuk

Einfluß der funktionellen Gruppen auf die Wirkungstendenz der Bestandteile von ätherischen Ölen

	Molekültyp	Wirkung	z. B. enthalten in
Monoterpene	Monoterpen-kohlenwasserstoffe	anregend	Pinie, Orange
Monoterpene	Ketone	schleimlösend	Salbei, Ysop
Monoterpene	Aldehyde	beruhigend	Zitronelle, Melisse
Monoterpene	Ester	krampflösend	Lavendel, Muskatellersalbei
Monoterpene	Alkohole	natürlich anspannend (tonisierend)	Palmarosa, Pfefferminze, Koriander
Monoterpene	Phenole	stimulierend, irritierend	Oregano, Thymian
Monoterpene	Oxide	expektorierend	Eukalyptus, Teebaum, Niaouli
Sesquiterpene	Sesquiterpen-kohlenwasserstoffe	entzündungs-hemmend	Dt. Kamille, Strohblume
Sesquiterpene	Alkohole u. a. funkt. Gruppen	individuell verschieden	Sandelholz, Vetiver, Patchouli
Sesquiterpene	Lactone	schleimlösend	Inula graveolens Lorbeer
Phenylpropane	Estragol	krampflösend	Estragon
Phenylpropane	Anethol	krampflösend	Anis
Phenylpropane	Eugenol	sensibilisierend	Nelke
Phenylpropane	Zimtaldehyd	antiseptisch	Zimt, Cassia

Probleme der Kategorisierung funktioneller Gruppen

Aus den beiden Familien der Terpene und Phenylpropanoide bauen sich nahezu 100 Prozent der Bestandteile von ätherischen Ölen auf. Die Wirkungsweise der Öle läßt sich daher in erster Linie auf die Substanzen aus diesen Gruppen zurückführen. Schon der Chemiker Gattefossé kategorisierte die Bestandteile der ätherischen Öle in erster Linie nach funktionellen Gruppen: Alkohole, Aldehyde, Ketone usw. (siehe Seite 37). Diese Betrachtungsweise zieht sich wie ein roter Faden durch die Entwicklung der gesamten französischen Aromamedizin. So wertvoll dieses Konzept war, führte der rein chemische Ansatz bald zwangsläufig zu einer Überkategorisierung, denn wirklich zutreffend ist sie nur für die mengenmäßig dominierenden Terpene. Bei den Phenylpropanen, die von der Pflanze durch einen anderen Syntheseweg hergestellt werden, treffen diese Kategorien nicht mehr zu – wenngleich funktionelle Gruppen auch hier Einflüsse ausüben. Beispielsweise haben Terpenaldehyde generell beruhigende (sedative) und entzündungshemmende Einflüsse, während der Zimtaldehyd, ein Phenylpropan, anregend, stimulierend und sogar hautreizend wirkt.

Die moderne Betrachtungsweise zieht daher die biologische Entstehungsgeschichte der Ölmoleküle mit in Betracht und gelangt dadurch zu einer widerspruchsfreien Klassifizierung der Wirkungsweise aller Ölbestandteile.

Wirkungsspektrum der Bestandteile ätherischer Öle

Die Wirkungsweisen der ätherischen Öle lassen sich zunächst auf 12 wichtige Gruppen von Bestandteilen zurückführen. Öle, deren Hauptbestandteile aus denselben chemischen Gruppen stammen, zeigen auch ähnliche Wirkweisen. (Natürlich zeigen die einzelnen Öle neben den im folgenden beschriebenen generellen Wirkungstendenzen auch spezifische Eigenschaften.) Ein Überblick über die wichtigsten biologischen Eigenschaften von Mono-, Sesquiterpenen und Phenylpropanen wird in der Tabelle auf Seite 39 gegeben.

Wirkungsspektrum der Phenylpropane

Allen Phenylpropanen gemeinsam ist, daß sie (wie die Phenole) ein aromatisches Ringsystem aufweisen. Zimtaldehyd (z. B. im Zimtrindenöl, Cassiaöl) und Eugenol (z. B. in Nelkenblüten, Nelkenblattöl) sind die beiden Vertreter der Gruppe, die stimulierend und irritierend, aber auch stark antiseptisch wirken. Andere wichtige Phenylpropane wie Estragol, auch Methylchavicol genannt, im Basilikumöl und Estragonöl sowie das Anethol des Anisöls sind wesentlich weniger aggressiv und zeigen deutliche Wirkungen auf das autonome Nervensystem, dessen Gleichgewicht sie stabilisieren bzw. wiederherstellen. Sie wirken daneben stark krampflösend, besonders – wie der Gewürzcharakter dieser Öle bereits ahnen läßt – im Bereich der Verdauungsorgane.

Ätherische Öle mit Phenylpropanen als Hauptwirkstoff

Zimtaldehyd: Zimt (*Cinnamomum aromaticum*), Cassia (*Cinnamomum cassia*)
Eugenol: Nelkenblüten, Nelkenblätter (*Eugenia caryophyllata*),
Estragol: Basilikum (*Ocimum basilicum*), Estragon (*Artemisia dracunculus*)
Anethol: Anis (*Pimpinella anisum*)
Saffrol: Sassafras (*Sassafras albidum*), Campher (*Cinnamomum camphora*)
Myristicin: Muskatnuß (*Myristica fragrans*)
Apiol: Petersilie (*Petroselinum sativum*)

Wirkungsspektrum der Terpene

In ätherischen Ölen sind lediglich Monoterpene (10 Kohlenstoffatome) und Sesquiterpene (15 Kohlenstoffatome) als Hauptwirkstoffe in nennenswerten Mengen enthalten. Diterpene (20 Kohlenstoffatome) finden sich nur in wenigen Ölen und dort nur zu geringen Anteilen, z. B. das Sclareol im Öl des Muskatellersalbeis (*Salvia sclarea*).

Die unterschiedliche Molekülgröße der Monoterpene und Terpenoide und ihrer höheren Homologen hat für die Aromatherapie praktische Konsequenzen. Monoterpene, kurz Terpene[11] genannt, sind so kleine Moleküle, daß ihre Wirkung sehr stark vom Vorhandensein und der Art einer funktionellen Gruppe geprägt wird und man sie danach kategorisieren kann. Beispielsweise wirken Terpenaldehyde beruhigend, während Terpenalkohole antiseptisch und tonisierend wirken. Diese Kategorisierung läßt sich aber bereits nicht mehr ohne weiteres auf die etwas größeren Sesquiterpene anwenden, weil hier der Einfluß der funktionellen Gruppen längst nicht mehr so dramatisch ist. Die Wirkung dieser Moleküle wird sowohl durch die spezielle Konstruktion des Gerüstes als auch durch die funktionelle Gruppe bestimmt und variiert stark von Molekül zu Molekül.

Die Hauptmenge (ca. 90 Prozent) der Bestandteile ätherischer Öle setzen sich aus Monoterpenen und Sesquiterpenen zusammen. Die wichtigsten Eigenschaften, die durch die funktionellen Gruppen der Terpenmoleküle bestimmt werden, sind aus der Tabelle aus Seite 39 zu ersehen. Monoterpene sind die dominanten Komponenten von Citrus- und Nadelölen sowie allen ätherischen Ölen aus Kräutern und Gewürzen. Sauerstoffhaltige Monoterpene wie z. B. Geraniol, Linalol, Neroli, Citral oder Citronellal gehören zu den verbreitetsten Terpenverbindungen in der Natur. Oft finden wir ätherische Öle, die im wesentlichen aus Monoterpenen und zu 10, 15 oder 20 Prozent aus Sesquiterpenen bestehen.

Der hohe Anteil an Monoterpenen läßt sich vielfach schon durch Betrachten erkennen. Öle wie Eukalyptus sind meistens klar, sehr dünnflüssig (niedrige Viskosität) und leicht flüchtig. In diesen Eigenschaften spiegelt sich die relativ geringe Größe der Terpenmoleküle wider. Öle, bei denen der Sesquiterpenanteil überwiegt, zum Beispiel Patchouli- oder Sandelholzöl, haben eine viel höhere Viskosität, sie sind dickflüssiger. Ihre Farbe variiert von Gelb über Dunkelgelb bis hin zu Braun. In der Aromatherapie und auch in der Parfümerie werden solche

Terpene

Monoterpene (C10)
Unterscheidung nach funktionellen Gruppen.

Relevante Gruppen:

1) Monoterpene (C 10)
2) C 10-Alkohole
3) C 10-Phenole
4) C 10-Aldehyde
5) C 10-Ketone
6) C 10-Ester
7) C 10-Oxide

Sesquiterpene (C 15)
Unterscheidung nach funktioneller Gruppe nur bedingt sinnvoll

Relevante Gruppen:

8) Sesquiterpene (C 15)
9) C 15-Ketone u. a
10) C 15-Lactone

Diterpene

Cholesterin, Steroide, Hormone

Stoffwechsel der Pflanzenzelle

Phenylpropane

Phenylpropane
Funktionelle Gruppen beeinflussen zwar die Molekülwirkung, eignen sich aber nicht zur Kategorisierung, die daher empirisch nach Wirkung erfolgt.

Relevante Gruppen:

11) Estragol, Anethol u. a. (relativ milde Moleküle)
12) Zimtaldehyd und Eugenol (sensibilisierende und irritierende Moleküle)

Die Biosynthese von Terpenen und Phenylpropanen in der Pflanzenzelle erfolgt auf zwei verschiedenen Wegen.

Öle wegen ihres lang anhaltenden Aromas und ihrer geringen Flüchtigkeit als duftfestigende Komponenten (Fixativ, Basisnote) eingesetzt.

Monoterpenphenole

Reines Phenol (siehe Abbildung unten) findet sich in der Pflanzenwelt nicht . Es ist im Gegensatz zu den gängigsten Phenolen in ätherischen Ölen wie Thymol und Carvacrol stark krebserregend. Neben der Hydroxylgruppe (OH-Gruppe) ist dabei auch eine kurze Kohlenstoffseitenkette an das aromatische Ringsystem gebunden. Diese Substanzen haben mit dem giftigen Phenol, das aus Mineralöl gewonnen wird, nichts gemeinsam. Sie sind vielmehr ein gutes Beispiel für die Vorteile, die natürliche Substanzen oft gegenüber synthetischen Substanzen bieten. Die antiseptische Wirkung von natürlichem Thymol ist erheblich größer als die des synthetischen Phenols, jedoch ist Thymol verglichen mit Phenol praktisch ungiftig (siehe Seite 65).

Ätherische Öle mit hohen Konzentrationen der Monoterpenphenole Thymol und Carvacrol sind Thymian und Ajowan, Oregano, Sommer- und auch Winterbohnenkraut (Bergbohnenkraut).

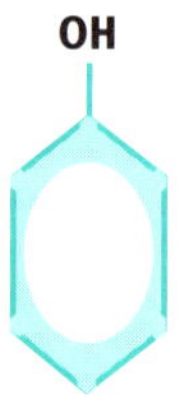

Phenol

Reines Phenol ist giftig.

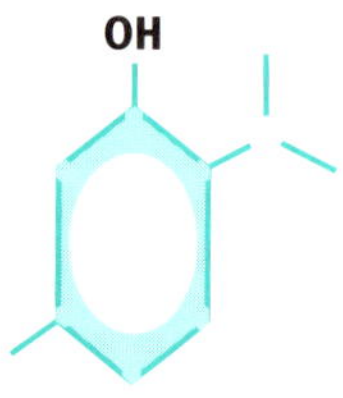

Thymol

Pflanzliche Phenole wie z. B. Thymol besitzen zusätzliche Seitenketten, die es zu einem ungiftigen und wirksamen Antiseptikum machen.

Ätherische Öle mit Monoterpenphenolen als Hauptwirkstoff:

Thymian (*Thymus vulgaris*),
Spanischer Thymian (*Thymus zygis*),
Ajowan (*Carum opticum*),
Oregano (*Oreganum vulgaris, O. compactum*),
Sommerbohnenkraut
(Pfefferbohnenkraut, *Satureja hortensis*),
Winterbohnenkraut
(Bergbohnenkraut, *Satureja montana*)

Monoterpenalkohole

Monoterpenalkohole sind den Phenolen ähnlich. Die Hydroxylgruppe befindet sich jedoch nicht an einem aromatischen Ringsystem, sondern an „normalen“ Terpengrundgerüsten. Sie sind mild und gehören zu den verträglichsten und nützlichsten Terpenmolekülen. Sie haben oft eine erstaunliche Wirksamkeit gegen Mikroorganismen, sind für den Menschen jedoch nicht toxisch. Ätherische Öle, die in der Hauptsache Monoterpenalkohole enthalten, eignen sich daher besonders gut für tägliche Anwendungen im Hygiene- und Hautpflegebereich. Öle mit hohen Anteilen an Monoterpenalkoholen zeichnen sich meist neben einem sehr angenehmen Duft durch eine tonisierende (einen Zustand natürlicher Spannung herbeiführende) Wirkung, insbesondere auf die Nerven, aus.

Ätherische Öle mit einem hohen Anteil des Monoterpenalkohols Linalol sind beispielsweise Koriander, Rosenholz, Petitgrain und der Linaloltyp des Thymians. Auch Neroli und Muskatellersalbei enthalten Linalol in hohen Konzentrationen.

Ätherische Öle mit Monoterpenalkoholen als Hauptwirkstoff:

Linalol: Bois de Rose (Rosenholz, *Aniba rosaeodora*),
Koriander (*Coriandrum sativum*),
Petitgrain (Bitterorangenblätter, *Citrus aurantium ssp. aurantium*),
Thymian typ linalol (*Thymus vulgaris*)
Citronellol: Geranie *(Pelargonium odorantissimum)*,
Rose *(Rosa damascena)*
Geraniol: Palmarosa *(Cymbopogon martinii)*
α-Terpineol: *Eucalyptus radiata*,
Niaouli *(Melaleuca quinquenervia viridiflora, MQV)*,
Ravensare aromatica;
Terpineol-4: Teebaum *(Melaleuca alternifolia, Melaleuca linariifolia)*,
Majoran (*Origanum majorana*),
Mastix (*Pistacia lentiscus*);
Menthol: Pfefferminze *(Mentha x piperita)*,
Krauseminze *(Mentha spicata)*.

Monoterpenester

Alkohole, also auch Terpenalkohole, können leicht mit Säuren reagieren und (unter Wasserabspaltung) eine neue chemische Verbindung bilden: einen sogenannten Ester. Im Bereich der Pflanzenwelt sind Ester fast immer stark aromatisch, oft mit deutlich fruchtigen Noten. Esterverbindungen werden daher in der Geschmacksstoffindustrie vor allem für Fruchtaromen von Lebensmitteln benutzt.

In der Aromatherapie werden ätherische Öle mit hohen Estergehalten wegen ihrer ausgleichenden und krampflösenden Eigenschaften genutzt. Die krampflösende Wirkung ist dabei abhängig von der Kettenlänge der Säurehälfte des Estermoleküls[12]. Ester der Ameisensäure (ein Kohlenstoffatom) finden sich als Hauptbestandteile in verschiedenen Geraniumölen, ihre krampflösende Wirkung ist eher mild. Geraniumöl *(Pelargonium)* wird daher oft in Massageölen angewendet, weil die sanfte Wirkung hier erwünscht ist.

Ester der Essigsäure (zwei Kohlenstoffatome), sogenannte Acetate, finden sich in der Strohblume, *Inula graveolens*, Rosmarin typ verbenon und Tanne (Abies sibirica) sowie in Lorbeer und Kardamon, der ein erprobtes Mittel bei Krämpfen des Verdauungssystems ist. Ester von Säuren mit fünf Kohlenstoffatomen sind Hauptbestandteil des Öls der Römischen Kamille, einem der stärksten krampflösenden Mittel der Aromatherapie.

Ester von Säuren mit sieben Kohlenstoffatomen haben eine maximale krampflösende Wirkung und finden sich in Ylang-Ylang und in Mandarinen-Petitgrain.

Eine weitere interessante Eigenschaft der Ester ist ihre Fähigkeit, Pilze abzutöten (fungizid). Sie eignen sich daher ideal zur Vorbeugung gegen Pilz- und Hefeinfektionen. Dabei kommt dem Geraniumöl, dessen antibakterieller Effekt nicht sehr stark, die fungizide Wirkung jedoch ganz beachtlich ist, eine ganz besondere Bedeutung in der Behandlung von Infektionen durch Hefen der Gattung *Candida* zu.

Monoterpenaldehyde

Der zitrusähnliche Duft der Melisse ist ein bekanntes und leicht wiedererkennbares Aroma. Die für diesen Effekt verantwortlichen Aldehyde sind in diesem Fall Citral und Citronellal, die wichtige Ausgangsmaterialien für die chemische Industrie sind und im großen Stil aus den ätherischen Ölen der Citronellagräser gewonnen werden.

Ätherische Öle mit einem hohen Aldehydanteil wirken beruhigend (sedativ) und auch entzündungshemmend. Der entzündungshemmende Effekt ist am stärksten ausgeprägt, wenn die Öle in hoher Verdünnung (in Luft oder Flüssigkeit) angewendet werden. Citral und

Citronellal entfalten ihre größte sedative und krampflösende Wirkung ebenfalls bei relativ niedrigen Konzentrationen (Citral ist außerdem stark antiviral wirksam). Erhöhte Konzentrationen oder Gaben über einen gewissen Plateauwert hinaus haben keine verstärkende Wirkung zur Folge, sondern sie verringern im Gegenteil den Effekt. Dieses Muster der sedativen Wirkungsweise verschiedener Terpenverbindung wurde 1973 von Wagner und Sprinkmeyer[13] nachgewiesen. Lemongrass hat beispielsweise bei unverdünnter Anwendung, also hoher Citralkonzentration, sogar leicht reizende Eigenschaften.

Ätherische Öle mit Monoterpenaldehyden als Hauptwirkstoff

Citronellal: Eukalyptus (*Eucalyptus citriodora*),
Zitronelle (typ java: *Cymbopogon winterianus*,
typ ceylon: *Cymbopogon nardus*)
Citral: Lemongrass (*Cymbopogon citratus*),
Indisches Eisenkraut (*Andropogon citratus*),
Echtes Eisenkraut (*Lippia citriodora*),
Melisse (*Melissa officinalis*)

Monoterpenketone

Die herausragende Eigenschaft der ätherischen Öle mit Ketongehalt ist die anregende Wirkung auf Zell- und Gewebewachstum. Die Öle von Thuja (Lebensbaum) und ganz besonders der Strohblume *(Helichrysum angustifolium)* können, äußerlich angewendet, spektakuläre Erfolge bei Wundheilung oder Gewebebildung zeitigen. Das Öl der Strohblume wird deshalb vielfach in der regenerierenden Hautpflege angewandt.

Ein gänzlich anderer Aspekt der Monoterpenketone ist ihre schleimlösende Wirkung, d. h. ihre Fähigkeit, die Absonderung von Schleim zu erleichtern.

Toxizität der Ketone

Eine Reihe von Keton-Molekülen kann neurotoxisch wirken, d.h. sie greifen Teile des Nervensystems an. So ist es von entscheidender Bedeutung, ätherische Öle mit hohen Ketonanteilen in korrekter Dosierung anzuwenden (siehe Seite 63). Insbesondere bei Ölen mit einem hohen Thujongehalt wie Salbei, Beifuß, Wermut, Thuja und Ysop (mit Pinokamphongehalt) ist auch im normalen Umgang Vorsicht geboten.

Ätherische Öle wie Eucalyptus globulus oder Rosmarin typ verbenon, die keinen kritischen Ketongehalt aufweisen, können relativ problemlos verwendet werden, um ihre schleimlösenden Eigenschaften zu nutzen.
Generell wirken Ketone anregend auf die Gewebebildung, schleimlösend, fettlösend, allerdings potentiell neurotoxisch.

Ätherische Öle mit Ketonen als Hauptwirkstoff:

Pinocamphon: Ysop *(Hyssopus officinalis)*
Kampfer: Campher *(Cinnamomum camphora)*
Verbenon: Rosmarin typ verbenon
(Rosmarinus officinalis)
Pinocarvon: Eukalyptus *(Eucalyptus globulus)*
Piperiton: Eukalyptus *(Eucalyptus dives)*
Carvon: Dill *(Anethum graveolens)*
Thujon: Thuja *(Thuja occidentalis)*,
Salbei *(Salvia officinalis)*,
Wermut *(Artemisia absinthum)*

Monoterpenoxide

Eine sehr große Anzahl ätherischer Öle enthält das Terpenoxid Cineol, auch Eukalyptol genannt. Das charakteristische Strukturelement dieser Verbindung ist ein Sauerstoffatom, das in ein Terpen-Ringsystem integriert ist. Besonders hohe Konzentrationen dieses Moleküls findet man in den verschiedenen Eukalyptus- und Melaleuca-Ölen. Die herausragenden Eigenschaften dieser Verbindung sind expektorierend, d.h. den Auswurf (aus der Lunge) fördernd, und antiviral.

Interessant ist in diesem Zusammenhang das Öl vom Kriechenden Ysop *(Hyssopus officinalis var. decumbens)*, das als einziges gängiges Öl Anteile von Linalol-oxid enthält. Aufgrund seiner hervorragenden antiviralen und expektorierenden Wirkung wird dieses Öl in der aromamedizinischen Behandlung von bronchialen Infektionskrankheiten angewendet.

Monoterpene ohne funktionelle Gruppen: Woher kommt der Duft?

Alle Citrus-Öle (außer Bergamotte) bestehen zu über 90 Prozent aus Monoterpenkohlenwasserstoffen. Die typischen Aromen dieser Öle werden jedoch nicht von diesen Terpenen hervorgerufen, sondern von besonders aroma-aktiven Neben- oder Spurenkomponenten. So besteht zum Beispiel Zitronenöl hauptsächlich aus Limonen. Charakteristisch für das Aroma ist sein Gehalt von ca. 3,5 Prozent des Aldehyds Citral. Grapefruitöl *(Citrus paradisi)* kann ebenfalls bis zu 90 Prozent Monoterpene enthalten, sein typisches Aroma wird jedoch von den Spuren Nootkaton (schwefelhaltiges C15-Keton) und Paramenthenthiol bestimmt. Ähnlich liegen die Verhältnisse beim Mandarinenöl *(Citrus reticulata)*, das ebenfalls bis zu 90 Prozent Monoterpenoide enthalten kann, dessen Aroma aber stark durch Methylanthranilat geprägt ist, das auch für die beruhigende Wirkung des Mandarinenöls verantwortlich ist. Orangenöl (*Citrus sinensis*) kann gar bis zu 95 Prozent des Monoterpens Limonen enthalten, das charakteristische Aroma wird aber von einer Reihe von Spurenkomponenten, darunter Sinensal (Aldehyd), bestimmt.

Andere wichtige ätherische Öle, die zum großen Teil aus Monoterpenen bestehen, sind das Pfefferöl, die verschiedenen Pinienöle, Muskatnuß, Wacholder und Terpentin. Auch das Öl der Angelika besteht hauptsächlich aus Monoterpenoiden. Der moschusartige warme Duft des Angelikaöls wird aber durch makrozyklische Lactone (Carbonsäureester) und Ketone (insbesondere Pentadekanolid) hervorgerufen. Diese Lactone und Ketone sind im Angelikaöl nur mit ca. 0,2–0,4 Prozent vertreten.

Sesquiterpene ohne funktionelle Gruppen

Die Eigenschaften der Sesquiterpene sind ganz anders als die der Monoterpene: Sie wirken unter anderem entzündungshemmend, kühlend und antiallergisch. Es ist etwas problematisch, die Eigenschaften dieser Verbindungen für den Zweck der Aromatherapie in vereinfachender Weise zusammenzufassen, da wir innerhalb dieser Molekülgruppe chemisch sehr unterschiedliche Substanzen finden. Es scheint dennoch vertretbar, den Sesquiterpenen pflegende, entzündungshemmende und antiallergische Eigenschaften zuzusprechen. Hierher gehören Chamazulen, ein Wirkstoff der Deutschen Kamille, der besonders beruhigend wirkt, und Caryophyllen, das sich in sehr vielen Ölen in unterschiedlichen Konzentrationen findet.

Sesquiterpene mit sauerstoffhaltigen funktionellen Gruppen zeigen ein breites Spektrum verschiedener pharmakologischer Wirkungen. War es noch möglich, die Monoterpene nach ihren funktionellen Gruppen zu kategorisieren, ist dies wegen der stark variierenden Wirkungsmöglichkeiten der Sesquiterpene nicht mehr möglich. Der Einfluß des vergrößerten Grundgerüstes hält sich mit dem der funktionellen Gruppe die Waage.

Sesquiterpenalkohole

Das Zusammenspiel zwischen chemischer Struktur und Wirkung ist daher bei Sesquiterpenalkoholen vielfältiger als bei Monoterpenalkoholen. Die Behandlung der Sesquiterpenalkohole soll deshalb auf einige gut untersuchte Beispiele beschränkt bleiben: Generell können Sesquiterpenalkohole antiallergisch, leberstimulierend, drüsenstimulierend, entzündungshemmend wirken.

Bisabolol, ein natürlicher Sesquiterpenalkohol, ist die stärkste entzündungshemmend wirkende Substanz in der Deutsche Kamille *(Matricaria recutita)*[12]. Umfassende pharmakologische Untersuchungen[14] haben gezeigt, daß die Wirkung dieses Alkohols sogar stärker ist als die des Chamazulens, das dem Kamillenöl seine charakteristische blaue Farbe gibt. Die Hauptbestandteile des wertvollsten Chemotyps der Deutschen Kamille[15] sind die Kohlenwasserstoffe Farnesen und Chamazulen sowie bis zu 35 Prozent (–)α-Bisabolol, die wirksamste Variante des Moleküls.

Auch andere Pflanzen aus der Familie der Korbblütengewächse *(Asteraceae)* erweisen sich als Reservoir von pharmakologisch aktiven Komponenten. Beim Sonnenhut *Echinacea purpurea* und *Echinacea angustifolia*, normalerweise als Pflanzensaftauszug und Tinktur genutzt, fanden sich im ätherischen Öl der Wurzel immunstimulierende Eigenschaften, die neuerdings auch einer Anzahl von Sesquiterpenalkoholen zugeschrieben werden.

Sandelholzöl besteht fast ausschließlich aus dem Alkohol Santalol (15 Kohlenstoffatome). Traditionell wird es als Harndesinfiziens und gegen Sodbrennen verwendet. Über die antiseptischen Eigenschaften sind die Autoren verschiedener Studien geteilter Meinung: Manche sehen in diesem Öl ein Behandlungmittel gegen verschiedene Harnprobleme, andere Autoren haben keine Wirkung beobachtet. Man vermutet, daß die Wirkungen des Sandelholzöls eher auf immunmodulierende (Anregung des Immunsystems) Einflüsse zurückzuführen sind als auf antibiotische. Andere ätherische Öle mit hohen Anteilen an Alkoholen mit 15 Kohlenstoffatomen sind Niaouli *(Melaleuca quinquenervia viridiflora)*, Ingwer, Patchouli, Vetivergras, Karottensamen und Narde.

Generell wirken Sesquiterpenalkohole positiv und tonisierend auf Muskeln und Nervensystem. Sie verringern den Blutandrang in den Venen bzw. den Stau im Lymphsystem. Die antimikrobiellen Eigenschaften der Sesquiterpenalkohole sind eher mittelmäßig oder schwach.

Manche der Sesquiterpenalkohole in ätherischen Ölen wiesen interessante spezielle Eigenschaften auf: Viridiflorol aus Niaouli oder auch Salbei hat beispielsweise einen östrogenähnlichen Einfluß und wirkt tonisierend auf die Venen. Spathulenol aus dem Echten Eisenkraut *(Lippia citriodora)* wirkt fungizid, Cedrol aus der Atlaszeder ist ein Venentonikum, Santalol aus dem Sandelholz ist ein Herztonikum, und Carotol aus dem Karottensamenöl *(Daucus carota)* regt die Neubildung von Leberzellen an.

Ätherische Öle mit Sesquiterpenalkoholen als Hauptwirkstoff:

(–)α-Bisabolol: Deutsche Kamille (*Matricaria recutita*)
Zingiberol: Ingwer *(Zingiber officinalis)*
Patchouli-Alkohol: Patchouli *(Pogostemon cablin)*
α-Santalol: Sandelholz *(Santalum album)*
Viridiflorol: Niaouli *(Melaleuca quinquenervia viridiflora, MQV)*, Pfefferminze *(Mentha x piperita)*, Salbei *(Salvia officinalis)*

Sesquiterpen-Ketone und Sesquiterpene mit anderen funktionellen Gruppen können ebenfalls interessante Wirkungen haben, die aber wegen ihrer Spezifität mit dem entsprechenden Öl besprochen werden.

1 Alle Länder, die Normen aufstellen, sind zusammengeschlossen in der *International Organization of Standardization* (ISO), die international verbindliche Normen für die verschiedensten Güter erarbeitet (vergl. national: DIN, europ.: EN).

2 P. M. Müller, D. Lamparsky (Hrsg.): *Perfumes*, London 1991

3 Ernest Günther: *The Essential Oils*, New York 1948

4 E. Gildemeister, F. Hoffmann: *Die Ätherischen Öle*, Berlin 1956

5 E. F. K. Denny: *Fleid Destillation for Herbaceous Oils*, Tasmanien/Australien 1987

6 H. Römmelt, A. Zuber, K. Dimagi, H. Drexel: *Zur Resorption von Terpene aus Badezusätzen*, Münchner Medizinische Wochenschriften 11/1974, S. 537-540
Die hervorragende Fähigkeit der ätherischen Öle, in das Gewebe einzudringen, wurde durch wissenschaftliche Untersuchungen wiederholt bewiesen. So penetrieren ätherische Öle das Gewebe etwa 100mal schneller als Wasser und 10 000mal schneller als Salze.

7 P. Tétényi: *Polychemismus bei ätherischölhaltigen Pflanzenarten*, Planta medica 28/1975, S. 244-256
R. Henauer: *Die biologische und systematische Bedeutung von chemischen Rassen*, Planta Medica 28/1975, S. 230-243

8 Thymol und Carvacrol sind natürlich vorkommende Phenole, die besonders stimulierend und antiseptisch wirkend. Siehe Seite 42.

9 K. H. Kubeczka: *Möglichkeiten der Qualitätsbeurteilung arzneilich verwendeter ätherischer Öle*, in: K. H. Kubeczka (Hrsg.): *Vorkommen und Analytik ätherischer Öle*, Stuttgart 1979

10 Tatsächlich erscheint Isopren in der Natur nicht als freies Molekül, sondern ist vielmehr an zwei Moleküle Phosphorsäure gebunden und wird deshalb korrekt als Isopentenylpyrophosphat bezeichnet.

11 Zur Benennung der Terpene: Die Moleküle der Terpenreihe unterscheiden sich zum einen in der Größe, d. h. nach Anzahl der Isopreneinheiten (Monoterpene, Sesquiterpene, Diterpene etc.), zum anderen danach, ob das Molekül eine funktionelle Gruppe (Alkohole, Ketone etc.) trägt oder nicht (einfache Kohlenwasserstoffe). Es gibt daher Monoterpenkohlenwasserstoffe (C_{10}-Moleküle) und Sesquiterpenkohlenwasserstoffe (C_{15}-Moleküle) ohne funktionelle Gruppe als auch Monoterpen- und Sesquiterpenalkohole etc. Im üblichen Sprachgebrauch wird nun nicht immer präzise zwischen Terpenen, Terpenkohlenwasserstoffen und beispielsweise Terpenalkoholen unterschieden. Im folgenden wird vereinfachenderweise „Terpen" im allgemeinen Sinn verwendet und die ausführliche präzise Bezeichnung „Terpenkohlenwasserstoff" (oder -alkohol etc.) immer dann, wenn es erforderlich ist.
Molekülgröße: Terpen und Monoterpen werden üblicherweise und so auch hier gleichbedeutend verwendet. Wenn es sich um eine Struktur mit 15 Kohlenwasserstoffatomen handelt, wird in diesem Text die Vorsilbe „Sesqui-" benutzt.

12 Pierre Franchomme, Daniel Pénoël: *L'Aromathérapie Exactement*, Limoges 1990

13 H. Wagner, L. Sprinkmeyer: *Über die pharmakologische Wirkung von Melissengeist*, Deutsche Apotheker Zeitung 113 (30) / 1973, S. 1159-1166

14 V. Jakoviev, O. Isaac, K. Thiemer, R. Kunde: *Pharmakologische Untersuchungen von Kamillen-Inhaltsstoffen*, Planta Medica 35/1979, S. 118-140

15 In diesem Zusammenhang ist interessant, daß mindestens vier verschiedene Chemotypen vom Öl der Deutschen Kamille existieren: der erwähnte Bisabololtyp, ein Bisabololoxid A-Typ, ein Bisabololoxid B-Typ und ein Bisabololoxid A-Typ. Von diesen ist der Bisabololoxid A-Typ mit Abstand der häufigste im Handel angebotene.

3

Die Wirkungen ätherischer Öle

Antibakterielle Wirkung

Daß ätherische Öle Mikroorganismen an ihrer Ausbreitung hindern können, ist bereits gegen Ende des vorigen Jahrhunderts von Wissenschaftlern eingehend untersucht worden. Eine Erklärung für die Wirkungsweise war die Fähigkeit der ätherischen Öle, die Zellmembran zu durchdringen und den Stoffwechsel der Mikroorganismen zu beeinflussen. Die Anzahl der publizierten Arbeiten auf diesem Gebiet ist so groß, daß hier nur auf die für die Aromatherapie relevanten und wichtigsten hingewiesen werden soll.

Schon 1955 zeigten Keller und Kober[1], daß ätherische Öle ein wirksames Mittel sind, die Anzahl der Mikroorganismen in der Zimmerluft möglichst gering zu halten. Sie fanden 21 verschiedene ätherische Öle, die, in geschlossenen Räumen zerstäubt, folgende Mikroorganismen in ihrer Anzahl drastisch reduzierten oder vollkommen eliminierten: *Escherichia coli, Eberthella thyphosa, Neisseria gonorrhoeae, Streptococcus faecalis, Streptococcus pyogenes, Staphylococcus aureus, Bacillus megatherium, Corynebacterium diphteriae* und *Candida albicans.*

Vergleicht man die Ergebnisse der vielen publizierten Arbeiten auf ihre Wichtigkeit für eine tatsächliche Anwendung beim Menschen hin, ergeben sich eine Reihe von Problemen. Viele der Studien sind wegen unterschiedlicher Versuchsbedingungen nur schwer miteinander vergleichbar. Mit diesem Problem befaßt sich ein vor nicht allzulanger Zeit erschienener Übersichtsartikel von Jansen, Scheffer, Berheim und Svensen. Sie verglichen Daten aus 48 Arbeiten über die antimikrobielle Wirksamkeit von ätherischen Ölen, die in der Literatur zwischen den Jahren 1976 und 1986 publiziert wurden[2].

Eine dieser Studien befaßt sich mit einem Thema, das insbesondere für die Aromatherapie von Interesse ist, nämlich mit der antimikrobiellen Wirksamkeit des Öls verschiedener Chemotypen der gleichen Pflanze. Verglichen wird die Wirksamkeit verschiedener Chemotypen von Thymus vulgaris gegen verschiedene Bakterienarten.

Die Ergebnisse dieser Studie sind sehr interessant, zeigt sie doch, daß in vielen Fällen die Wirksamkeit der Thymian-Öle mit einem niedrigen Phenolgehalt, wie zum Beispiel Thymian typ linalol oder Thymian typ geraniol, von der gleichen Größenordnung ist wie die des Phenol-Typs.

Relative antimikrobielle Wirksamkeit des Öls verschiedener Chemotypen von Thymus vulgaris

	Öltyp					
Mikroorganismen	Geraniol	Linalol	Terpineol	Thujanol	Carvacrol	Thymol
Staphylococcus aureus	2,5	2,5	2,5	2,5	5,0	10,0
Staphylococcus epidermititis	5,0	5,0	2,5	2,5	5,0	10,0
Micrococcus flavus	10,0	10,0	5,0	5,0	10,0	20,0
Bacillus subtilis	5,0	5,0	5,0	2,5	5,0	10,0
Escherichia coli	5,0	5,0	2,5	2,5	5,0	10,0
Klebsiella pneumoniae	5,0	5,0	2,5	2,5	5,0	10,0
Proteus vulgaris	10,0	5,0	5,0	5,0	5,0	10,0
Pseudomonas aeruginosa	0,625	0,625	0,625	0,625	0,625	1,25
Candida albicans	20,0	5,0	5,0	5,0	5,0	10,0

0 = keine Wirksamkeit, 20 = hohe Wirksamkeit

Die Melissengeist-Studie

Klosterfrau Melissengeist® ist ein nach altem Rezept hergestelltes Heilmittel aus verschiedenen ätherischen Ölen. In einer herausragenden Arbeit untersuchten Wagner und Sprinkmeyer die pharmakologische Wirkung der 20 Hauptterpenkomponenten von Klosterfrau Melissengeist[3]. Obwohl bei dieser Untersuchung aus dem Jahr 1973 die Fragestellungen der Aromatherapie nicht direkt angesprochen wurden, sind die Ergebnisse bezüglich der beruhigenden, krampflösenden und der antibakteriellen Eigenschaften der untersuchten Komponenten von hoher Aussagekraft. Denn die untersuchten Terpene, Sesquiterpene und Phenylpropanoide sind im Reich der ätherischen Öle so weit verbreitet, daß fast jede beliebige Komposition von ätherischen Ölen einen nicht unerheblichen Anteil zumindest einiger der fraglichen Komponenten enthält.

Hauptkomponenten von Klosterfrau Melissengeist

Komponenten	z. B. enthalten in:
Caryophyllen	Nelke
Citral	Melisse, Lemongrass, May Chang (Litsea cubeba)
Eugenol	Nelke, Lorbeer
Eugenolacetat	Nelke
Limonen	alle Citrus-Öle
Linalol	Lavendel, Neroli, Koriander
Terpineol	Niaouli, Cajeput, Eukalyptus-Arten
Zimtaldehyd	Zimtrinde
Citronellol	Geranie, Rose
Citronellal	Zitronelle, Eucalyptus citriodora
Geraniol	Palmarosa
Linalylacetat	Lavendel, Muskatellersalbei

Die Autoren fanden heraus, daß die in Klosterfrau Melissengeist enthaltene Mischung ätherischer Öle gegen alle der nachstehend angegebenen Mikroorganismen mehr oder weniger stark wirksam waren.

Besonders interessant waren die Ergebnisse in bezug auf Mikroorganismen, die bei bronchitischen und bronchopneumonischen Erkrankungen von Bedeutung sind oder sein können. Die Autoren unterschieden zwischen den hauptbeteiligten Mikroorganismen dieser Erkrankungen (Gruppe 1) und den „selteneren, aber möglicherweise beteiligten und eventuell anzutreffenden Keimen" bei diesen Erkrankungen (Gruppe 2).

Wirksamkeit der Melissengeist-Terpene gegen Erreger von Atemwegserkrankungen:

Gruppe 1, Hauptbeteiligte:
Pneumococcus spec., Klebsiella pneumoniae, Staphylococcus aureus haemolyticus, Neisseria catarrhalis, Streptococcus haemolyticus, Proteus vulgaris, Haemophilus influenzae, Haemophilus pertussis

Gruppe 2, Seltene:
Candida albicans, Escherischia coli-Aerobacter-Gruppe, verschiedene Corynebakterien, Listerien

Die Ergebnisse sind durchaus bemerkenswert.
Mit den Worten der Autoren:

Die Untersuchungen brachten die Erkenntnis, daß mit mehr oder weniger großer Intensität eine hemmende Beeinflussung aller Testkeime eintrat, wobei besonders eine Wirkung gegen die wichtigsten Keime, die bei bronchopneumonischen Erkrankungen auftreten, zu beobachten war. Das umfangreiche Spektrum der Hemmung ist der Wirkungsbreite von Breitbandantibiotika ähnlich oder sogar darüber hinausreichend.

Das Aromatogramm

Ein entscheidender Fortschritt für die praktische Anwendung der antimikrobiellen Eigenschaften der ätherischen Öle stellte das schon erwähnte dreibändige Werk *Traité le Phytotherapie et Aromatherapie* von Dr. Paul Belaiche dar[4]. In diesem Werk beschreibt Belaiche die grundlegenden Aspekte der Anwendung ätherischer Öle bei Infektionskrankheiten. In Tausenden von Testreihen und vor allem zahllosen klinischen Fällen ermittelte er die Wirksamkeit und Einsetzbarkeit der diversen ätherischen Öle bei einer Vielzahl von Krankheiten.

Belaiche bediente sich einer Testmethode, mit der es möglich war, die Effektivität eines ätherischen Öls gegen ein Bakterium zu untersuchen: das Aromatogramm. Man verwendet diese mikrobiologischen Tests in der Aromamedizin, um die wirksamste Kombination ätherischer Öle zu ermitteln, die für die Behandlung einer speziellen Infektion notwendig ist. Kulturen der Darmflora des Patienten wurden verschiedenen ätherischen Ölen ausgesetzt. Auf diesem Weg läßt sich bestimmen, welche ätherischen Öle die stärkste antibakterielle Wirkung auf die pathogenen Keime eines Patienten ausüben. Die Informationen, die man von Tausenden solcher Aromatogramme erhält, erlauben gewisse Verallgemeinerungen über die Wirksamkeit von ätherischen Ölen gegen verschiedene pathogene Bakterien. In seinem Buch untersucht Belaiche die Empfindlichkeit von pathogenen Keimen gegenüber verschiedenen ätherischen Ölen. Das Werk enthält umfangreiche Tabellen, die die verschiedenen Wirkungsstärken von 40 ätherischen Ölen gegenüber den bei verbreiteten Infektionskrankheiten häufigsten pathogenen Keimen auflisten:

Proteus morgani, Proteus mirabilis, Proteus rettgeri (Darminfektionen); *Alcalescens dispar, Corynebacterium xerosa* (Diphtherie); *Neisseria flava* (Nebenhöhlen- und Ohrinfektionen); *Klebsiella pneumoniae* (Lungenentzündung); *Staphylococcus alba* (Nahrungsmittelvergiftung); *Staphylococcus aureus* (Eitererreger); *Pneumococcus; Candida albicans* (Soor).

Aber nicht nur im Labortest wurde die Wirkungsstärke von ätherischen Ölen gegen diese Keime

Das Aromatogramm weist die Wirksamkeit eines ätherischen Öles nach: Der Hemmhof um den Tropfen Oregano zeigt die „Abneigung" der Bakterien gegen dieses Öl an.

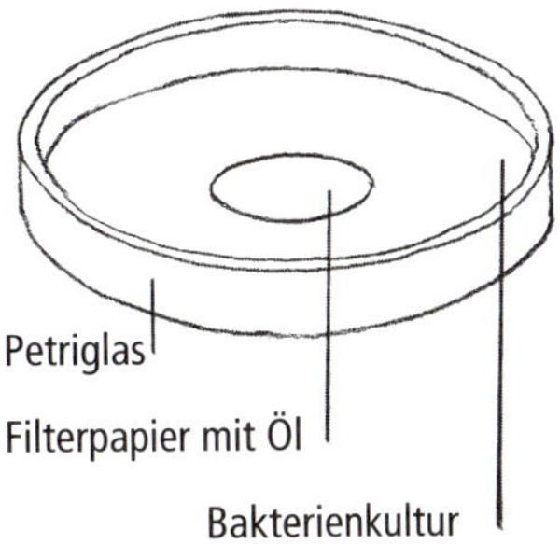

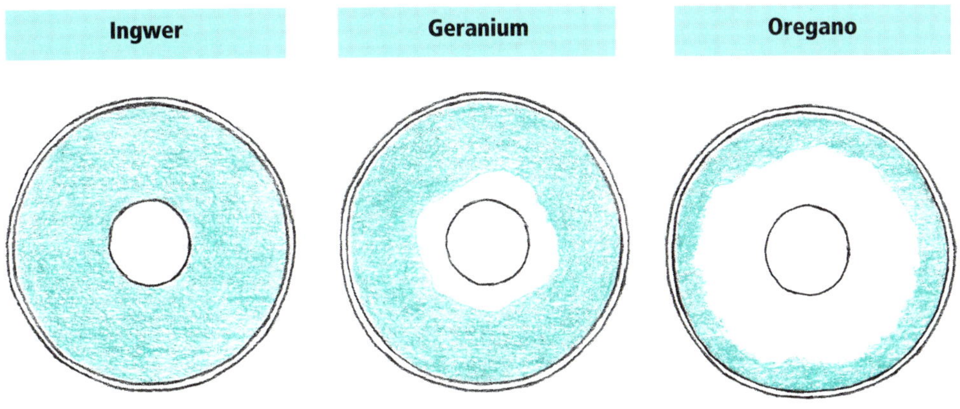

Ingwer: Bakterien haben sich uneingeschränkt vermehrt

Geranium: Bakterien haben sich bis auf den kleinen Ring um das Papier vermehrt

Oregano: Bakterien konnten sich nur am Glasrand vermehren

Die Wirksamkeit von ätherischen Ölen gegen einige Mikroorganismen

Die Zahlenangaben sind ein Maß für die Empfindlichkeit der Erreger gegenüber den Ölen (0 = keine Reaktion, 1 = Hemmung)

Ätherisches Öl	Proteus	Enterococcus	Staphylococcus	Streptococcus	Pneumococcus	Alcalescens dispar	Neisseria	Corynebacterium xerosa	Klebsiella	Candida	Aromatischer Index
Atlaszeder	0,07	0,13	0,00	0,00	0,00	0,00	0,00	0,09	0,00	0,00	0,03
Basilikum	0,00	0,00	0,02	0,00	0,04	0,00	0,00	0,07	0,00	0,00	0,01
Bergamotte	0,00	0,00	0,02	0,00	0,00	0,00	0,05	0,07	0,14	0,00	0,03
Bergamotte-Neroli	0,18	0,21	0,01	0,11	0,00	0,16	0,01	0,09	0,14	0,09	0,09
Bergamotte-Petitgrain	0,09	0,23	0,16	0,22	0,20	0,16	0,15	0,04	0,25	0,77	0,17
Bohnenkraut	0,24	0,28	0,72	0,50	0,50	0,40	0,60	0,71	0,39	0,33	0,46
Cajeput	0,33	0,30	0,33	0,11	0,50	0,04	0,15	0,57	0,53	0,37	0,33
Echtes Eisenkraut	0,00	0,00	0,08	0,00	0,00	0,00	0,05	0,04	0,00	0,00	0,02
Estragon	0,06	0,12	0,22	0,16	0,20	0,00	0,09	0,16	0,25	0,13	0,14
Eukalyptus	0,35	0,16	0,39	0,00	0,45	0,33	0,27	0,40	0,39	0,30	0,31
Geranie	0,12	0,20	0,33	0,28	0,38	0,13	0,31	0,09	0,05	0,02	0,19
Kamille, Römische	0,00	0,00	0,01	0,00	0,00	0,00	0,00	0,00	0,00	0,00	0,00
Koriander	0,00	0,00	0,02	0,00	0,08	0,00	0,00	0,03	0,19	0,00	0,05
Lavendel	0,20	0,36	0,25	0,61	0,33	0,13	0,19	0,23	0,30	0,26	0,30
Speik-Lavendel	0,23	0,19	0,09	0,00	0,04	0,06	0,00	0,20	0,08	0,03	0,09
Lemongrass	0,00	0,00	0,04	0,00	0,08	0,00	0,00	0,00	0,11	0,00	0,02
Lorbeer	0,04	0,00	0,02	0,16	0,00	0,00	0,09	0,00	0,00	0,03	0,03
Muskat	0,00	0,00	0,00	0,00	0,04	0,00	0,00	0,11	0,11	0,00	0,03
Myrte	0,27	0,16	0,27	0,00	0,33	0,46	0,25	0,50	0,39	0,13	0,25
Nelke	0,33	0,52	0,60	0,44	0,83	0,73	0,59	0,38	0,33	0,40	0,52
Niaouli	0,21	0,21	0,03	0,16	0,00	0,16	0,00	0,00	0,08	0,05	0,10
Oregano	0,92	0,78	0,92	0,83	0,96	1,00	0,92	0,88	0,78	0,77	0,87
Pfefferminze	0,02	0,09	0,01	0,11	0,12	0,06	0,00	0,07	0,03	0,12	0,07
Pinie	0,29	0,33	0,40	0,28	0,41	0,40	0,21	0,40	0,30	0,26	0,32
Rosmarin	0,12	0,04	0,12	0,16	0,12	0,00	0,00	0,00	0,03	0,11	0,08
Salbei	0,00	0,00	0,00	0,16	0,08	0,16	0,00	0,00	0,00	0,02	0,04
Thymian	0,74	0,72	0,65	0,66	0,92	1,00	0,64	0,64	0,42	0,70	0,71
Wacholder	0,03	0,01	0,02	0,00	0,00	0,00	0,00	0,04	0,00	0,05	0,02
Ysop	0,00	0,04	0,00	0,11	0,00	0,00	0,00	0,00	0,00	0,00	0,01
Zimt	0,73	0,65	0,86	0,77	0,67	0,30	0,90	0,69	0,78	0,67	0,69
Zitrone	0,06	0,12	0,09	0,00	0,12	0,13	0,13	0,07	0,00	0,05	0,09
Zitronelle	0,06	0,06	0,01	0,00	0,00	0,13	0,00	0,11	0,05	0,00	0,04
Zypresse	0,00	0,03	0,00	0,16	0,00	0,00	0,00	0,04	0,00	0,03	0,03

beobachtet. Belaiche behandelte in der klinischen Praxis eine Vielzahl von Infektionskrankheiten mit Hilfe von ätherischen Ölen, u. a. chronische und akute Bronchitis, Rhinitis (Schnupfen, Katarrh), Angina, Nebenhöhlenentzündung, Ohrinfektionen, Blasenentzündung, Darminfektionen, Hautinfektionen, Kinderkrankheiten, Tuberkulose und Malaria.

In einer Zusammenfassung seiner Ergebnisse unterteilt Belaiche die vierzig ätherischen Öle ihrer mikrobiziden Stärke nach in drei verschiedene Gruppen: Die erste Gruppe mit dem größten Wirkungsspektrum besteht aus Oregano, Bohnenkraut, Zimt, Thymian und Nelke. (Später fügte Belaiche noch Teebaumöl hinzu.)

In der zweiten Gruppe führt Belaiche ätherische Öle auf, bei denen nur gegen gewisse Klassen von Bakterien eine Wirkung beobachtet wurde. Zu dieser Gruppe gehören Pinienöl, Cajeput, Eukalyptus globulus, Lavendel, Myrte, Geranie, Petitgrain, Estragon, Niaouli und Thymus serpyllium.

In eine dritte Gruppe reiht Belaiche Öle ein, bei denen eine direkte Wirkung des Öls gegenüber Keimen nur selten oder sehr unregelmäßig beobachtet wurde. Die dennoch oft beobachteten Heileffekte dieser Öle erklärt Belaiche mit einer offensichtlich vorhandenen Wirkung auf das körperliche Umfeld. Belaiche geht davon aus, daß diese Öle Veränderungen in der Immunantwort des Menschen bewirken, die es den Mikroorganismen unmöglich machen, sich weiter zu vermehren.

Die Sonderstellung des Teebaumöls

Belaiche publizierte seine Arbeiten zu einer Zeit, als das Teebaumöl *(Melaleuca alternifolis, M. linariifolia)* noch nicht so bekannt war. In späteren Arbeiten ergänzte Belaiche seine Übersicht über die antibakteriell wirksamen ätherischen Öle mit eingehenden Arbeiten über die klinische Wirksamkeit des Teebaumöls. Ganz besonders erforschte er die Wirksamkeit dieses Öls bei Infektionen der Haut und des Urogenitaltraktes. So wurde in einer Studie die Wirksamkeit von Teebaumöl für die Behandlung der Blasenentzündung untersucht. Die Test-Patienten erhielten dreimal 8 mg Teebaumöl in magensäureresistenten Gelatinekapseln. Bei 60 Prozent der Patienten verschwanden die Symptome der Blasenentzündung. Während der sechsmonatigen Behandlungsdauer wurde außerdem die Leberfunktion der Patienten überwacht. Sie zeigte keine Abweichung von der Norm, wie es in der Regel bei einer Behandlung mit Antibiotika der Fall ist.

Eine andere Versuchsreihe befaßte sich mit Patientinnen, die an Vaginitis, verursacht durch *Candida albicans*, litten. Sie wurden mit Vaginal-Gelatinekapseln mit Teebaumöl behandelt. Die Dosis betrug 0,2 g Teebaumöl in 2 g Gelatinekapseln. Die Kapseln wurden über 90 Tage vor dem Schlafengehen verabreicht. Von 27 Patienten stellte sich bei 23 eine völlige Heilung ein. Die Symptome des Brennens und Ausflusses gingen gänzlich zurück. Mikrobiologische Tests belegten das Verschwinden von *Candida albicans* bei 21 der 27 Patientinnen.

Diese beachtlichen Ergebnisse wurden von Belaiche auf zwei Faktoren zurückgeführt:

1. auf den starken antimikrobiellen Effekt des Teebaumöls selbst, der sich auch deutlich in den entsprechenden Aromatogrammen niederschlägt, und
2. auf die extrem gute Verträglichkeit des Teebaumöls, wodurch eine lange Behandlungszeit ohne die geringste Irritation der Schleimhäute erfolgen kann.

Belaiches Arbeiten führen die allopathische Tradition Gattefossés ungebrochen fort. Dem pathogenen Mikroorganismus wird mit aktiven Bestandteilen in ätherischen Ölen begegnet. Diese wurden unschwer in den Phenolen und dem Zimtaldehyd von Thymian, Oregano, Bohnenkraut, Nelke und Zimt erkannt. Das Ergebnis waren zwar viele Behandlungserfolge mit den genannten ätherischen Ölen, aber auch enttäuschende Mißerfolge, bei denen die hochgeschätzen „Breitbandantibiotika“ der

Aromatherapie aus unerklärlichen Gründen den Dienst versagten. Es gelingt überraschend oft, mit diesen hochaktiven Ölen – wie in der Schulmedizin – eine Krankheit symptomatisch zu behandeln. Wenn dies nun nicht funktioniert, d. h. die Symptome sich dem in der Regel erfolgreichen Öl widersetzen, dann kann oft der ganzheitliche Ansatz weiterhelfen. Nicht Symptombeseitigung ist dann gefragt, sondern Eliminierung der Ursache, also die Heilung des ganzen Menschen.

Wissenschaft und ganzheitlicher Ansatz

Ein Arzt, der diese Betrachtungsweise exemplarisch vertritt und praktiziert, ist Daniel Pénoël. Zunächst bekannt durch seine Kooperation mit Pierre Franchomme und ihr gemeinsames Werk *L'Aromathérapie exactement*, ist er heute einer der herausragendsten Vertreter einer Aromamedizin, deren Überlegenheit auf der Verbindung von korrekter Nutzung wissenschaftlicher Ergebnisse mit ganzheitlichen patientenbezogenen Heilansätzen beruht. Bezogen auf die Behandlung von Infektionskrankheiten faßt er die speziellen Bedingungen des wissenschaftlich-ganzheitlichen Ansatzes wie folgt zusammen [5]:

Jeder Mensch besitzt einen eigenständigen Satz von Bakterien, auch wenn diese sich, oberflächlich betrachtet, morphologisch von denen eines anderen Menschen nicht unterscheiden. Ein Streptococcus in Person A ist nicht notwendigerweise identisch mit einem Streptococcus gleicher Art in Person B. ...

Je schwieriger und je chronischer der zu behandelnde Fall, desto singulärer bzw. ausgefallener oder unerwarteter sind die ätherischen Öle, die sich als wirksam erweisen...

Ist ein aktives Öl gefunden, so läßt sich aus dessen Eigenschaften auf mögliche versteckte Ursachen der Erkrankung schließen...

Die Wirkung ätherischer Öle ist in jedem Fall vielschichtig und tiefgreifend, und daher prinzipiell andersartig als die eindimensionale Wirkungsweise der Antibiotika...

Im Gegensatz zu Antibiotika, die durch ihre massive Wirkung auf die gesamte bakterielle Flora des Menschen weitreichende Schädigungen hervorrufen, respektieren ätherische Öle die Integrität der notwendigen „freundlichen" Bakterien des Organismus als Grundvoraussetzung für echte und anhaltende Heilung.

Offensichtlich lassen sich die Heilkräfte der ätherischen Öle dann am erfolgreichsten nutzen, wenn die notwendigen und wichtigen Erfahrungen über die Pharmakologie der ätherischen Öle mit moderner ganzheitlicher Sensibilität gekoppelt werden. Ein Fall aus der Praxis von Dr. Pénoël illustriert dies:

Bei einer Patientin mit einer langwierigen Infektion der oberen Luftwege waren die generell so erfolgreich angewendeten Öle wie Oregano gegen die Keime, gegen die sie sonst erfolgreich eingesetzt werden, nicht wirksam. Auf die Beobachtung hin, daß die Patientin ebenfalls an Krampfadern litt, wurde auch Mastixöl *(Pistacia lentiscus)* im Aromatogramm getestet und erwies sich wider Erwarten gegen die pathogenen Keime als wirksam. Dieses Beispiel zeigt in anschaulicher Weise, daß nicht immer die allgemeingültigen Prinzipien zur besten Behandlung führen, sondern daß Substanzen, die bei vielen wirkungslos wären, für einen bestimmten Patienten die beste Behandlung darstellen.

Antivirale Wirkung

Daß gewisse Pflanzenextrakte eine mehr oder weniger starke antivirale Wirkung oder eine wie auch immer geartete positive Wirkung bei Viruserkrankungen haben, ist seit geraumer Zeit bekannt. Bei der Untersuchung der Extrakte von über 100 Pflanzen aus der Familie der Lippenblütler konnte ein antiviraler Effekt bei einer großen Zahl der untersuchten Pflanzen festgestellt werden[6].

Diese Ergebnisse führten zur Entwicklung einer Creme gegen Herpesausbrüche, deren aktiver Bestandteil ein Gesamtauszug der Melisse ist und die in Deutschland unter dem Namen Lomaherpan® verkauft wird. Zu dieser Zeit war Valnets und Tisserands Aromatherapie in Deutschland bereits ein Klassiker. Diese empfehlen Bergamotte und Eukalyptus sowie Geranie und Zitrone. In den Werken anderer Autoren werden weitere Öle zur Herpes-Behandlung herangezogen.

So empfehlen :

Pénoël	Niaouli, Eukalyptus
Franchomme	Teebaum
Belaiche	Zypresse
Wabner	Rose, Melisse

Antivirale Eigenschaften ätherischer Öle sind in eindrucksvoller Weise wissenschaftlich bestätigt worden. Von grundlegender Bedeutung für die Aromatherapie ist eine Studie von Deiniger und Lembke, vorgestellt auf dem 1. Internationalen Kongreß für Phytotherapie 1987 in Köln[7]. Die Autoren demonstrierten die Wirksamkeit von drei Ölen und ca. 15 gängigen Bestandteilen ätherischer Öle gegen Herpes- und Adenoviren (u. a. Erreger von Krankheiten der Atmungsorgane und Gastroenteritis mit Atemwegsinfekt).

Antiviral wirksame ätherische Öle und ihre Komponenten

Komponente	**Öle[a)]**
β-Cariophyllen	in vielen Ölen, z. B. Lavendel, Rosmarin, Thymian typ linalol
Limonen	alle Citrusöle
α-Sabinen	in vielen Ölen, z. B. Teebaum, Lorbeer
γ-Terpinen	besonders Wacholder, Eukalyptus, Niaouli, Teebaum u. ä.
Eugenol	Nelke, Ocimum gratissimum[b)]
Zimtaldehyd	Zimtrinde
Anethol	Anis
Linalol	viele Öle, z. B. Lavendel, Neroli
Linalylacetat	viele Öle, z. B. Muskatellersalbei, Lavendel, Bergamotte
Carvon	Dill
Citral	in vielen Ölen, z. B. Melisse, Litsea cubeba, Lemongrass
Citronellol	Rose, Geranie

a) Auch die Wirksamkeit von Schwarzer Pfeffer, Cassia und Kardamon wurde gezeigt.

b) *Ocimum gratissimum* ist verwandt mit Basilikum, enthält aber hohe Konzentrationen an Eugenol wie die Nelke.

Man erkennt, daß sämtliche Hauptklassen der in ätherischen Ölen auffindbaren Moleküle, Terpenkohlenwasserstoffe und Terpene mit funktionellen Gruppen wie Aldehyden, Ketonen oder Alkoholen sowie Phenylpropan-Derivaten sich als wirksam gegen Viren erweisen.

Die Auswahl der von Deiniger und Lembke untersuchten Verbindungen reflektiert einerseits die Erfahrung der Wissenschaftler, ist aber andererseits mit Bezug auf die Aromatherapie eher zufällig. Doch wenn Citronellol eine antivirale Wirksamkeit hat, ist nicht einzusehen, warum Geraniol nicht ebenso wirksam sein sollte. Diese Schlußfolgerung findet sich dementsprechend auch in den Therapie-Empfehlungen der Aromatherapie-Autoren. Logik und Erfahrung legen diese breite Wirkung der Öle ebenfalls nahe, aber leider gibt es bisher keine publizierten Tests, die dies beweisen. Daß ätherische Öle generell eine mehr oder weniger starke Wirkung gegen Viren haben, legen andere Arbeiten nahe, die die Wirksamkeit von Ölen gegen Grippe, Mumps, Windpocken und Polioviren beschreiben, wie auch die Erfahrungen der Aromatherapie – die Wirksamkeit von ätherischen Ölen gegen Herpes und Gürtelrose ist unübertroffen.

Daß es berechtigt ist, auf eine wesentlich größere Wirksamkeit ätherischer Öle bei Viruserkrankungen zu hoffen, als dies durch die spärlichen wissenschaftlichen Studien nahegelegt wird, zeigen auch die Indianer des pazifischen Nordwestens Nordamerikas. Sie verstanden es nämlich, sich gegen die verheerenden Folgen der weltweiten Grippeepidemie von 1918 mit Zubereitungen aus einer einheimischen Pflanze *(Lomatium dissectum)*[8] zu schützen. Diese Pflanze erfährt heute in der alternativen Medizin in den USA eine Renaissance wegen ihrer antiviralen Wirkungen. Daß unsere moderne Wissenschaftsgesellschaft durchaus von Naturvölkern lernen kann, zeigt auch ein anderes Beispiel: Interessanterweise waren es ebenfalls die Indianer Nordamerikas, von denen die westliche Medizin gelernt hat, den Sonnenhut *(Echinacea purpurea)* mit seinen immunstimulierenden Eigenschaften zu nutzen. Echinacea-Präparate sind heute fester Bestandteil einer jeden Hausapotheke.

Das Wissen um eine breite Wirksamkeit von ätherischen Ölen gegen Viren geht einher mit Beobachtungen, daß dieses Verhalten der Öle nicht notwendig allein die Folge einer speziellen chemischen Zusammensetzung sein muß, sondern daß möglicherweise die ausgeprägte Fähigkeit, in die Zelle eindringen zu können und ihr fettlöslicher (lipophiler) Charakter eine entscheidende Rolle spielen[9].

Inhalation und auswurffördernde Wirkung

In einer schon etwas älteren Arbeit testeten E. M. Boyd und seine Mitarbeiter eine große Anzahl aromatischer Öle auf ihren auswurffördernden (expektorierenden) Effekt[10]. Als Maß für den Auswurf wurde die Menge und die Beschaffenheit der bronchialen Flüssigkeit bestimmt.

Gemessen wurden dabei die Veränderungen des spezifischen Gewichts, des Anteils an festen Bestandteilen und ganz besonders der Gehalt an löslichen Schleimstoffen. Boyd und Perry definierten den Begriff der Luftwegflüssigkeit, welcher die Sekretionen der Lungenbläschen (Alveolen), der Luftröhre (Trachea) und der Bronchien beschreibt. Eine erhöhte Sekretion und eine erhöhte Konzentration von Schleim in der Sekretion wurde als auswurffördernder Effekt bezeichnet.

Den Untersuchungen von Boyd zufolge haben die folgenden ätherischen Öle, wenn sie inhaliert werden, einen deutlichen auswurffördernden Effekt: Muskat, Thuja, Zitrone, Anis, Zitronelle, Palmarosa und Pinie. Auch Fenchel, Thymian und Eukalyptus wirken nach meinen Erfahrungen expektorierend.

Am erfolgreichsten lassen sich ätherische Öle bei trockenem und nervösem Husten einsetzen. Darüber hinaus unterschied Boyd zwischen systemischen und lokalen Expektoranzien und stellte fest, daß die Einnahme von ätherischen Ölen keinen deutlichen Effekt verursachte. Inhalation dagegen führte schon in ganz geringen Dosierungen zu sehr guten Ergebnissen.

Es konnte weiter beobachtet werden, daß der gewünschte Effekt stark verringert wurde oder sogar ganz ausblieb, wenn die angewendeten Dosen so hoch waren, daß sie der inhalierten Luft ein deutlich spürbares

Aroma gaben. Man sollte daher für Inhalationen nur geringe Mengen ätherischen Öls benutzen, die die - inhalierte Luft nur schwach aromatisieren, da sich mit steigender Ölkonzentration die sekretionsstimulierende Wirkung in eine sekretionshemmende wandelt.

In einer anderen klinischen Studie wurde die Konzentration von Terpenen im Blut von Testpersonen bestimmt, nachdem sie ätherische Öle inhaliert hatten. Man fand heraus, daß die Komponenten der ätherischen Öle durch die Inhalation therapeutisch aktive Konzentrationen im Blut erreichten[11].

Die Konzentration der durch Inhalation absorbierten ätherischen Öle fällt allerdings innerhalb von 30 bis 40 Minuten auf die Hälfte ab. Auch bei regelmäßiger Anwendung besteht also keine Gefahr einer Anreicherung von ätherischen Ölen im Körper.

Beruhigende und krampflösende Wirkung

Ätherische Öle werden seit jeher wegen ihrer beruhigenden und krampflösenden Wirkungen benutzt. In der Aromatherapie-Literatur werden diese Wirkungen eingehend beschrieben. Wissenschaftliche Daten aus Tierversuchen sind gleichermaßen interessant wie unbefriedigend. Es werden zwar einerseits liebgewonnene Vorstellungen aus der Aromatherapie unterstützt, andererseits scheinen doch manche Ergebnisse zu spezifisch zu sein, als daß sie eine direkte Übertragung auf den Menschen zulassen würden.

Interessanterweise existieren bereits aus den 70er Jahren klinische Ergebnisse, wie man sie sonst in bezug auf ätherische Öle nur selten findet. Wieder waren es die Hauptkomponenten von Klosterfrau Melissengeist®, deren therapeutische Wirksamkeit bei psychovegetativen Störungen durch eine Doppelblindstudie klinisch einwandfrei gezeigt werden konnte[12]. Gute bis sehr gute Therapieerfolge[13,14] wurden von über 80 Prozent der Patienten bei den Symptomen Nervosität, Angstgefühl, Depressionen, innere Spannung, Kopfschmerzen, Schwindelgefühl, Schweregefühl in den Beinen, allgemeine Erschöpfung, Müdigkeit, Schlaflosigkeit, Appetitlosigkeit erzielt.

Beruhigende Wirkung

Damit im Einklang stehen auch die Ergebnisse der Untersuchungen der einzelnen Bestandteile ätherischer Öle. So erwies sich das Sesquiterterpen Caryophyllen als die wirksamste der untersuchten Substanzen[15]. Eine Untersuchung der Hauptbestandteile des Melissenöls, der Alkohole Citronellol und Geraniol sowie der Aldehyde Citronellal und Citral ergab, daß Citronellal die stärkste sedierende Wirkung hat. Citral war ebenfalls gut wirksam, Geraniol und Citronellol waren erwartungsgemäß praktisch wirkungslos. Die Studie ergab, daß fast alle der getesteten Terpene und Phenylpropanderivate sehr gute sedierende Eigenschaften bei oraler (über den Mund) Verabreichung zeigen.

Untersuchte Verbindungen mit deutlich beruhigender Wirkung:

Caryophyllen, Citral, Citronellal, Estragol, Eugenol, Eugenolacetat, Linalol, Linalylacetat, Linalylbutyrat, Linalylisovalerat, Methyleugenol, Nelkenöl

Außerdem ließ die Untersuchung den Schluß zu, daß eine direkte Gesetzmäßigkeit zwischen Verbindungstyp (wie z. B. Alkohol, Ketone usw.) sowie Art und Zahl der funktionellen Gruppen und Wirkungsintensität nicht erkennbar ist.

Die meisten der untersuchten Öl-Bestandteile entfalten ihre stärkste Wirkung bei der niedrigsten der untersuchten Dosierungen, nämlich bei 1 mg pro Kilogramm Körpergewicht, was bei einem Körpergewicht von 70 kg einer Gesamtmenge von 70 mg, also ca. 2–5 Tropfen entsprechen würde. Eine Erhöhung der Dosis führt meist zu einem Wirkungsabfall, was auch die Erfahrungen aus der Aromatherapie bestätigten.

Setzt man 20 Jahre nach diesen Studien die einzelnen Komponenten und die Öle, in denen sie zu hohen Anteilen enthalten sind, in Beziehung, so stellt man fest, daß sich die Erfahrungen der Aromatherapie mit diesen Daten decken. Das Citronellal der Melisse und des Eucalyptus citiriodora, wie auch das Linalol des Lavendel gehören zu den Substanzen, die am stärksten beruhigend wirken. Aber auch das Limonen der Zitrone hat eine nicht unwesentliche beruhigende Wirkung. Die Öle von Melisse, Eucalyptus citriodora, Echtem Eisenkraut sowie Zitronelle und anderen Ölen mit hohen Aldehydgehalten haben eine stark beruhigende Wirkung[16].

Krampflösende Wirkung

Wirkungen auf das autonome Nervensystem und Wirkungen auf die Verdauung: Estragon- oder Basilikumöl zeichnen sich besonders durch ihre krampflösende Wirkung aus. Die Ether aus der Phenylpropangruppe, speziell Estragol (Methylchavicol), dämpfen eine Überaktivität des sympathischen Nervensystems (wirken sympatholytisch) und sorgen für die Wiederherstellung eines gesunden Gleichgewichts zwischen dem sympathischen und dem parasympathischen Nervensystem. Die krampflösende Wirkung dieser Öle ist – wie schon der Gewürzcharakter signalisiert – im Bereich der Verdauungsorgane ganz besonders ausgeprägt. Ein relativ vertrautes Beispiel aus dem Alltag dafür ist die typische Wirkung von Pernod, Ouzo, also Anis-Likör, nach einem reichhaltigen Essen.

Wirkungen auf das zentrale Nervensystem und Wirkungen bei Streß: Ebenfalls krampflösend wirken die Öle mit hohen Estergehalten wie Muskatellersalbei oder Römische Kamille, die mit ihrem blumigen, frischen Duft eher in psychischen Streßsituationen oder bei prämenstruellen Problemen helfen, Verspannungen zu beseitigen.

1 W. Keller, W. Kober: *Möglichkeiten der Verwendung ätherischer Öle zur Raumdesinfektion,* Arzneimittelforschung 5 (4) 1954, S. 224-229
2 A. M. Jansen, J. J. C. Scheffer, A. Baerheim-Svendsen: *Antimicrobial Activity of Essential Oils: A 1976 - 1986 Litaerature Review, Aspects of Test Methods,* Planta Medica 53 (5) / 1987, S. 395-398
3 H. Wagner, L. Sprinkmeyer: *Über die pharmakologische Wirkung von Melissengeist*, Deutsche Apotheker Zeitung 113 (30) / 1973, S. 1159-1166
4 Paul Belaiche: *Traité de Phytothérapie et d'Aromathérapie*, Paris 1979
5 Daniel Pénoël: *The Immune System of Mankind*, Aroma '93 - Conference Proceedings, Hove 1994
6 G. May, G. Wilhelm: *Antivirale Wirkung wäßriger Pflanzenextrakte in Gewebekulturen*, Arzneimittel-Forschung 28/1978, S. 1-7
7 A. Lembke, R. Deininger: *Wirkung von Terpenen auf mikroskopische Pilze, Bakterien und Viren,* in: *Phytotherapie, Grundlagen–Klinik–Praxis,* Stuttgart 1987
8 Ed Alatat: *Lomatium Dissectum, An Herbal Virucide.* Complementary Medicine Mai/Juni 1987, S. 32-33
9 E. Teuscher, M. Melzig, E. Villmann, K. U. Möritz: *Untersuchungen zum Wirkungsmechanismus ätherischer Öle*, Zeitschrift für Phytotherapie 11 (3) / 1990, S. 87-92
10 E. M. Boyd, E. P. Sheppard: *The Effect of Steam Inhalation of Voltaile Oils on the Output and Composition of Respiratory Tract Fluid* (nach Buchbauer und Hafner), Originalzitat in: Pharmazie in unserer Zeit 14 (1) / 1985, S. 8-18
11 D. Schäfer, W. Schäfer: *Pharmakologische Untersuchungen zur broncholytischen und sekretolytisch-expektorierenden Wirksamkeit einer Salbe*, Arzneimittelforschung 31 (1) / 1981, S. 82-86; H. Römmelt, W. Schnitzer, M. Swoboda, E. Senn: *Pharmakokinetik ätherischer Öle nach Inhalation mit einer terpenhaltigen Salbe*, Zeitschrift für Phytotherapie 9 (1) / 1988, S. 14-16
12 K. H. Büchner, H. Hellinge, M. Huber, E. Peukert, L. Späth, R. Deininger: *Doppelblindstudie zum Nachweis der therapeutischen Wirkung von Melissengeist bei psychovegetativen Syndromen*, Medizinische Klinik 69/1974, S. 1032-1036
13 K. H. Lingen: *Über die therapeutische Wirksamkeit von Melissengeist bei psychovegetativen Syndromen*, Die Heilkunst 87 (2) / 1974, S. 1-3;
14 O. Hammer: *Wirkungsnachweis zur therapeutischen Anwendung von Terpenen*, Folia phytotherapeutica 6 (4) / 1974
15 H. Wagner, L. Sprinkmeyer: *Über die pharmakologische Wirkung von Melissengeist*, Deutsche Apotheker Zeitung 113 (30) / 1973, S. 1159-1166
16 Pierre Franchomme, Daniel Pénoël: *L'Aromathérapie Exactement*, Limoges 1990

4 Selbstmedikation mit ätherischen Ölen

Zunächst eine Warnung: Die Begeisterung für die Aromatherapie (oder andere Behandlungsformen in eigener Verantwortung) darf natürlich nicht dazu führen, die Konsultation eines Arztes zu unterlassen, wenn ein Krankheitsbild dies verlangt.

Echte und scheinbare Risiken

Bevor wir uns den Eigenschaften und der Anwendung der ätherischen Öle im einzelnen zuwenden, ist es sinnvoll, auf einige immer wiederkehrende Fragen zur Selbstmedikation mit ätherischen Ölen einzugehen. Beginnen wir mit einer Aussage des Mannes, der mit Sicherheit den größten Anteil daran hat, daß die Aromatherapie so populär wurde: Dr. Jean Valnet: *Nein, im Gegensatz zu dem, was viele Ärzte sagen – sogar einige meiner Schüler –, die nur daran denken, ihr Monopol zu wahren und ihre Taschen zu füllen, glaub ich nicht, daß es notwendig ist, ein Arzt zu sein, um die Aromatherapie zu benutzen. Natürlich ist es notwendig, die Intensität der ätherischen Öle zu kennen, um Fehler zu vermeiden. Tausende von Menschen behandeln sich selbst, ohne unerwünschte Effekte, indem sie die von mir eingeführten Dosierungen der ätherischen Öle respektieren.*

Natürlich birgt jedes menschliche Handeln gewisse Risiken. Werden ätherische Öle willkürlich und in großem Übermaß angewandt, so kann es vorkommen, daß manche brennen, manche stechen, manche mögen allergische Reaktionen hervorrufen und manche können tatsächlich schädlich wirken. Wenn wir hingegen ätherische Öle verantwortlich und mit gesundem Menschenverstand anwenden, sind die Risiken verschwindend gering.

Für pflanzliche Drogen und ätherische Öle gilt, was für alle Drogen gilt: Die Dosis ist ausschlaggebend. Drogen, die in therapeutischen Dosen positive Effekte bewirken, können in Überdosierung schwere Probleme verursachen. Dies gilt für konventionelle Medikamente wie für pflanzliche Drogen und ätherische Öle.

Dennoch wird die Gefahr durch pflanzliche Mittel von der Pharma-Lobby künstlich hochgespielt, wie eine Statistik deutlich zeigt. Gemäß der *American Association of Poison Control Centers* gab es in den Jahren 1988 bis 1989 809 tödliche Vergiftungen und 6407 schwere, nicht tödliche Vergiftungen mit konventionellen Pharmazeutika. Demgegenüber verursachten Mittel auf rein pflanzlicher Basis im gleichen Zeitraum zwei Todesfälle und 53 schwere Vergiftungen. Die gefährlichsten Pflanzen waren dabei nicht einmal medizinisch genutzte, sondern Haus- bzw. Zierpflanzen[1].

In der Entwicklung von pharmazeutischen Produkten hat das Prinzip der Produkthaftung die Hersteller veranlaßt, in zunehmend simplifizierender Weise ihre Produkte auf das einfachste Konsumentenverhalten zuzuschneiden. Die Aromatherapie hingegen bewirkt eine Änderung in unserem Bewußtsein hin zu mehr Sachverstand und Selbstverantwortung für unsere Gesundheit.

Wenn wir von ätherischen Ölen erwarten, daß sie wirken wie marktgerechte Produkte aus der Apotheke, vorhersagbar eindimensional und simpel, dann werden wir weitaus weniger Nutzen aus der Aromatherapie ziehen können. Einer der Vorteile der Aromatherapie ist, daß sie uns die Probleme des konventionellen Systems erkennen läßt. Wenn uns das Ausmaß der Selbsttäuschung klar wird, derer es bedarf, um an die scheinbare Unfehlbarkeit des konventionellen Systems zu glauben, steigt umgekehrt das Vertrauen in die kleinen Schritte auf dem Weg zu verbesserten Fähigkeiten zur Selbstheilung.

Toxizität der ätherischen Öle

Wenngleich die sachgemäße Anwendung ätherischer Öle in der Regel völlig komplikationslos ist, gibt es doch einige toxische Wirkungen von ätherischen Ölen, die unbedingt beachtet und vermieden werden müssen.

Anders als in der konventionellen Medizin, die uns eine prompte Wirkung und vor allem Sicherheit für ihre Medikamente verspricht, sind wir bei der Einschätzung der potentiellen Toxizität der Öle auf uns selbst und auf die Nachforschungen angewiesen, die in der Literatur veröffentlicht sind. Es gibt über die Toxizität ätherischer Öle kaum zugängliche Studien, lediglich ein Standardwerk, in dem die verfügbaren Daten akribisch für die Belange der Aromatherapie zusammengetragen sind: Robert Tisserands *The Essential Oil Safety Data Manual* (Hove, 1988) .

Die Auswertung von toxikologischen Daten, auch die Mehrzahl der im *Safety Data Manual* gesammelten, kann jedoch nur Anhaltspunkte liefern, da diese meist auf Untersuchungen beruhen, die über Risiken der Anwendung der entsprechenden Öle in kosmetischen Produkten Aufschluß geben. Viele dieser Daten aus der kosmetischen Industrie sind sogenannte LD-50-Werte für Mäuse, d. h. man ermittelt, welche Dosis einer Substanz 50 Prozent der Testtiere tötet – somit sind die Ergebnisse für die Anwendung beim Menschen nur bedingt aussagekräftig.

Ätherische Öle mit Ketongehalt - neurotoxisch

Ketone sind die verbreitetsten toxischen Substanzen in ätherischen Ölen. Pénoël zufolge ist es den Ketonmolekülen leichter möglich als anderen Molekülen, die Blut-Hirn-Schranke[2] zu überwinden. Die neurotoxischen oder Epilepsie auslösenden Eigenschaften von ätherischen Ölen mit hohem Ketongehalt sind dokumentiert, ebenso ihre Fähigkeit, bei unsachgemäßem Gebrauch die Leber irreversibel zu schädigen. Diese Öle dürfen daher immer nur mit entsprechender Vorsicht benutzt werden. Auf sie zu verzichten, vor allem in Anbetracht der wünschenswerten Wirkungen der entsprechenden Öle, ist nicht notwendig, denn ein sicherer Umgang mit ihnen ist durchaus möglich. Außerdem sind nicht alle Ketone, die man in ätherischen Ölen findet, toxisch, wie z. B. das Fenchon des Fenchelöls.

Thujon ist das verbreitetste Keton im Reich der ätherischen Öle. Es findet sich unter anderem im Beifuß-, Salbei-, Thuja-, Wermut- und Schafgarbenöl. Beifuß- und Thujaöl haben beide einen sehr hohen Thujongehalt und sollten entsprechend vorsichtig verwendet werden. Von den Ölen mit hohem Thujongehalt ist Salbei das gebräuchlichste. Sein häufiger Gebrauch läßt auf eine relativ geringe Toxizität schließen, und es gibt Hinweise, nach denen Salbeiöl weniger toxisch ist als die darin enthaltenen Mengen Thujon für sich alleine genommen. Die vorliegenden Erfahrungen lassen es jedoch in jedem Fall ratsam erscheinen, Salbeiöl wie auch andere ketonhaltige Öle bei Kindern, Schwangeren und stillenden Müttern nicht zu verwenden.

Ätherische Öle mit nennenswerten Ketongehalten haben also das größte Risikopotential, wenn man von exotischen Ölen absieht. Da wir aber auf diese Öle wegen ihrer schleimlösenden und kosmetischen Wirkungen nicht verzichten wollen, gehört der sichere Umgang mit diesen Ölen zum Rüstzeug des Aromatherapie-Anwenders.

Nach Pénoël und Franchomme hängt die Toxizität der Ketone zunächst von der Art ihrer Anwendung ab. Sie wird in der Reihenfolge der nachstehend aufgeführten Anwendungsarten immer geringer:

oral - rektal - vaginal - perkutan - Inhalation.

Als unbedenkliche Dosis zur Einnahme geben sie an (die angegebenen Werte gelten für die Menge an Öl, nicht für reines Keton):

Maximal jeweils dreimal pro Tag

für Erwachsene	75 mg (ca. 3 Tropfen)
für Heranwachsende	50 mg (ca. 2 Tropfen)
für Kleinkinder	25 mg (ca. 1 Tropfen)

Bei der Einreibung über die Haut empfehlen sie die nachstehenden Dosierungen:

Maximal jeweils fünfmal pro Tag

für Erwachsene	0,5 ml (ca. 15 Tropfen)
für Heranwachsende	0,25 ml (ca. 7 Tropfen)
für Kleinkinder	0,1 ml (ca. 3 Tropfen)

Die folgende Tabelle gibt einen Überblick über die wichtigsten ketonhaltigen Öle in der Aromatherapie und eine qualitative Einschätzung des Problempotentials.

Ketonhaltige Öle

Besonders hohe Ketongehalte:
Alle Öle wirken neurotoxisch und abortiv (abtreibend).

Öl	Keton	Kommentar
Raute (Ruta graveolens)	Methylnonylketon	Giftig! Wird normalerweise nicht benutzt.
Santolina (Santolina chamaecyparisius)	Artemisia-Keton	Unüblich, von Anwendung wird abgeraten.
Beifuß (Artemisia herba alba)	Thujon	Giftig! Hoher Thujongehalt.
Thuja (Thuja occidentalis)	Thujon	In kleinen Mengen äußerlich unbedenklich.
Wermut (Artemisia absinthum)	Thujon	Zur Absinth-Herstellung.
Ysop (Hyssopus officinalis)	Pinocamphon	Nur mit äußerster Vorsicht äußerlich anwenden.
Poleiminze (Mentha pulegium)	Pulegon	Bei Überdosierung giftig.
Schopflavendel (Lavandula stoechas)	Campher	Verwechslungsgefahr mit Lavendel. Absolut ungeeignet für Kinder.

Geringere Ketongehalte: Anwendung der Öle mit Vorsicht.

Öl	Keton	Kommentar
Salbei (Salvia officinalis)	Thujon	Scheint weniger giftig als Thujongehalt vermuten läßt. Gefährlich bei Kindern.
Speik-Lavendel (Lavandula latifolia)	Campher	Am besten im Gemisch mit unbedenklichen Ölen anwenden.
Kampfer (Cinnamonum camphora)	Campher	Neurotoxisch und abortiv.

Niedrige Ketongehalte:
Bei umsichtiger Handhabung nur geringes Gefahrenpotential.

Öl	Keton	Kommentar
Schafgarbe (Achillea millefolium)	Thujon	Vorsicht bei Kindern.
Rosmarin typ campher (Rosmarinus officinalis)	Campher	In geringen Dosen unbedenklich.
Pfefferminze (Mentha x piperita)	Methon	In geringen Dosen unbedenklich. Vorsicht bei Kindern.
Eucal. polybractea typ krypton Eucal. dives typ piperiton	Krypton	Unbedenklich im Gemisch mit anderen Ölen.
Atlaszeder (Cedrus atlantica)	Atlanton	Äußerliche Anwendung unbedenklich

Relativ problemfreie Öle mit Ketongehalt:

Öl	Keton	Kommentar
Strohblume (Helichrysum italicum)	Italidion	Zur äußerlichen Anwendung gut geeignet, innerlich nur in ganz geringen Dosen.
Rosmarin typ verbenon (Rosmarinus officinalis)	Verbenon	Zur äußerlichen Anwendung gut geeignet, innerlich nur in ganz geringen Dosen.
Eukalyptus (Eucalyptus globulus)	Pinocarvon	Unbedenklich.
Vetivergras (Vetivera zizanoides)	Vetivon	Ungiftig.

Phenolhaltige Öle – lebertoxische Wirkungen

Öle mit hohen Phenolgehalten werden gelegentlich wegen ihrer starken antibakteriellen Wirkung eingenommen. Dies ist problemlos möglich, wenn man die Dosierung gering hält. In hohen Dosen angewendet, können diese Öle für die Leber schädlich sein. Aber auch in geringen Dosen können sie, wenn sie über längere Zeiträume innerlich angewandt werden, zu Veränderungen der Leberwerte führen. Sie sollten daher, wenn notwendig, in Form einer Stoßtherapie nur einige Tage, also für einen kurzen Zeitraum, eingesetzt werden, was im Regelfall keine Probleme zur Folge hat.

Phenolhaltige Öle

Öl	Keton	Kommentar
Bohnenkraut (Satureja spec.)	Carvacrol/ Thymol	Innere Anwendung in Dosen unter 0,1 ml (ca. 3 Tropfen) unbedenklich, äußerlich nicht anwenden.
Oregano (Oreganum vulgaris, O. compactum)	Carvacrol	Innere Anwendung in Dosen unter 0,1 ml (ca. 3 Tropfen) unbedenklich. Äußerlich am besten nicht anwenden, wenn notwendig, auf den Fußsohlen.
Thymian (Thymus vulgaris)	Carvacrol/ Thymol	Innere Anwendung in Dosen unter 0,1 ml (ca. 3 Tropfen) unbedenklich. Äußerlich am besten nicht anwenden, wenn notwendig, auf den Fußsohlen.
Nelkenblattöl (Syzygium aromaticum)	Eugenol	Kann zu gefährlichen Hautreizungen führen.

Nierenschädigende Wirkungen

Einer der bekanntesten toxischen Effekte ist die Reizung der Nieren durch Wacholderöl. Da der stimulierende Effekt mit einer Schädigung des Nierengewebes einhergeht, sollte das Wacholderöl therapeutisch nur sehr vorsichtig angewandt werden. Die für die Reizung der Nieren verantwortlichen Substanzen sind Pinen-Monoterpene. In einer entsprechenden Veröffentlichung des ehemaligen Bundesgesundheitsamtes wird daher verlangt, Wacholderöl nur aus Beeren zu gewinnen, da dieses Öl praktisch keine Monoterpene enthält und die statt dessen verstärkt enthaltenen Terpenalkohole nicht nierenreizend sind.

Das Thema Nierenreizung ist zwar in besagter Veröffentlichung speziell auf Wacholderöl bezogen, es stellt sich jedoch die Frage, ob nicht grundsätzlich alle Öle mit hohen Terpenkohlenwasserstoffgehalten wegen ihrer Wirkung auf die Nieren mit Vorbehalt betrachtet werden müssen. Öle mit 80- oder 90prozentigem Gehalt an Terpenkohlenwasserstoffen sind die lipophilsten aller Öle. Mehr hydrophile Moleküle wie z. B. Monoterpenalkohole reizen die Nieren weniger stark.

Die höhere Nierenverträglichkeit ist auch einer der Hauptgründe, warum Öle mit hohen Monoterpenalkohol- oder Estergehalten, wie Lavendel, Muskatellersalbei- oder Teebaumöl, bei wiederholten Anwendungen in der Aromatherapie, wie z. B. bei der Hygiene oder bei der Duschanwendung am Morgen, zu bevorzugen sind.

Krebserregende Wirkungen

Bei Calmusöl und Sassafrasöl wurden karzinogene Effekte beobachtet, nachdem sie über 12 Monate an Ratten verfüttert wurden. Man sollte solche Experimente jedoch als Kuriositäten betrachten und beim Anblick einer Flasche Sassafrasöl nicht in Panik verfallen. Die Aussagekraft solcher Studien ist für den normalen Gebrauch ätherischer Öle beim Menschen gering, vor allem weil diese Tierversuche mit starker Überdosierung einhergehen.

In der jüngeren Vergangenheit wurde vermutet, daß Estragol und damit auch Basilikumöl, in dem es in beträchtlichen Mengen enthalten ist, karzinogen sein könnten. Falls diese Bedenken sich als zutreffend herausstellen sollten, müßten sie auch für Estragonöl mit einem Gehalt von ca. 80 Prozent Estragol gelten. Es ist bekannt, daß die Gabe von 500 mg Estragol pro Kilogramm Körpergewicht pro Tag in Ratten und Mäusen Leberkarzinome verursacht. Dabei ist nicht Estragol selbst die auslösende Substanz, sondern ein Stoffwechselprodukt (Metabolit). Das Verhältnis, in dem dieser Metabolit entsteht, hängt dabei stark von der Größe der Estragoldosis ab. Das läßt die Möglichkeit offen, daß bei geringen Dosen des Estragols der entsprechende Metabolit gar nicht gebildet wird.

Wären diese Verhältnisse direkt auf den Menschen übertragbar, wären (bei 65 kg Körpergewicht) Gaben von 30 g Estragol pro Tag (entsprechend etwa 40 g Basilikum oder Estragonöl) erforderlich, um diese Verhältnisse zu reproduzieren! In den vorgenommenen Studien wurden wiederum extrem hohe Dosen einer Einzelsubstanz über extrem lange Zeiträume an Testtiere verabreicht, die die tatsächlich empfohlenen Dosierungen der Öle beim Menschen bei weitem übertreffen.

Ätherische Öle und die Haut

Nelkenöl, Nelkenblattöl, Zimtrindenöl und Zimtblätteröl werden zur Zeit in England heftig diskutiert. Diese Öle und noch einige mehr haben die Eigenschaft, vor allem bei Menschen, die dafür disponiert sind, auf der Haut unangenehme, auch schmerzhafte Reaktionen auszulösen. Die Anwendung dieser Öle auf der Haut kann tatsächlich bei diesen Personen zu schwer beherrschbaren, gefährlichen Komplikationen (Schwellungen am ganzen Körper, Atemnot) führen. Es ist daher für jeden einzelnen Patienten notwendig, vor der Anwendung dieser Öle die individuelle Toleranz zu erproben (siehe folgende Seite).

Zwei grundsätzliche Typen von Hautreaktionen sind möglich:

1. Nicht-immunologische Reaktionen: Irritationen

Nicht-immunologische Reaktionen werden hervorgerufen durch Substanzen, sogenannten Irritanzien wie z. B. die Brennessel, die bei jedem Menschen auf der Haut eine Reizung oder in entsprechend hoher Dosis sogar eine Verätzung hervorrufen. Die Reaktion auf solche Substanzen ist dosisabhängig: Je mehr die Haut mit der Substanz in Kontakt kommt, um so größer ist die Irritation. Eine Reihe von Ölen, vor allem solche mit hohem Phenolgehalt wie z. B. Oregano, Thymian und Bohnenkraut, können bei unsachgemäßer Anwendung solche Hautirritationen hervorrufen.

2. Immunologische Reaktionen: Allergien

Immunologische Reaktionen der Haut beruhen auf der individuellen Verträglichkeit eines jeden Menschen für die Stoffe in seiner Umwelt. Hat man eine Veranlagung (Disposition) zu einer Überempfindlichkeit gegenüber einem bestimmten Stoff, wird man beim erstmaligen Kontakt mit dieser Substanz, dem sogenannten Allergen, sensibilisiert, d. h. der Körper antwortet auf diese Begegnung mit der Bildung von Antikörpern. Bei jedem weiteren Kontakt mit dem Allergen erkennt es der Körper sofort und zeigt unmittelbar eine spezifische Hautreaktion. Unter den ätherischen Ölen ist von Zimtöl und Nelkenöl bekannt, daß schon sehr geringe Mengen bei entsprechend disponierten Menschen heftige allergische Reaktionen (Rötungen, Schwellungen, Bläschenbildung) hervorrufen können. Darüber hinaus können diese Öle auch bei nicht allergischen Personen Irritationen hervorrufen, beispielsweise kann bereits bei zwei Prozent Zimtaldehyd in Vaseline eine irritierende Wirkung auftreten.

Sensibilisierungspotential von Komponenten ätherischer Öle

Zimtaldehyd gilt im Vergleich mit anderen Substanzen der Pflanzenwelt nur als Kontaktallergen mittlerer Stärke[3], ist aber im Bereich der Aromatherapie der Spitzenreiter aller sensibilisierenden Aromastoffe. Ebenfalls ein beträchtliches Sensibilisierungspotential besitzt Eugenol. Erfahrungen lehren, daß es bei der Anwendung von Zimt- und Cassiaöl (Zimtaldehyd) sowie Nelkenöl (Eugenol) und natürlich anderen ähnlich zusammengesetzten Ölen bei entsprechend disponierten Personen tatsächlich zu einer Kontaktdermatitis, oft mit schwer beherrschbaren, gefährlichen Komplikationen (Schwellungen am ganzen Körper, Atemnot) kommen kann. Es ist daher für jeden einzelnen vor der Anwendung dieser Öle notwendig, die individuelle Toleranz gegenüber dem gewünschten Öl vorsichtig zu erproben, indem man kleine Mengen des Öls in der Ellenbeuge verteilt und 24 Stunden abwartet, um sicherzustellen, daß keine allergischen Reaktionen auftreten. Es ist ratsam, den Test nach 24 bis 48 Stunden zu wiederholen, um eine etwaige beginnende Sensibilisierung feststellen zu können.

Diese Öle wegen ihres Sensibilisierungspotentials aus dem Verkehr zu ziehen oder dem Anwender zu raten, sie überhaupt nicht zu nutzen, hieße aber, das Kind mit dem Bade auszuschütten. Gibt es doch z. B. beim Nelkenöl nicht nur diese tatsächlich zu extremer Vorsicht zwingenden Eigenschaften. Es gibt Studien, die dem Nelkenöl auch entzündungshemmende Eigenschaften attestieren. Nelkenöl und seine Bestandteile sind offenbar von so extremer Wirksamkeit, daß man sogar mit der Tropfen-Dosierung schnell in die Bereiche massiver Überdosierung vorstößt. Die vorläufigen Erfahrungen des Autors deuten darauf hin, daß Nelkenöl in alkoholischen Verdünnungen von 1:1000 bis 1:10 000 immer noch seine positiven Wirkungen zeigt, ohne Hautreizungen hervorzurufen.

Eine weitere Substanzklasse mit relativ hohem Sensibilisierungspotential sind die Sesquiterpenlactone, die sich in weniger gebräuchlichen Ölen wie Costuswurzelöl oder Massiaöl, aber auch in Schafgarbenöl, Inula graveolens und Lorbeeröl finden. Auch bei gängigen Ölkomponenten wie Geraniol, Linalylacetat oder Citral sind Sensibilisierungen möglich, aber sehr selten. Ähnliches gilt für die Öle der Römischen und Deutschen Kamille, bei deren Nutzung wiederholt über allergische Reaktionen berichtet wird, die aber praktisch zu 100 Prozent durch Verunreinigungen oder andere Faktoren[3] und nicht durch die Bestandteile der Öle selbst verursacht werden.

Berichte aus vorwiegend älteren Arbeiten über die allergene Wirkung von Ölen mit hohem Terpenwasserstoffgehalt deuten darauf hin, daß nicht die Terpene selbst, sondern Terpenhydroperoxide für diese Reaktionen verantwortlich sind. Stark reizende Citrus- oder Nadelöle sollten bei einer einsetzenden Hautreaktion daher nicht weiter verwendet werden.

Die folgende Tabelle gibt einen Überblick über die wichtigsten hautreizenden Öle:

Öl	Reizstoff	Kommentar
Nelkenblatt	Eugenol	Kann zu gefährlichen Komplikationen führen.
Nelkenblüte	Eugenol	Weniger aggressiv als Nelkenblatt, allerdings noch stark reizend.
Zimt	Zimtaldehyd	Kann zu starken Reizungen führen.
Zimtblätter	Zimtaldehyd	Aggressiver als Zimt.
Cassia	Zimtaldehyd	Kann zu starken Reizungen führen.
Oregano	Carvacrol	Nicht äußerlich anwenden, innerlich nur in kleinen Dosen.
Thymian	Carvacrol/Thymol	Nicht so aggressiv wie Oregano. Äußerliche Anwendung meiden.
Bohnenkraut	Carvacrol/Thymol	Nicht äußerlich anwenden, innerlich nur in kleinen Dosen.

Photosensibilisierende Wirkungen

Ätherische Öle mit Cumarin- und Furocumaringehalten können photosensibilisierende und danach phototoxische Wirkungen wie Rötung oder Bläschenbildung zur Folge haben. Photosensibilisierende Wirkungen treten nur in Kombination mit Licht bzw. UV-Licht auf.

Die folgende Tabelle gibt einen Überblick über die gängigsten photosensibilisierenden Öle:

Botanische Familie	Öle	Stärke des Effekts
Apiaceae	Ammi visnaga	■■
	Angelika	■■
	Sellerie	■
	Petersilie	■
Asteraceae	Estragon	■
	Tagetes	■■
Rutaceae	Zitrone	■
	Orange	■
	Mandarine	■
	Bergamotte	■■
Lamiaceae	Lavendel	■

(■ = deutliche, ■■ = starke Wirkung)

Kontraindikationen und ungewöhnlich toxische Öle

In der klinischen Praxis haben sich für einige ätherische Öle mögliche Kontraindikationen ergeben, also Situationen, in denen ätherische Öle, die im Regelfall unbedenklich sind, auf eine bestehende Krankheit einen negativen oder erschwerenden Einfluß haben. In der folgenden Tabelle sind eine Reihe bekannter Gegenanzeigen aufgeführt (nach Dr. Lapraz[4]):

bei	nicht anwenden
Bluterguß	Lavendel in Kombination mit Antikoagulantien (gegen Blutergüsse)
Grüner Star	Thymian, Ysop, Zypresse, Estragon
Epilepsie	Ysop, Salbei, Fenchel, Petersilie, Muskat, Anis
Asthma	Schafgarbe, Majoran, Oregano, Rosmarin
Schlaflosigkeit	Pfefferminze, Pinie
Brustkrebs	Zypresse, Angelika, Salbei, Fenchel, Anis, Kümmel
Tumore	Fenchel, Anis, Kümmel
Menstruationsbeschwerden	Zypresse, Salbei, Angelika, Anis, Kümmel
Harnwege	Wacholder, Eukalyptus
Schildrüsenunterfunktion	Fenchel
Prostatakrebs	Thymus serpyllium, Zypresse, Angelika, Ysop
Magenschmerzen	Nelke
Bluthochdruck	Zitrone, Ysop

Abschließend noch eine Zusammenstellung ungewöhnlicher Öle, die regelrecht toxisch sind, deren Anwendung wir aber üblicherweise schon dadurch umgehen, weil diese Öle selten bzw. überhaupt nicht im Handel sind.

Öl	Reizstoff
Bittermandel	Cyano-Verbindungen (Blausäure)
Boldo	Ascaridol
Kalmus	Asaron
Kampfer (gelb)	Saffrol
Rettich	Allylisothiocyanat
Beifuß	Thujon
Senf	Allylisothiocyanat
Poleiminze	Pulegon
Raute	Methylnonylketon
Sassafras	Safrol
Rainfarn	Thujon
Thuja	Thujon
Wintergrün	Methylsalicylat
Gänsefuß	Ascaridol
Wermut	Thujon

1 Michael Castleman, *Legalize it*, Mother Jones, San Francisco, Dezember 1994, S. 46
2 Die physiologische Barriere zwischen Blutgefäßen und Nervenzellen im Gehirn, die nur für bestimmte Moleküle durchlässig ist.
3 Anneliese Ott: *Haut und Pflanzen*, Stuttgart 1991
4 Jean Claude Lapraz: *Possible Side Effects of Essential Oils*, Phyto-Aromatherapy Seminar, Los Angeles 20. Februar 1993

Auswahl der Öle

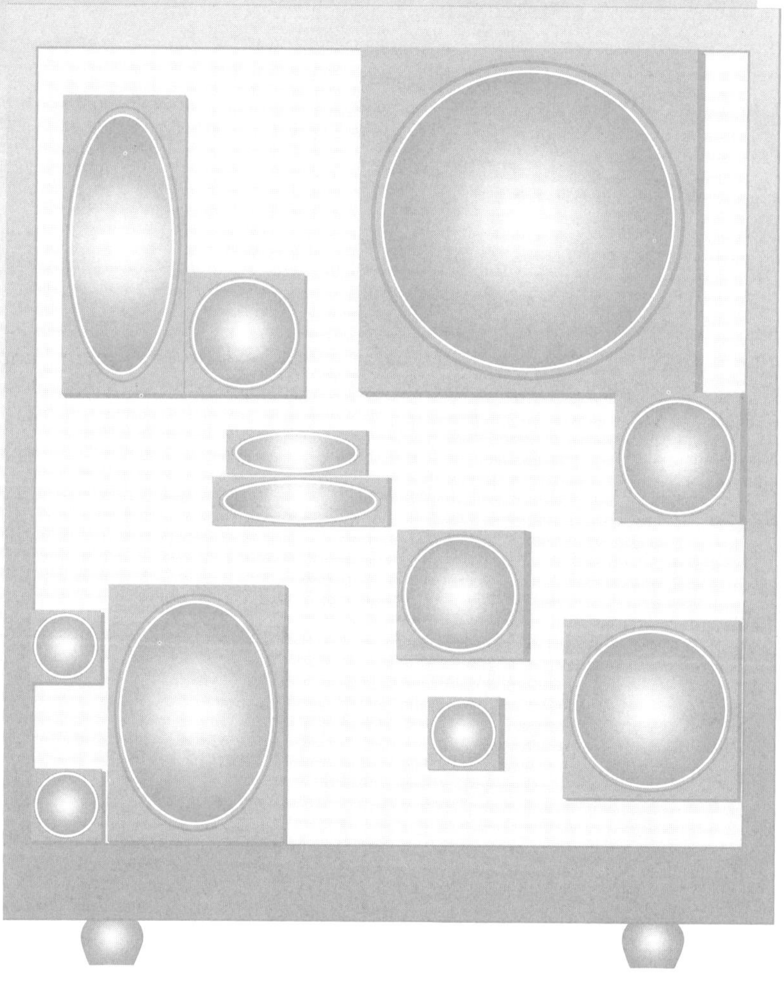

Das Struktur-Wirkungsdiagramm gleicht einem Arzneischrank, der in verschiedenen Fächern Substanzen gegen unterschiedliche Symptome enthält: Ätherische Öle, die aufgrund ihrer Zusammensetzung ganz bestimmte Wirkungsweisen entwickeln.

Die Beziehung zwischen chemischer Struktur und Wirkung

Es ist oft ein entmutigendes Unterfangen, den therapeutischen Index eines Aromatherapie-Buches zu Rate zu ziehen, um eine aromamedizinische Empfehlung zur Behandlung eines bestimmten Problems zu erhalten. In den meisten Werken der einschlägigen Aromatherapie-Literatur wird man mit einer eher skurrilen Situation konfrontiert. So werden unter der Rubrik Husten in einem bekannten Aromatherapiewerk zwanzig Öle empfohlen: Anis, Benzoe, Cajeput, Eukalyptus, Fichtennadel, Latschenkiefer, Kiefernnadel, Majoran, Myrrhe, Niaouli, Pfefferminz, Pfeffer, Rosmarin, Thymian, Wacholder, Weihrauch, Ysop, Zimt, Zirbelkiefer und Zypresse. Es erhebt sich natürlich die Frage, welches oder welche der Öle sollen nun tatsächlich angewandt werden. Ein beliebiges weiteres Beispiel zeigt das gleiche Ergebnis: Unter der Rubrik Insektenstiche werden die Öle Basilikum, Bohnenkraut, Cajeput, Knoblauch, Lavendel, Melisse, Nelke, Salbei, Sassafras, Zimt, Zitrone und Zwiebel genannt. Sieht man einmal davon ab, daß sowohl das Zwiebelöl als auch das Knoblauchöl in der Anwendung durchaus problematisch sind, verwirrt natürlich die Empfehlung von ätherischen Ölen gänzlich entgegengesetzter Wirkung für ein und dieselbe Anwendung.

Daß umgekehrt für ein ätherisches Öl eine verblüffende Anzahl von verschiedenen, oftmals entgegengesetzten Wirkungsweisen angegeben wird, ist ebenfalls typisch für die Mehrzahl der publizierten Aromatherapie-Literatur. Es drängen sich zwei Schlüsse auf. Erstens: Die Zusammensetzung der ätherischen Öle ist tatsächlich so komplex, daß sich für viele Öle viele verschiedene durchaus sinnvolle Anwendungen ergeben. Zweitens: Es herrscht trotz der vielfältigen Anwendbarkeit der Öle ein großer Mangel an Spezifität. Präzisere Auswahlkriterien wären also absolut wünschenswert.
Und wieder sind wir an dem zentralen Punkt der Aromatherapie angelangt: der Verantwortung für die eigene Gesundheit. Das Problem „Husten" läßt sich in der Regel nicht durch einfaches Nachsehen im Index und durch die willkürliche Auswahl eines Öls lösen, sondern das Umfeld des Hustens muß mitbeachtet werden. Ist der Husten ein typischer Krampfhusten wird man, wegen der spasmolytischen Wirkung seiner Esterbestandteile, Majoranöl wählen. Ist der Husten Begleiterscheinung einer beginnenden Bronchitis wird man antivirale und expektorierende Öle wie Cajeput oder Eucalyptus radiata wählen und die Verwendung der schleimvermindernden Kiefernöle auf die Zeit nach Abklingen des akuten Verlaufs verschieben.

Kurzum: Was in der gängigen Aromatherapie-Literatur fehlt, ist ein schlüssiges und einfaches System, in dem Öle und Wirkungen einander zugeordnet werden können. Selbstverständlich wäre es ausgesprochen hilfreich, eine Systematik der ätherischen Öle und ihrer Wirkungen zu entwickeln. Ein solches System der Heilwirkungen ätherischer Öle sollte es erstens erlauben, die Wirkung eines Öls aus seiner Stellung im System abzuleiten und zweitens beim Mischen ätherischer Öle die Wirkung von Synergien zu berücksichtigen.

Mit der in Kapitel 2 erfolgten Klassifizierung der Hauptbestandteile der ätherischen Öle nach ihrer Chemie und der daraus folgenden pharmakologischen Wirkungen ist ein erster Schritt in diese Richtung bereits getan. Mit diesem groben Raster und unserem Wissen über die Eigenschaften der Terpenmoleküle als Ausgangspunkt, lassen sich Beziehungen zwischen Molekularstruktur und Wirkung herstellen. Zwei Eigenschaften, die als Folge der Molekularstruktur die Wirkung der Ölmoleküle bedingen, sind ihre Tendenz, Elektronen aufzunehmen oder abzugeben, und ihre Polarität, die sich z. B. in unterschiedlicher Affinität zu Wasser ausdrückt.

Die Hauptbestandteile ätherischer Öle lassen sich in einem Koordinatensystem gemäß ihrer chemischen Eigenschaften (Tendenz zur Elektronenaufnahme oder -abgabe, wasser- oder fettliebend) anordnen.

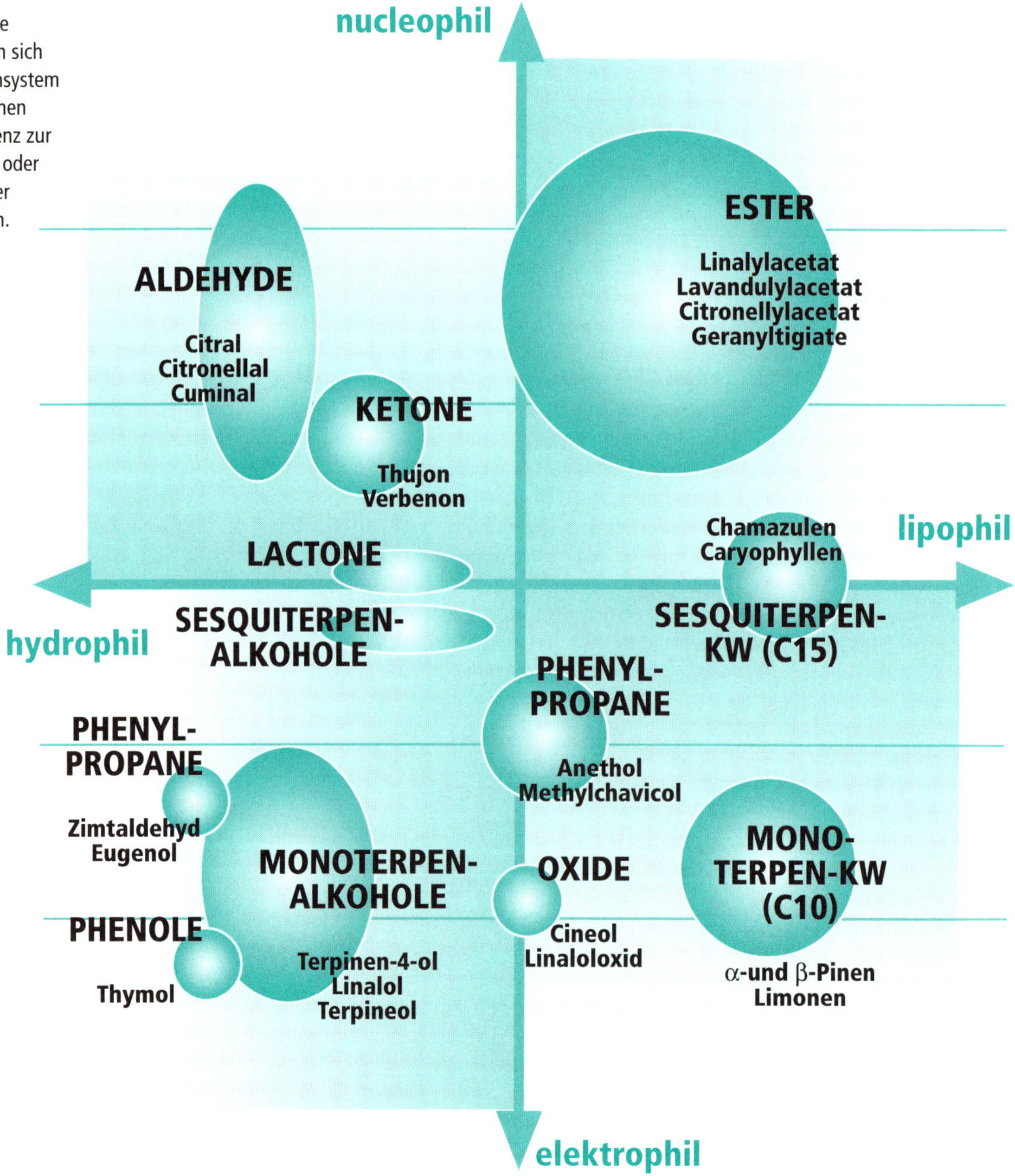

Den Hauptbestandteilen ätherischer Öle lassen sich wiederum ganz bestimmte Wirkungsweisen zuordnen.

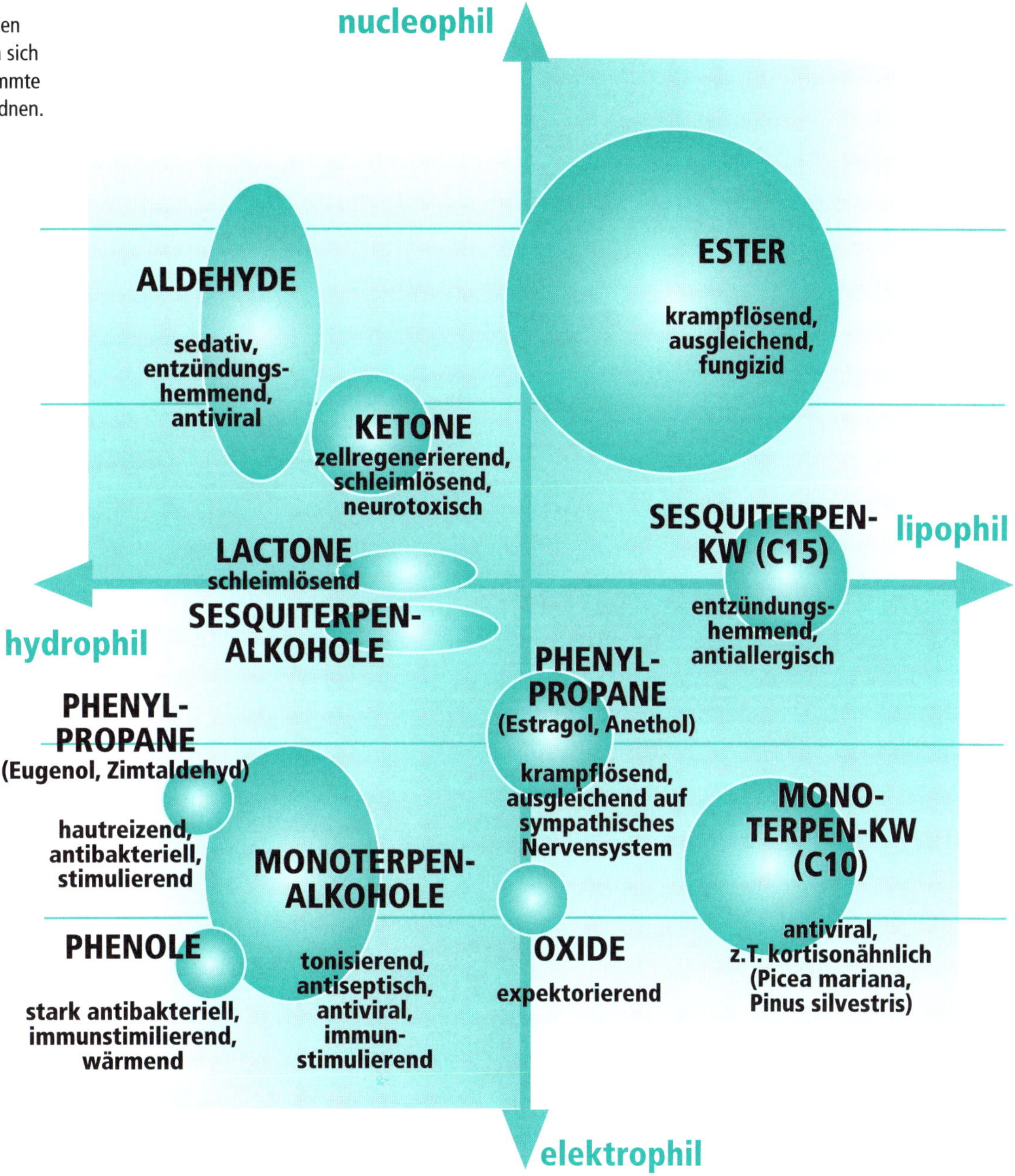

Ätherische Öle zeigen also entsprechend ihrer Hauptbestandteile ganz bestimmte Wirkungen, die man gezielt bei Erkrankungen einsetzen kann.

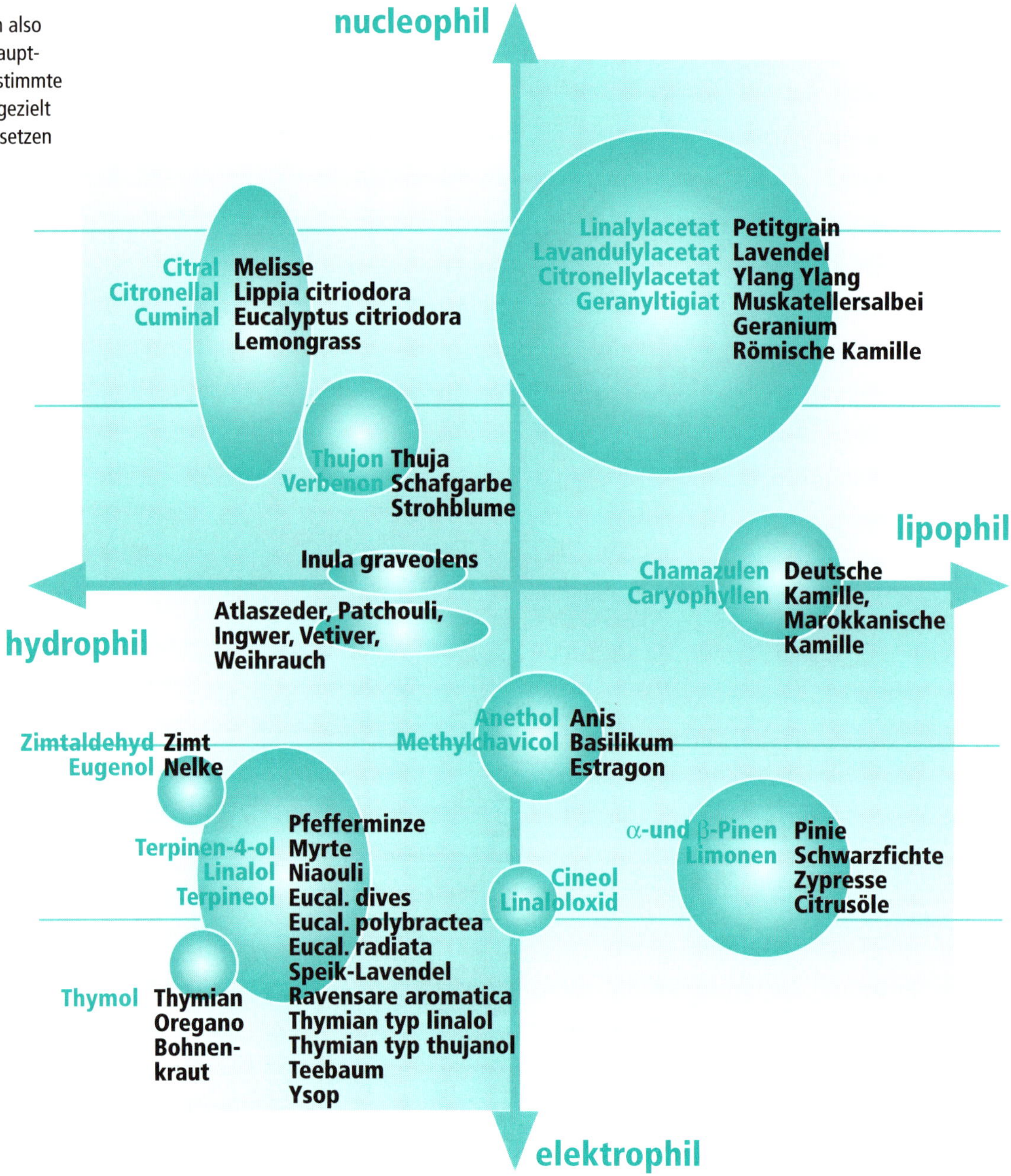

Der entscheidende Beitrag von Pierre Franchomme zur modernen Aromatherapie besteht darin, die Tendenz der ätherischen Öle, Elektronen abzugeben oder aufzunehmen, festgestellt zu haben[1]. Aus Experimenten mit einer Vielzahl von ätherischen Ölen sowie isolierten ätherischen Ölkomponenten fügt sich ein interessantes Gesamtbild zusammen.

Beispielsweise wird bei ätherischen Ölen wie Melisse oder Echtem Eisenkraut und auch bei deren Komponenten Citral in diesem Experiment ein Stromfluß beobachtet, der der Abgabe von Elektronen entspricht. Bei ätherischen Ölen wie Oregano oder Thymian und bei Komponenten wie Carvacrol, Thymol oder Linalol wird ein Stromfluß beobachtet, der der Aufnahme von Elektronen entspricht.

Damit ist es also möglich, eine erste Unterscheidung der aromatischen Moleküle gemäß den Familien chemischer Verbindungen vorzunehmen, denen sie zugehörig sind. Die Tendenz, Elektronen aufzunehmen, wird bei Monoterpenen, Monoterpenalkoholen und insbesondere Phenolverbindungen beobachtet. Auch Phenylpropanderivate ebenso wie das Terpenoxid Cineol zeigen die gleiche Tendenz.

Elektronen sind bekanntlich die Träger negativer elektrischer Ladungen. Nimmt ein Molekül nun ein Elektron, also eine negative elektrische Ladung, auf, so entsteht dadurch in einem benachbarten Molekül eine positive Ladung, was in seiner Umgebung eine bestimmte Wirkung induziert. Entsprechend nehmen auch aromatische Moleküle, die leicht ein Elektron abgeben, Einfluß auf das umgebende Milieu. Wir beobachten diese Vorgänge bei den chemischen Familien der Monoterpen-Ketone, den -Aldehyden, den -Estern und bei manchen ungesättigten Sesquiterpenen.

In einem weiteren Schritt ordnet man nun die ätherischen Öle gemäß der gemessenen Stromstärken in einem zweidimensionalen Struktur-Wirkungsdiagramm an. Öle mit der stärksten Tendenz, Elektronen abzugeben (nucleophil), werden am oberen Ende des Diagramms eingetragen, solche mit der stärksten Tendenz, Elektronen aufzunehmen (elektrophil), am unteren Ende. Auf der horizontalen Achse werden die Öle entsprechend ihrer Polarität, die lipophilen rechts und die hydrophilen links angeordnet.

Was zunächst als reichlich theoretische Übung erscheint, hat sich mittlerweile als ein recht brauchbares System durchgesetzt, die Eigenschaften ätherischer Öle in Relation zueinander zu verstehen. Es liefert eine Basis, Öle nach ihrer Chemie und den daraus resultierenden Wirkungsprinzipien zu klassifizieren.

Der elektrophile Charakter der Öle auf der unteren Seite des Struktur-Wirkungsdiagramms geht mit einem kräftigenden bzw. stimulierenden Charakter einher: Öle mit überwiegend nucleophilen Komponenten sind generell solche, die einen beruhigenden und entspannenden Einfluß haben.

Der Wert des Struktur-Wirkungsdiagramms liegt überdies darin, eine Beziehung zwischen einer physisch meßbaren Größe und den Wirkungen der Öle herstellen zu können. So ist es durchaus möglich, in der Betrachtungsweise östlicher Energiemedizin in Ölen wie Melisse und Echtes Eisenkraut den Yin-Charakter zu erkennen und umgekehrt in Oregano und Zimt den ausgeprägten Yang-Charakter (siehe Grafik auf folgender Seite).

Damit deutet sich bereits ein weiterer Aspekt der Struktur-Wirkungsdiagramms an: Das zugrundeliegende Schema läßt sich in vieler Hinsicht interpretieren und extrapolieren. Manche Schlüsse, die man ziehen kann, werden ausgesprochen wertvoll sein, andere vielleicht auch einmal überinterpretiert. Dem praktischen Wert, die Anwendung der Öle einfacher und schlüssiger zu gestalten, tut dies keinerlei Abbruch. Schließlich liefert es uns ein anschauliches Denkmodell, um komplizierte naturwissenschaftliche Zusammenhänge zu verstehen.

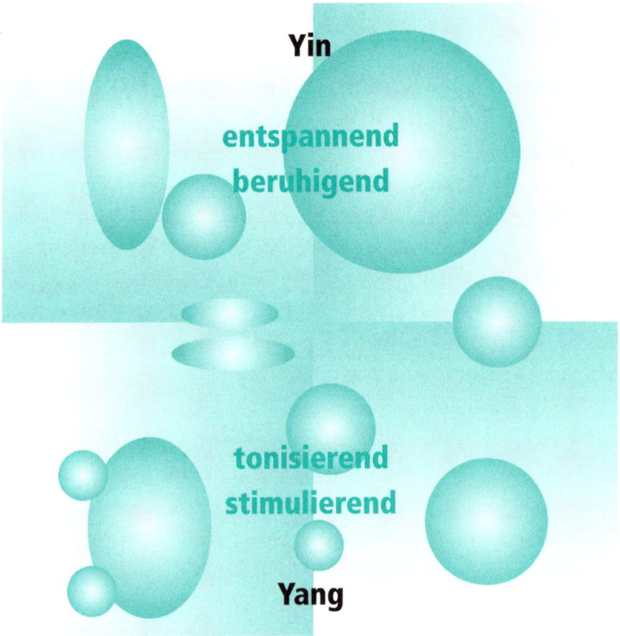

Auch die chinesischen Prinzipien Yin und Yang sind im Struktur-Wirkungsdiagramm enthalten.

Ölkompositionen

Als besonders praktisch erweist sich unser Struktur-Wirkungsdiagramm, wenn wir Öle für bestimmte Zwecke mischen wollen. Es zeigt sich, daß Mischungen mit besonders ausgeprägtem synergistischem Effekt dann entstehen, wenn wir dazu Öle aus dem gleichen Bereich des Diagramms verwenden, also Öle, die ähnlich oder gleich wirkende Hauptbestandteile haben und sich somit gegenseitig verstärken. Die Wirksamkeit der Hauptbestandteile wird durch das Zusammenwirken der unterschiedlichen Spurenkomponenten zusätzlich erhöht.

Ein Beispiel ist die krampflösende Wirkung einer Mischung von gleichen Teilen Muskatellersalbei, Römische Kamille, Mandarine-Petitgrain und Narde. Die verschiedenen Ester-Hauptkomponenten verstärken sich gegenseitig in ihrer Wirkung. Abgerundet wird der Cocktail durch die beruhigende Wirkung der Narde. Diese Mischung eignet sich besonders für Nacken- und Schultermassagen und löst die hartnäckigsten Verspannungen.

Zur Illustration des Prinzips noch ein weiteres Beispiel: Gegen Pilze, die sich unter den Zehennägeln angesiedelt haben, wird unser Standardmittel, das Teebaumöl, kaum wirken, d. h. seine Wirkung wird nicht ausreichen, den Pilz tatsächlich zu vertreiben. Durch geschicktes Kombinieren können wir jedoch die gewünschte Wirkung der Öle verstärken. Wir mischen also zwei Teile Thymian typ thymol, einen Teil Oregano und einen Teil Zimtöl. 25 Prozent dieser Ölmischung geben wir in ein Basisöl. Diese Mischung dürfte, 14 Tage lang je zweimal täglich auf die befallenen Stellen aufgetragen, auch dem hartnäckigsten Pilz den Garaus machen.

Vorsicht: Diese Mischung ist so konzipiert, daß sie so aggressiv wie möglich ist. Sie darf daher nur dort am Zeh aufgetragen werden, wo Nagel und Haut verwachsen und verhornt und deshalb unempfindlich sind. Es sollte strikt vermieden werden, diese Mischung auf gesunde oder empfindliche Hautbereiche aufzutragen, da sie dort starke Reizungen bewirken kann.

Diese beiden Beispiele zeigen, daß das Struktur-Wirkungsprinzip der Öle und ihrer Inhaltsstoffe auch für den chemisch nicht Vorgebildeten interessant ist. Es ist nun leicht verständlich, warum ein Basilikumöl mit 40 Prozent Linalolgehalt und sehr wenig Estragol anders duftet und wirkt als ein exotisches Basilikumöl von den Komoren mit 80 Prozent Estragol. Wir haben damit also einen Schlüssel, um die komplexen, oft auch wechselnden Zusammensetzungen ätherischer Öle zu verstehen und wirkungsvoll zu nutzen[2].

Es lassen sich alles in allem interessante Entwicklungen vorhersehen. Wir wissen, daß in der Aromatherapie vereinfachte und verbilligte Öle kein Weg zur Heilung sind. Wir wissen weiter, daß die naturgegebene Komplexität der Öle die interessantesten Heilwirkungen der Aromatherapie ausmacht. Wir profitieren also von der Komplexität der Öle, haben aber andererseits das Problem, mit unserem vertrauten wissenschaftlich reduktionistischen Instrumentarium die Zusammenhänge nur in sehr unbefriedigender Weise verstehen zu können. Was daher not tut ist nicht, die Öle zu vereinfachen, sondern neue, vielleicht ganz einfache Methoden zu finden, um uns diese Zusammenhänge besser erschließen zu können. Das Struktur-Wirkungsdiagramm, das uns einen ersten Einblick in die Wirkungsweise der komplexen Stoffgemische in ätherischen Ölen gewährt, kann ein bescheidener Anfang sein.

Beschreibungen der Öle

Das Struktur-Wirkungsdiagramm der ätherischen Öle erlaubt uns nicht nur, optimale Kompositionen herzustellen, sondern es gewährt uns auch einen tieferen Einblick in die Wirkungen der einzelnen ätherischen Öle und ihrer Komponenten.

Wir haben nun mit dem Struktur-Wirkungsdiagramm für die 12 wichtigsten Gruppen von Bestandteilen ätherischer Öle ein System von Hauptwirkungen kennengelernt, das man mit Hilfe eines Diagramms zu jedem Öl anschaulich wiedergeben kann. Ein Beispiel soll dieses System verdeutlichen: Beim Anisöl liegen die Verhältnisse einfach, wie aus der Grafik auf der folgenden Seite hervorgeht: Das Öl ist deutlich geprägt durch den Gehalt von 97 Prozent Anethol und dessen sympatholytischer Wirkung.
Differenzierter ist dagegen die Darstellung des Niaouliöls, dessen Hauptbestandteile Terpenalkohole und das Oxid Cineol sind. Wir symbolisieren seine Zusammensetzung durch ein Diagramm (Seite 102), in dem wir diese beiden Bereiche in dunkler Schattierung einsetzen. Wir ersehen aus der Lage der Hauptkomponenten auf dem Diagramm den generellen Charakter des Öls, nämlich energetisierend bzw. Yang. Aufgrund der Anwesenheit von Cineol erwarten wir einen expektorierenden Effekt, wegen der vorhandenen Terpenalkohole die damit verbundenen antiseptischen und stärkenden Eigenschaften sowie gute Verträglichkeit.

Wenn wie bei Niaouli zu den Hauptwirkungen spezifische Wirkungen (hier: östrogenimitierend) durch besonders aktive Spuren- oder Nebenkomponenten (hier: Sesquiterpenalkohol Viridiflorol) hinzukommen, werden Wirkung- und Verursacher-Komponenten (falls bekannt) stichwortartig angegeben. Auf diese Weise läßt sich das Wirkungsspektrums eines Öls übersichtlich wiedergeben.

Allerdings muß man sich stets bewußt sein, daß Öle komplexe natürliche Gemische sind, die neben den Hauptwirkungen im Einzelfall noch viele andere Wirkungen aufweisen können, die in einem vereinfachenden Diagramm dieser Art nicht erfaßt werden können.

In der Rubrik „Gegenanzeigen" ist im folgenden unter der Bezeichnung „physiologische Dosis" nach Franchomme und Pénoël[3] eine Menge von ein bis maximal drei Tropfen eines ätherischen Öls oder der jeweiligen Ölmischung zu verstehen. „Vorsichtige Anwendung" bedeutet hier die Verabreichung geringer Dosen von ein bis zwei Tropfen Öl bzw. Ölmischung. Wenn nach 12 bis 24 Stunden keine unerwünschten Nebenwirkungen eintreten, kann man dazu übergehen, das Öl in der vorgesehenen Weise zu verwenden, wobei allerdings weiterhin auf mögliche Nebeneffekte zu achten ist.

Anis (Pimpinella anisum)

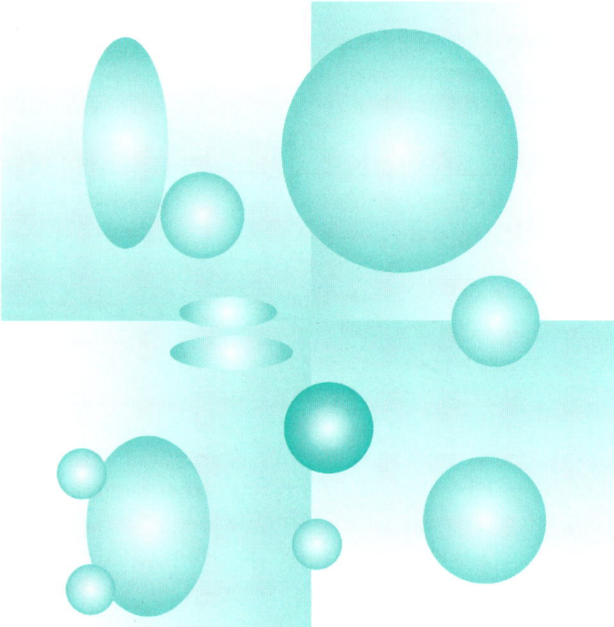

Hauptbestandteile:	Phenylpropan (Anethol)
Hauptwirkungen:	Krampflösend, beruhigend, stabilisierend
Besonderheit:	Östrogenähnlich, Anwendung bei ausbleibender Regel
Gegenanzeigen:	Wegen des Ketongehalts sollten Schwangere und Kinder unter 10 Jahren darauf verzichten

Das Anisöl ist geprägt durch den Gehalt von 97 Prozent Anethol und dessen stark entspannender Wirkung auf das Nervensystem. Es verhält sich östrogenähnlich und kann bei ausbleibender Regel eingesetzt werden. Es dämpft Übererregung und wirkt stabilisierend bei Kater bzw. nach durchzechter Nacht.

Atlaszeder (Cedrus atlantica)

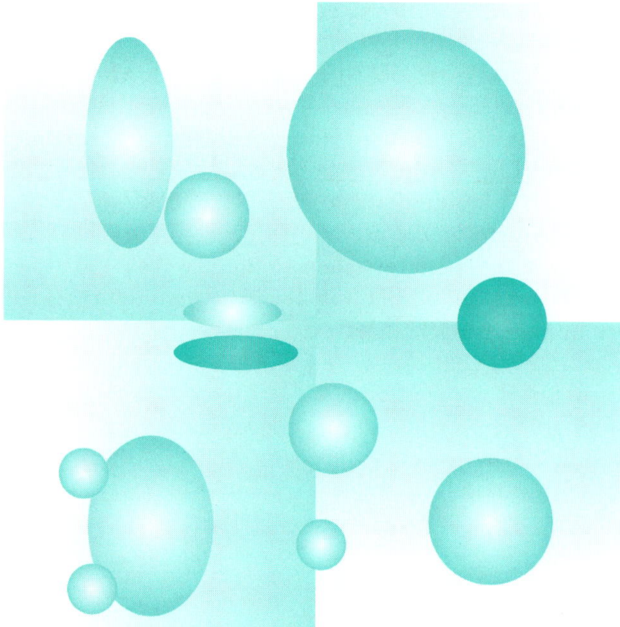

Hauptbestandteile:	Sesquiterpenkohlenwasserstoffe, -alkohole (Atlantol) und -ketone (Atlanton)
Hauptwirkungen:	Nachhaltig stimulierend, ohne zu reizen
Gegenanzeigen:	Wegen des Ketongehalts sollten Schwangere und Kinder unter 10 Jahren darauf verzichten

Wir schätzen das Öl aus der marokkanischen Atlaszeder nicht unbedingt wegen der Einzigartigkeit seiner medizinischen Wirkungen, sondern vielmehr wegen seiner Fähigkeit, Kreislauf und Metabolismus sanft, aber nachhaltig zu stimulieren. Es ist das Mittel in der Aromatherapie, der übermäßigen Speicherung von Feuchtigkeit und Fetten im Gewebe entgegenzuwirken und deren Ausscheidung anzuregen. Kombiniert mit anderen Ölen ist es daher die schärfste Waffe gegen die Zellulitis.

Das Öl der Atlaszeder ist sehr nützlich, wenn es darum geht, einer Komposition aus ätherischen Ölen einen starken stimulierenden Effekt zu verleihen, ohne im Ergebnis die Ölmischung zu aggressiv oder zu irritierend werden zu lassen. Die stimulierende Kraft des Atlaszederöls entfaltet sich nicht so schnell wie bei den phenolhaltigen Ölen Thymian oder Oregano, dafür geht sie tiefer und hält länger an. Weiterhin erlaubt es uns, den gesuchten stimulierenden Effekt in eine Mischung einzubauen, ohne uns mit den sehr dominanten und hervortretenden Aromen von Thymian und Oregano auseinandersetzen zu müssen. Der Duft des Zedernholzes ist eine elegante Alternative dazu.

Basilikum (Ocimum basilicum)

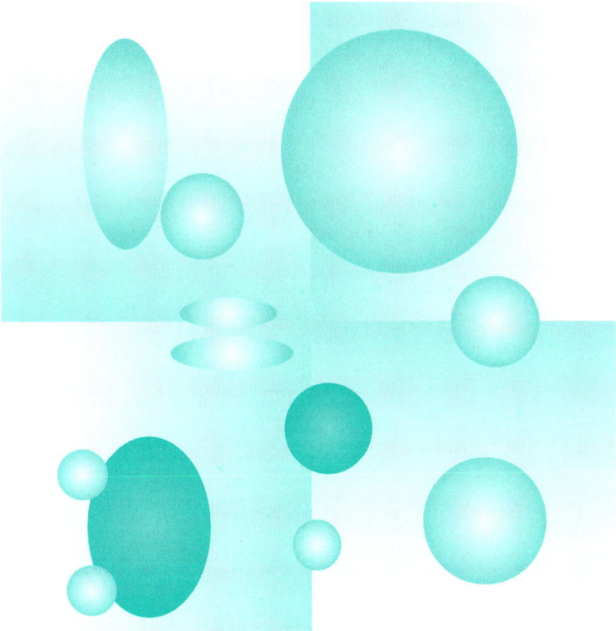

Hauptbestandteile:	Zusammensetzung variiert: entweder Phenylpropane (Methylchavicol) oder Terpenalkohole
Hauptwirkungen:	Vielseitig, je nach Zusammensetzung
Gegenanzeigen:	Nicht an Kleinkinder verabreichen

Die verschiedenen Arten, Unterarten und Chemotypen von Basilikum offenbaren uns in ihrer Vielfalt fast das ganze Arsenal aromatischer Substanzen. Basilikumöl wird in vielen verschiedenen Regionen der Welt erzeugt: in Frankreich, Ägypten, Thailand, Nepal, Tansania und auf den Inseln im Indischen Ozean. Von den Komoren und La Réunion kommt ein Basilikum mit einem sehr hohen Estragolgehalt, das Exotisches Basilikumöl. Es wirkt krampflösend und ausgleichend auf das sympathische Nervensystem. In der französischen Literatur wird es gegen Hepatitis A, B und non A, non B bzw. C sowie gegen Gelbfieber und tropische Virusinfektionen empfohlen. Im Gegensatz zum exotischen Basilikum hat das europäische Basilikum einen frischeren Duft, der sich aus einem höheren Linalol-, einhergehend mit einem geringeren Estragol-Gehalt, herleitet. Die europäischen Öle sind dadurch zwar weniger „hart", dafür aber auch nicht so eindeutig in ihrer Wirkung.

Bergamotte (Citrus aurantium ssp. bergamiae)

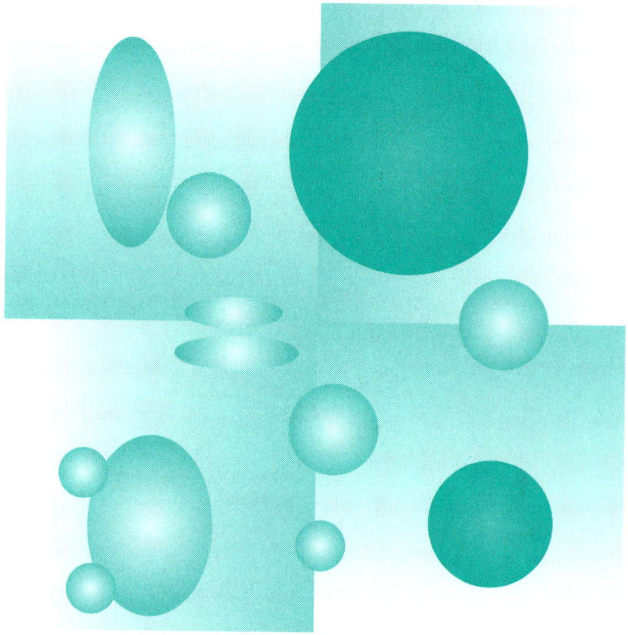

Hauptbestandteile:	Terpenkohlenwasserstoffe, Linalylacetat
Hauptwirkungen:	Beruhigend, ausgleichend
Gegenanzeigen:	Nicht auf die Haut auftragen, da phototoxisch

Die Wirkung des Bergamotteöls resultiert aus der Spannung zwischen Terpenkohlenwasserstoffen und Estern. Es erfrischt, entspannt und hilft bei Schlaflosigkeit.

Bitterorangen, Pomeranzen (Citrus aurantium)

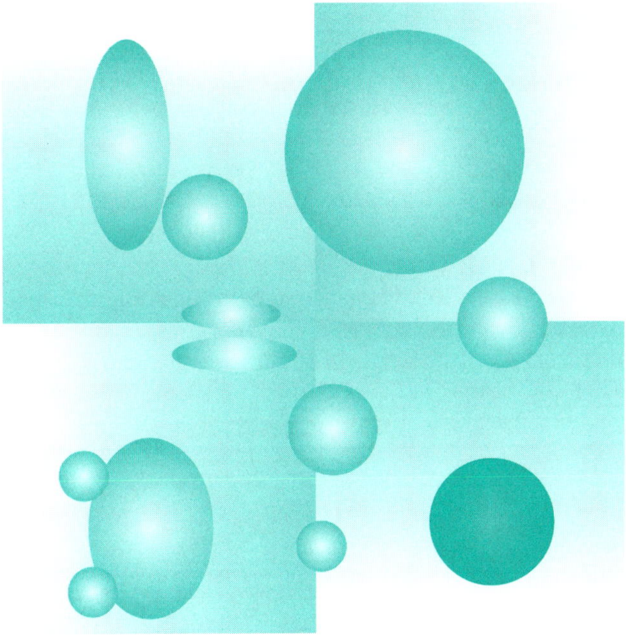

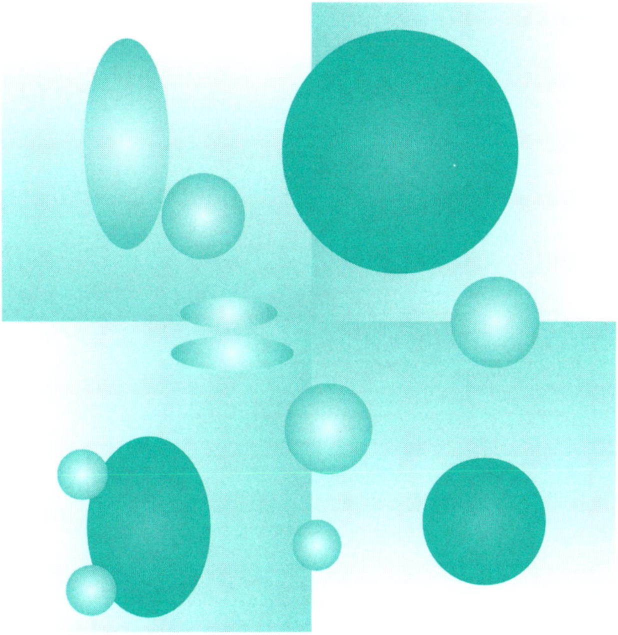

a) Schalen

Hauptbestandteile:	Limonen
Hauptwirkungen:	Beruhigend bei Nervosität
Gegenanzeigen:	Nicht auf die Haut auftragen, da phototoxisch

Der Baum mit den drei verschiedenen Ölen: Das Blütenöl, Neroli, ist allein durch seinen Duft – ein Tropfen aufgetragen auf Handgelenk oder Schläfen – ein gutes Mittel gegen Angstzustände und nervöse Depression. Das Öl der Blätter, Petigrain, wirkt ebenfalls ausgleichend auf das Nervensystem (siehe folgende Seite).
Das Öl der Fruchtschale, das Bitterorangenöl, wird als beruhigende Komponente in frischen Duftmischungen eingesetzt.

b) Blüten: Neroli

Hauptbestandteile:	Terpenkohlenwasserstoffe (30 %), Terpenalkohole (40 %), Ester (10–20 %)
Hauptwirkungen:	Löst Angstzustände
Gegenanzeigen:	Keine bei physiologischen Dosen

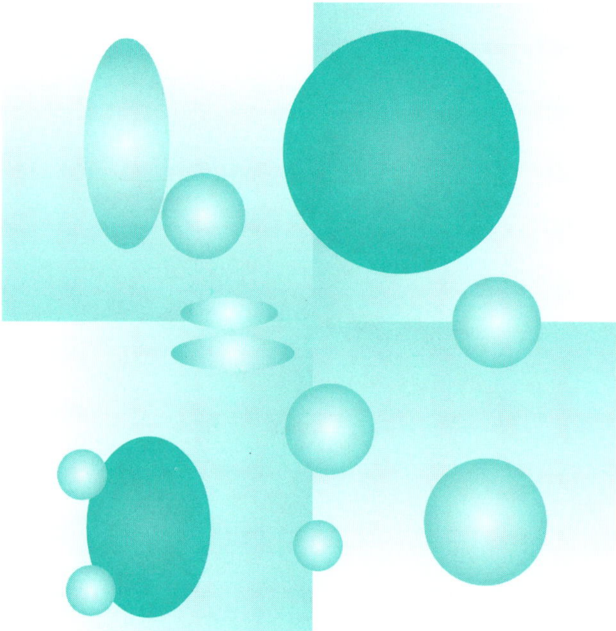

c) Blätter: Petitgrain

Hauptbestandteile:	Terpenalkohole, Linalylacetat
Hauptwirkungen:	Ausgleichend auf das vegetative Nervensystem
Gegenanzeigen:	Keine bei physiologischen Dosen

Calophyllum (Calophyllum inophyllum)

Hauptbestandteile:	Kein ätherisches Öl, sondern ein fettes Öl und daher von unterschiedlicher Zusammensetzung; enthält keine ätherisch wirksamen Bestandteile
Hauptwirkungen:	Stimuliert Phagozytose[4]
Gegenanzeigen:	Keine bei vorsichtiger Anwendung

Die Tatsache, daß wir bei diesem Öl nur den botanischen Namen zu seiner Kennzeichnung benutzen, da kein geläufiger deutscher Name zur Verfügung steht, zeigt, daß das Öl bislang weder in der konventionellen Medizin noch in Aromatherapiekreisen besonders bekannt ist. Dieses Öl wurde in Frankreich in die Aromamedizin eingeführt. Es ist kein ätherisches Öl, sondern ein interessanter Zwitter: ein aromatisches fettes Öl. Es wird durch Pressen aus den Früchten des *Calophyllum-inophyllum*-Baumes gewonnen. Es ist von blaugrüner Farbe, und sein Aroma ähnelt dem des Liebstöckel.

Das Calophyllumöl wird von den Menschen an den Küsten des Indischen Ozeans als ein Allheilmittel verwendet. Seine hauptsächliche Anwendung findet es als immunmodulierende Komponente in Hautpflegeprodukten, in welchen die phagozytosestimulierenden Wirkungen dieses Öls ausgenützt werden. Die Phagozytose[4] ist Bestandteil unseres Immunsystems und hat hier Reinigungs- und Eliminierungsfunktion, sie dient – vereinfacht – als „Müllabfuhr".

Die Anwendung dieses Öls ist immer dann ratsam, wenn Hauterkrankungen mit Bildung von Eiter einhergehen. In einer Mischung (zu gleichen Teilen) mit Ravensare aromatica stellt Calophyllumöl ein wirksames Mittel zur Behandlung der Gürtelrose dar.

Eisenkraut, Lemon verbena (Lippia citriodora)

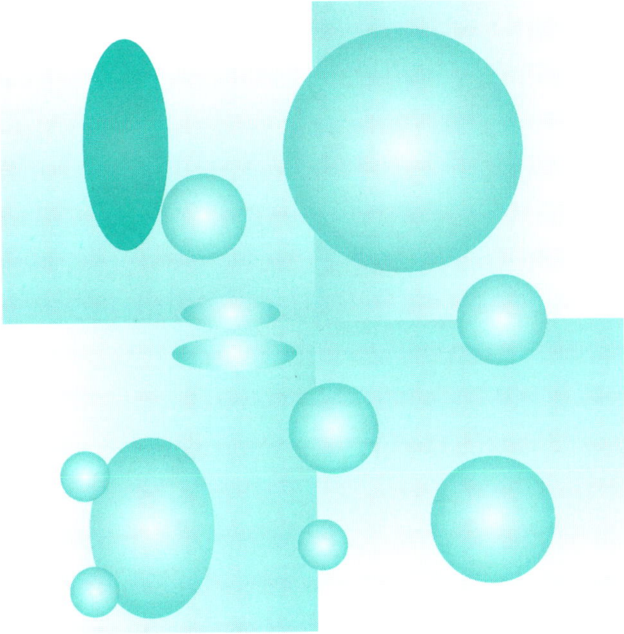

Hauptbestandteile:	Geranial, Neral (zusammen ca. 40%)
Hauptwirkungen:	Entzündungshemmend, beruhigend, antidepressiv
Besonderheit:	Komplexe Zusammensetzung, daher viele spezielle Wirkungen (siehe unten)
Gegenanzeigen:	Keine bei physiologischen Dosen; enthält Spuren von Furocumarin; kann auf der Haut photosensibilisierend wirken

Der angenehme Duft ist komplexer und weicher als der aller anderen Öle mit hohem Citralgehalt. Es wirkt stark auf der psychisch-hormonellen Ebene und wird als starkes entzündungshemmendes und beruhigendes Mittel sowie gegen Depressionen benutzt. In der Aromamedizin wird das Öl als Zusatzbehandlung bei Malaria, Multipler Sklerose und Hodgkinscher Krankheit eingesetzt.

Estragon (Artemisia dracunculus)

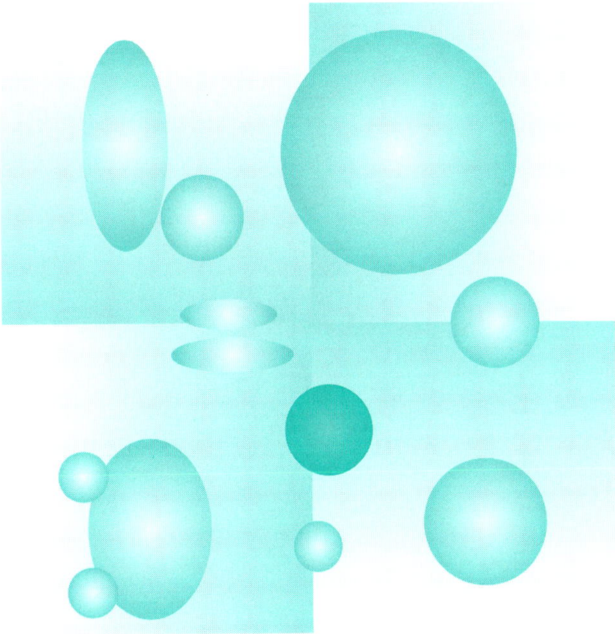

Hauptbestandteile:	Methylchavicol
Hauptwirkungen:	Krampflösend
Besonderheit:	Cumarine verstärken die krampflösende Wirkung
Gegenanzeigen:	Keine bei vorsichtiger Anwendung

Estragonöl hat den gleichen Bestandteil wie das exotische Basilikumöl, das Estragol. Darüber hinaus enthält es verschiedene hochaktive Cumarine mit medizinischen Namen wie Aesculetin, Herniarin, Scoparon und Scopoletin.

Wie Basilikum ist es von hoher antiviraler Wirksamkeit, aber sein ureigenstes Einsatzgebiet ist die Spasmophilie. Eingenommen oder äußerlich angewendet ist Estragon eines der stärksten krampflösenden Mittel in der Aromatherapie.

Eukalyptus (Eucalyptus spec.)

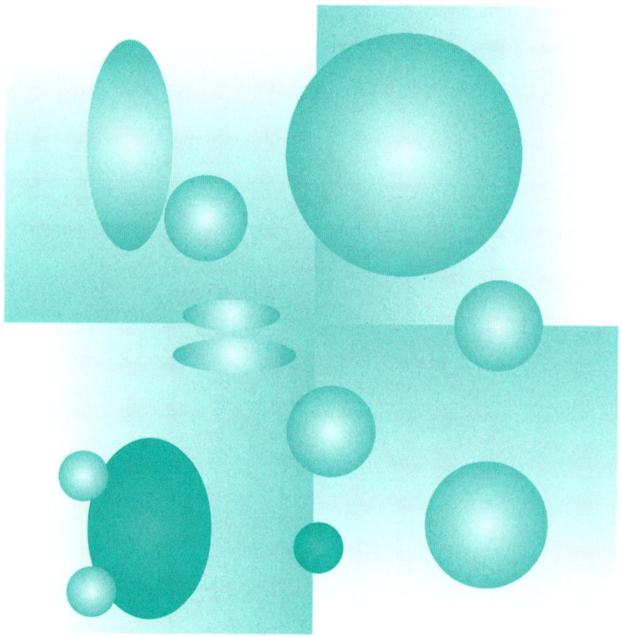

a) Eucalyptus radiata

Hauptbestandteile:	Terpenalkohole, Cineol
Hauptwirkungen:	Expektorierend, antiviral
Gegenanzeigen:	Keine bekannt

Die Zusammensetzung dieses Öls könnte von der Wunschliste eines Aromamediziners stammen, die es mit dem attraktiven Duft und einem relativ günstigen Preis zum Allzweck-Eukalyptusöl Nr. 1 macht. Die Kombination von Terpenalkoholen und Cineol ist zunächst besonders wirksam bei Husten, Schnupfen, Heiserkeit. Darüber hinaus enthält es acht Prozent Aldehyde, darunter Neral und Geranial, die dem Öl ein besonders breites Wirkungsspektrum (antiviral, expektorierend, entzündungshemmend) und einen für Eukalyptus ausgesprochen angenehmen Duft verleihen.

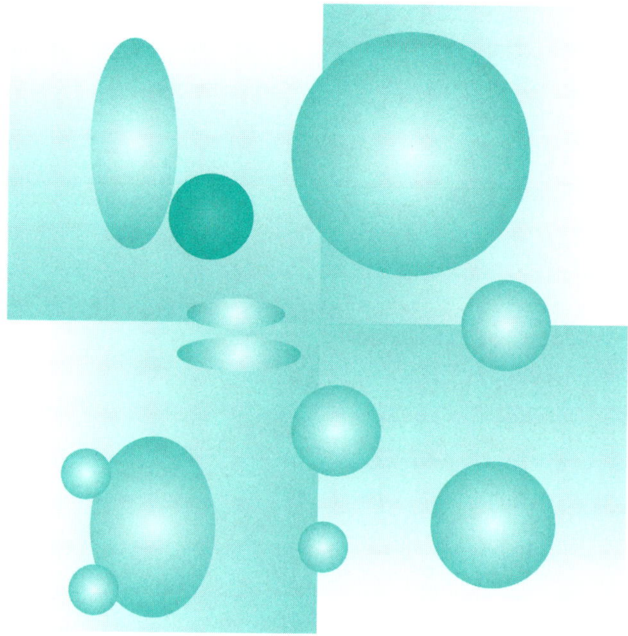

b) Eucalyptus dives

Hauptbestandteile:	Terpenkohlenwasserstoffe (30 %), Keton Piperiton (ca. 50 %)
Hauptwirkungen:	Schleimlösend
Gegenanzeigen:	Wegen des Ketongehalts nicht für Schwangere und Kinder unter 10 Jahren

Von diesem Öl ist in der Hauptsache der Typ Piperiton von Interesse. Es zeichnet sich durch seinen Gehalt von ca. 50 Prozent des relativ harmlosen Ketons Piperiton aus, was es – auch wegen des günstigen Preises – zu einem erschwinglichen schleimlösenden Mittel gegen Bronchitits macht. Vor allem in der Mischung mit Eucalyptus radiata entfaltet es seine volle Wirkung .

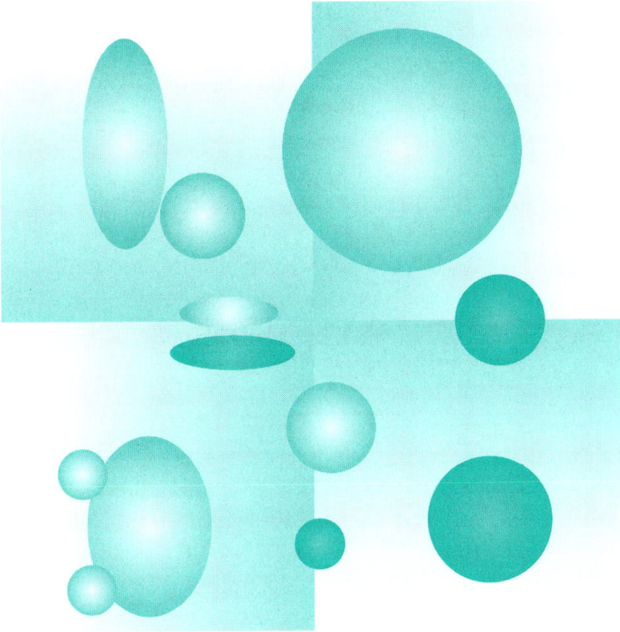

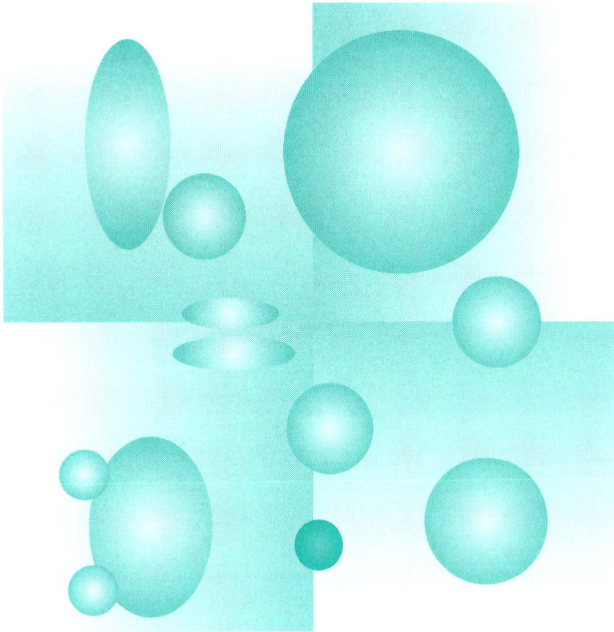

c) Eucalyptus globulus

Hauptbestandteile:	Bis zu 75 % Terpenkohlenwasserstoffe, Cineol, Sesquiterpene und -alkohole
Hauptwirkungen:	Expektorierend
Gegenanzeigen:	Nicht bei Kleinkindern anwenden

Eucalyptus globulus ist die wohl ursprünglich bekannteste Eukalyptusart. Das Öl hat einen eigenartig frischen Duft, der gleichzeitig leicht modrig anmutet, was von den enthaltenen Sesquiterpenen und verschiedenen Aldehyden herrührt. Wie E. radiata ist auch E. globulus ein gutes Expektorans und eignet sich zur Anwendung bei Erkältungssymptomen.

d) Eucalyptus polybractea

Hauptbestandteile:	Terpenoxid (Cineol)
Hauptwirkungen:	Expektorierend
Gegenanzeigen:	Keine bei vorsichtiger Anwendung

Wie die anderen Eukalyptusöle ist auch dieses ein wirksames Expektorans, das besonders zur Verbesserung der Raumluft mit dem Diffusor geeignet ist.

Geranium (Pelargonium odorantissimum)

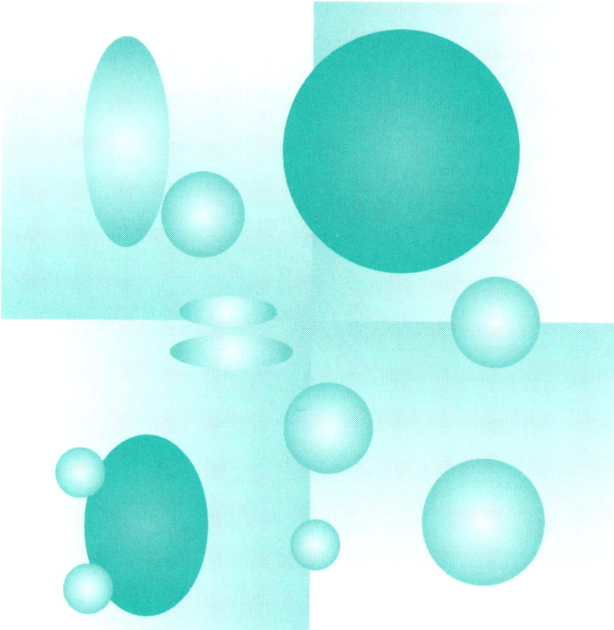

Hauptbestandteile:	Terpenalkohole (60–68 %), Ester (20–33 %)
Hauptwirkungen:	Allgemeines Tonikum, fungizid
Gegenanzeigen:	Keine

Geraniumöl kommt aus vielen verschiedenen Ursprungsländern. Es wird daher in vielen unterschiedlichen Zusammensetzungen angeboten, so daß auch seine Eigenschaften mehr oder weniger stark variieren. Darüber hinaus erklären die unterschiedlichen Destillationstechniken die verschiedenen Farbschattierungen von Braungelb bis Hellgrün, in denen das Öl angeboten wird. Der Duft des Geraniumöles erfreut sich breiter Beliebtheit. Dies rührt wohl auch daher, daß Geraniumöl wie Rosenöl Citronellol enthält. Dieser Alkohol und ein breites Spektrum verschiedener Ester geben dem Geraniumöl seinen angenehmen Charakter. Der tonisierende Effekt des Terpenalkohols kombiniert mit der entspannenden Wirkung der Ester bewirken, daß das Geraniumöl für jeden etwas anderes repräsentiert. Dem einen erscheint es antiseptisch, dem nächsten entspannend und dem dritten gar stimulierend.

Unabhängig von oder gerade wegen dieses etwas schillernden Charakters ist das Geraniumöl ein exzellenter Baustein für Massage- und Körperöle. Geraniumöl ist wegen des Gehaltes an verschiedenen Estern auch erstaunlich wirksam gegen *Candida albicans* (und andere Pilze), so daß es für die Hautpflege und eine ganzheitliche Hygiene besonders wertvoll ist.

Interessanterweise ist beim Geraniumöl die antimykotische Wirkung nicht wie bei vielen anderen Ölen mit einer antibakteriellen Wirkung gekoppelt, d. h. Geranie hält die Hefepilze in Zaum, ohne in die Bakterienflora direkt einzugreifen. Geraniumöl wirkt darüber hinaus blutstillend, es regt (bitterer Geschmack) die Bauchspeicheldrüsen- und die Leberfunktion an und lindert, äußerlich aufgetragen, Schmerzen in den Brüsten vor und während der Menstruation (10 ml Geraniumöl auf 100 ml Basisöl).

Grönlandmoos (Ledum grönlandicum)

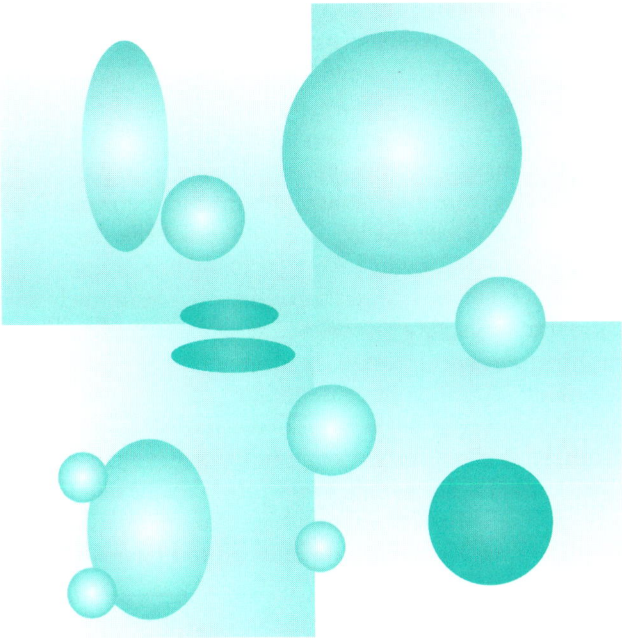

Hauptbestandteile:	Terpenkohlenwasserstoffe
Hauptwirkungen:	Leberentgiftend
Besonderheit:	Sesquiterpen-Keton Germacron
Gegenanzeigen:	Keine

Das Öl enthält aktive Sesquiterpen-Ketone. Es wird verwendet, um die Regenerierung der Leber zu stimulieren, und wirkt entgiftend auf Leber und Niere.

Inula graveolens

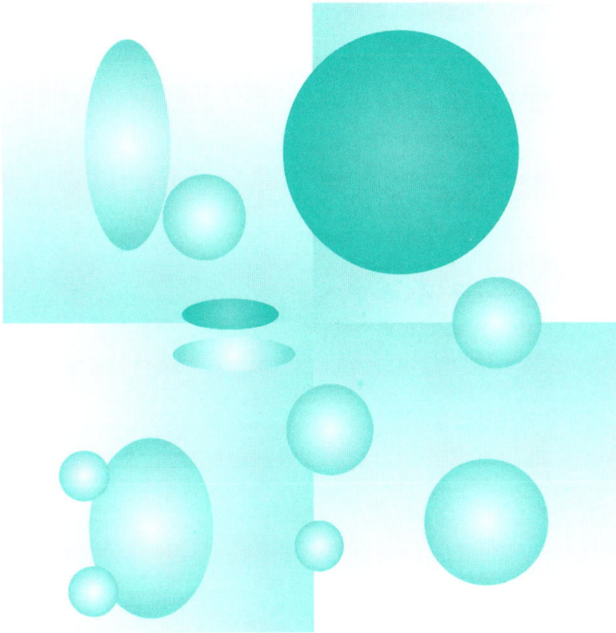

Hauptbestandteile:	Ester (Bornylacetat) 50%
Hauptwirkungen:	Schleimlösend, Herztonikum
Besonderheit:	Durch Sesquiterpenlactone stark schleimlösend
Gegenanzeigen:	Keine bei vorsichtiger Anwendung

Inula graveolens ist generell nur auf dem französischen Markt für sehr viel Geld und das auch nur in Jahren mit großerErnte.
Trotz der undurchsichtigen Lieferverhältnisse sei das Öl an dieser Stelle empfohlen, da es, einmal in kleiner Menge erworben, einen kaum zu überschätzenden Helfer bei Bronchitis-Erkrankungen darstellt. Das Öl ist so wirksam, daß eine vierköpfige Familie, korrekt angewendet, sicherlich nicht mehr als 5 ml im Jahr benötigt.

Worin liegt nun das Außergewöhnliche dieses Öls? Um es kurz zu machen: Es ist das stärkste schleimlösende (mucolytische) Mittel, das die Aromatherapie kennt.
Von diesem Öl mit seiner brillanten smaragdgrünen Farbe sind bislang nur die Hauptkomponenten bekannt. Es enthält Spuren von Lactonen, die, obwohl chemisch noch nicht identifiziert, darauf schließen lassen, daß sie pharmakologisch äußerst aktiv sind. Das Öl ist ausgesprochen effektiv, wenn es darum geht, Schleim zu verflüssigen. Die Wirkung ist so ausgeprägt, daß sie bereits bei Konzentrationen einsetzt, die man geruchlich nicht oder kaum bemerkt.
Die beste Methode der Anwendung besteht darin, es über Nacht mit einem Diffusor zu versprühen, und zwar so, daß der Ausstoß des Diffusors so gering wie möglich ist. Alternativ dazu gibt man einfach einen Tropfen des Öls auf das Kopfkissen.
Das Öl ist bestens gegen alle katarrhalen Erkältungskrankheiten der oberen Luftwege (Hals, Nase), gegen chronische Bronchitis und auch gegen Verkrampfungszustände geeignet.

Kamille, Deutsche und Römische

Die Diskussion in der Aromatherapie-Literatur über die Kamillenöle erfordert zunächst eine klare Definition, was als Kamillenöl benannt werden darf: Es sind nur zwei Öle auf dem Markt erhältlich, die korrekt als Kamillenöle bezeichnet werden können, nämlich die Deutsche Kamille *(Matricaria recutita)* und die Römische Kamille *(Anthemis nobilis)*. Andere Öle, die ebenfalls den Titel Kamille führen, tun dies, weil der Handel zu irgendeiner Zeit beschlossen hat, daß sich ein Öl, das ähnlich der Deutschen Kamille durch einen gewissen Gehalt an Chamazulen blau oder bläulich ist, besser verkauft, wenn man es als Kamille bezeichnet. Tatsache ist jedoch, daß Öle wie Ormenis mixta oder Tanacetum annuum (siehe Marokkanische Kamille) keine Kamillenöle sind.
Der Grund für diese Sprachverwirrung dürfte tatsächlich nur darin bestehen, daß speziell in Deutschland das Wort Kamille im kollektiven nationalen Unterbewußtsein mit so vielen Heilwirkungen besetzt ist, daß man beschlossen hat, diese Wertschätzung des Kamillenöls durch irreführende Assoziationen in klingende Münze umzusetzen. Wenn man jedoch die Heilwirkungen des Kamillenöls sucht, sollte man nur echte Kamillenöle verwenden, die tatsächlich von Kamillenpflanzen destilliert sind.
Die Deutsche Kamille und die Römische Kamille werden oft als ähnlich bzw. mehr oder weniger gleichwertig beschrieben, was auf die Ähnlichkeit der Pflanzen zurückzuführen ist. Für eine gezielte Anwendung in der Aromatherapie ist es jedoch vorteilhaft, sich der Unterschiede bewußt zu werden, die bei den Ölen deutlicher ausgeprägt sind als bei den alkoholischen oder wäßrigen Zubereitungen der Pflanzen.
Um die Sache weiter zu komplizieren, lassen sich bei der Deutschen Kamille mindestens vier (manche Autoren meinen fünf) Chemotypen unterscheiden. Es ist der (−)α-Bisabololtyp der all die Wunderdinge tut, die der

Deutschen Kamille zugeschrieben werden. Über diesen Chemotyp wurde am meisten geforscht und demzufolge ist es auch dieser Chemotyp, von dem das meiste gesicherte Wissen über pharmakologische Wirkungen vorliegt. Genaues Hinsehen beim Erwerb von Kamillenöl ist ratsam, da es meist die anderen Kamillentypen sind, die als Kamillenöl angeboten werden. Ein Anbieter des (–)α-Bisabololtyps macht sein Öl sicherlich stolz als solches kenntlich.

Deutsche Kamille (Matricaria recutita)

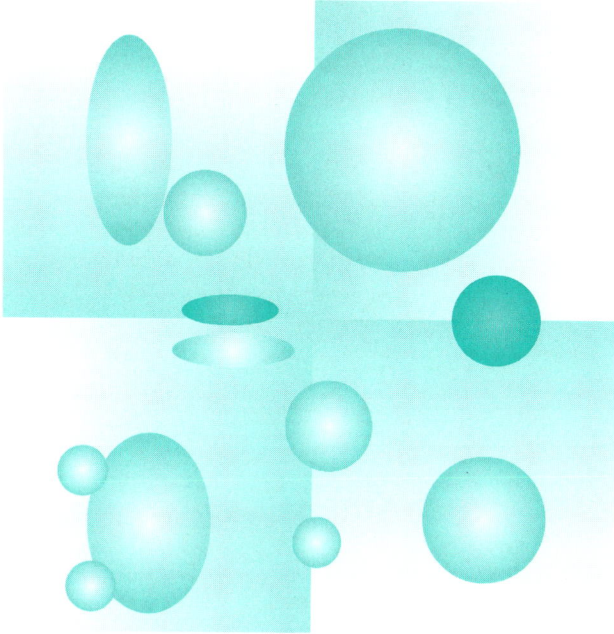

Hauptbestandteile:	Sesquiterpene, (–)α-Bisabolol, Chamazulen
Hauptwirkungen:	Entzündungshemmend, antiallergisch
Gegenanzeigen:	Keine

Die lange Liste der verschiedenartigen Anwendungen, die man in der Literatur zur Deutschen Kamille findet, ist beeindruckend ob der Vielfalt und gleichermaßen entmutigend wegen des Informationsüberflusses.
Deutsche Kamille typ (–)α-Bisabolol ist ein stark entzündungshemmendes Öl, das bei allen entzündlichen Prozessen auf der Haut die schnellste Wirkung zeigt. Akute Prozesse wie Verbrennungen oder allergische Ausschläge reagieren sofort auf die Behandlung mit Deutscher Kamille. Bei typischen Verbrennungen, wie man sie sich am Küchenherd zuzieht, bietet sich die

Gelegenheit, die erstaunliche Wirkung dieses Öls zu studieren. Ein bis zwei Tropfen Kamillenöl auf die Verbrennung, ein Stück Eis, und am nächsten Morgen ist keine Spur von Verbrennung mehr festzustellen. Ebenso beeindruckend ist häufig die Wirkung bei Ausschlägen allergischer Natur.
Selbstverständlich ist das Öl auch bei all den anderen Indikationen, die die Literatur nennt, einsetzbar. Das Öl der Deutschen Kamille ist ganz besonders anwenderfreundlich, da es absolut nicht toxisch ist und im Notfall problemlos unverdünnt eingesetzt werden kann.

Römische Kamille (Anthemis nobilis)

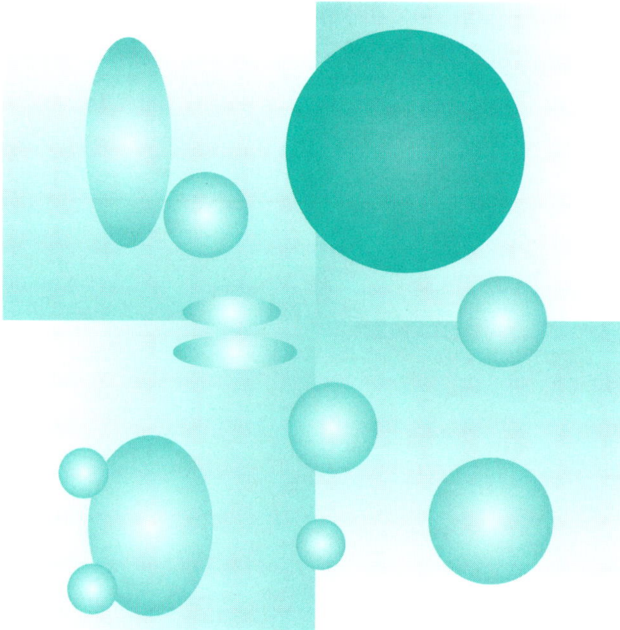

Hauptbestandteile:	Ester 80 %
Hauptwirkungen:	Krampflösend; beruhigende Wirkung auf das zentrale Nervensystem, auch bei Schock
Gegenanzeigen:	Keine bei physiologischen Dosen

Ganz anders als bei der Deutschen Kamille sind es bei der Römischen Kamille die Ester verschiedener, sonst nicht oft in ätherischen Ölen gefundener Säuren, die den Charakter des Öles prägen.
Es wirkt bereits in geringsten Konzentrationen entspannend und beruhigend, sei es für sich allein oder in Kombination mit anderen Ölen. Darüber hinaus löst es Spasmen (Krämpfe) und hilft über (nervöse) Schocksituationen hinweg. In solchen Fällen ist es dann auch erlaubt, einige Tropfen Römisches Kamillenöl unverdünnt über dem Sonnengeflecht (Solarplexus) einzumassieren.

Karotte (Daucus carota)

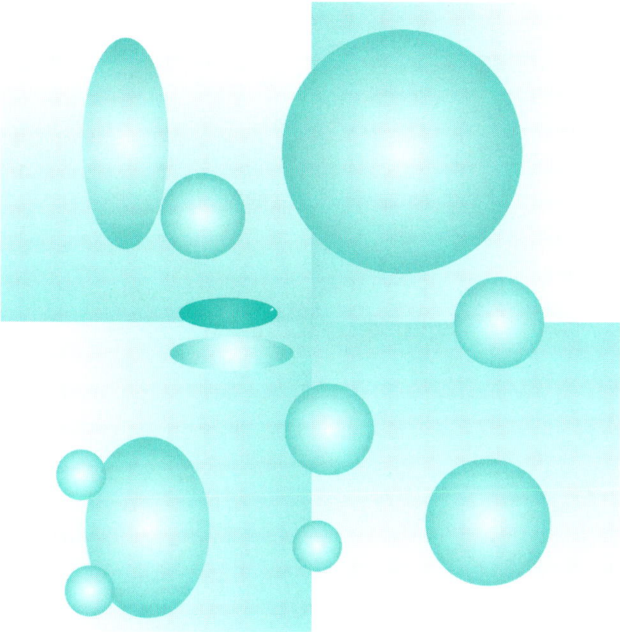

Hauptbestandteile:	Sesquiterpenkohlenwasserstoffe (10 %), Sesquiterpenalkohol Carotol (50 %)
Hauptwirkungen:	Leberregenerierend
Gegenanzeigen:	Keine bekannt

Karottensamenöl wird wegen seines aktiven Sesquiterpenalkoholgehalts (50% Carotol) eingesetzt, um die Regenerierung der Leberzellen anzuregen. Es belebt trockene und fahle Haut.

Khellakraut (Ammi visnaga)

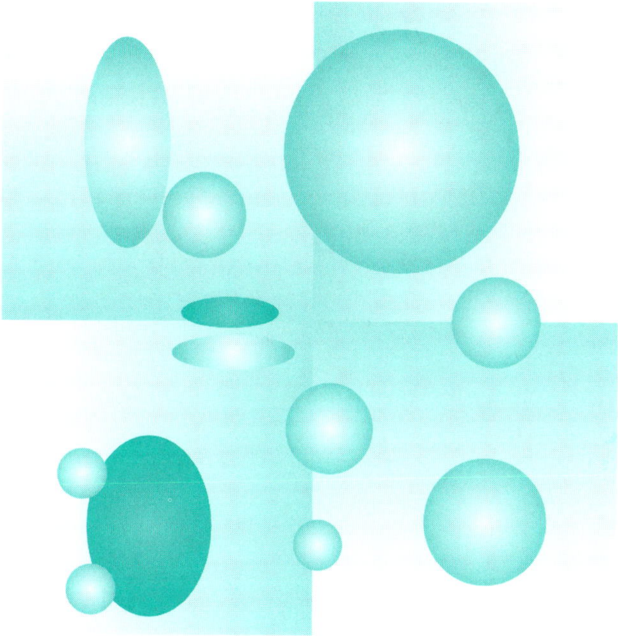

Hauptbestandteile:	Terpene (Visnadin, Khellin), Terpenalkohole (Khellol, Linalol)
Hauptwirkungen:	Erweitert die Herzkranzgefäße; bei Asthma und Heuschnupfen wirkt es entkrampfend auf die glatte Muskulatur der Bronchien
Besonderheit:	Enthält Cumarine und abgeleitete Verbindungen
Gegenanzeigen:	Nicht auf der Haut anwenden, da phototoxisch

Das Öl wirkt gefäßerweiternd, insbesondere im Bereich der Herzkranzgefäße, der Bronchien und der ableitenden Harnwege. Es wird bei Asthma sowie bei Leber- und Nierenkoliken angewendet.

Koriander (Coriandrum sativum)

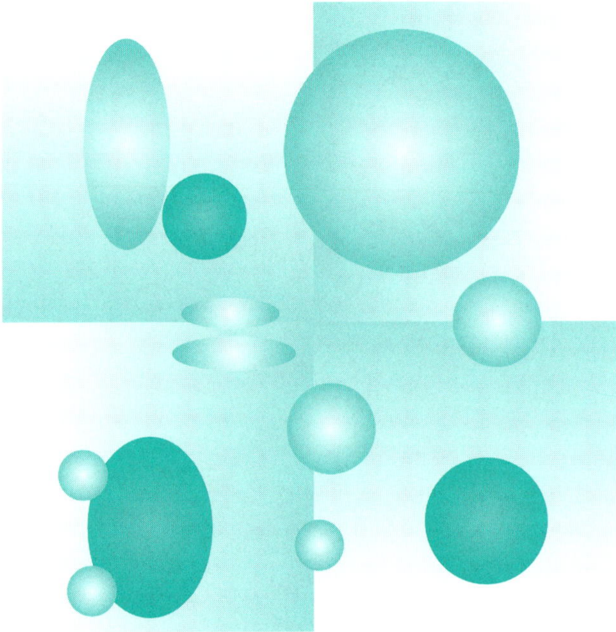

Hauptbestandteile:	Terpenalkohole (bis zu 80%, hauptsächlich Linalol)
Hauptwirkungen:	Verdauungsfördernd, stärkend, leicht euphorisierend
Besonderheit:	Cumarine und Furocumarine
Gegenanzeigen:	Keine bekannt

Das Öl wirkt aufgrund des hohen Linalolgehalts stärkend und tonisierend. Daneben finden sich eine Reihe von Cumarinverbindungen, die im Zusammenspiel mit Linalol dem Öl gelegentlich eine leicht euphorisierende Wirkung verleihen.

Lavendel (Lavandula angustifolia)

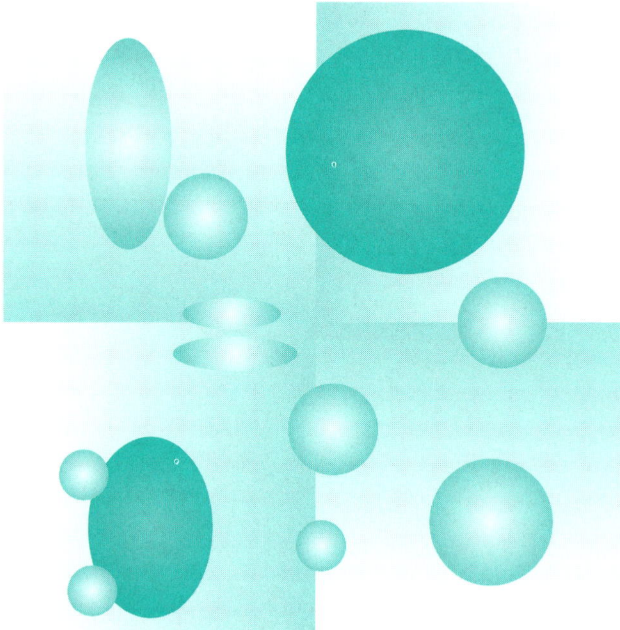

Hauptbestandteile:	Linalol und Linalylacetat
Hauptwirkungen:	Ausgleichend, spannungslösend, schmerzlindernd
Gegenanzeigen:	Keine bei physiologischen Dosen

Lavendel gibt es in verschiedenen Erscheinungsformen. Je nach Ursprung und Höhenlage seines Standortes verändert er seine Zusammensetzung beträchtlich. Die in Frankreich vorkommenden Lavendelsorten haben generell einen besonders hohen Estergehalt, für den sie auf der ganzen Welt bei Parfümeuren geschätzt werden. Es wurde daher zur üblichen Praxis, den Ester Linalylacetat zuzusetzen, um den vorgeschriebenen Gehalt von mindestens 40 Prozent zu erreichen.

Eigentlich sollte man immer ein kleines Fläschchen mit Lavendelöl in der Tasche mit sich führen, wirkt es doch bei Verbrennungen schiere Wunder. Es ist auch bestens geeignet, juckende Mückenstiche zu beruhigen, es heilt kleine Schnitte, wie man sie sich an scharfen Papierbögen zuzieht, und hält die Haut generell in einem gesunden Gleichgewicht. Eine interessante Wirkung des Lavendels ist auch seine normalisierende Wirkung auf die Blutzucker-Bereitstellung der Leber. Ein oder zwei Tropfen, 15 Minuten vor dem Essen eingenommen, reduzieren den Appetit spürbar.

Das Öl aus Kroatien, das als Lavendel bezeichnet wird, aber aus dort heimischen Hybriden destilliert wird, ist für viele Zwecke der Aromatherapie genauso oder sogar besser geeignet. Dieses Öl mit beachtlichem Gehalt an Borneol und Terpinen-4-ol hat im Vergleich zum Lavandula angustifolia aus Frankreich leicht veränderte, nämlich stärker antiseptische Qualitäten. Er ist sehr gut geeignet zur Behandlung infizierter Haarfollikel und ähnlicher Kleinigkeiten (Pickel, Mitesser, leichte Formen der Akne).

Wenn es darum geht, ätherische Ölmischungen zu komponieren, zeigt Lavendel eine ganz besondere Qualität. Er führt die Düfte verschiedenen Ursprungs zueinander. Mischungen duften harmonischer, wenn ihnen eine kleine Menge Lavendel zugesetzt wird.

Speik-Lavendel (Lavandula latifolia)

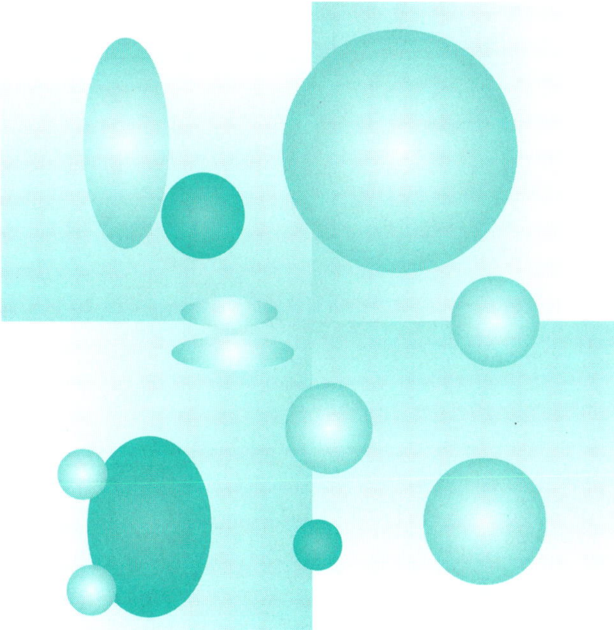

Hauptbestandteile:	Terpenoxid (Cineol), Terpenalkohole, Terpenketon (Campher)
Hauptwirkungen:	Expektorierend, antiviral
Gegenanzeigen:	Abhängig vom Kampfergehalt. Schwangere und Kinder sollten bei Unsicherheit darüber das Öl nicht oder nur sehr vorsichtig verwenden.

Speik-Lavendel ist ein „praktisches“ Öl: Im Duft längst nicht so fein wie der echte Lavendel ist Speik aufgrund seines Gehaltes an Campher und Cineol ausgesprochen nützlich bei Erkältungskrankheiten. Am wirkungsvollsten wird er zusammen mit Thymian typ linalol als expektorierendes und antivirales Mittel zum Einreiben eingesetzt (siehe Seite 122). In der Hautpflege wird er als mildes, aber dennoch effektives Antiseptikum verwendet.

Lorbeer (Laurus nobilis)

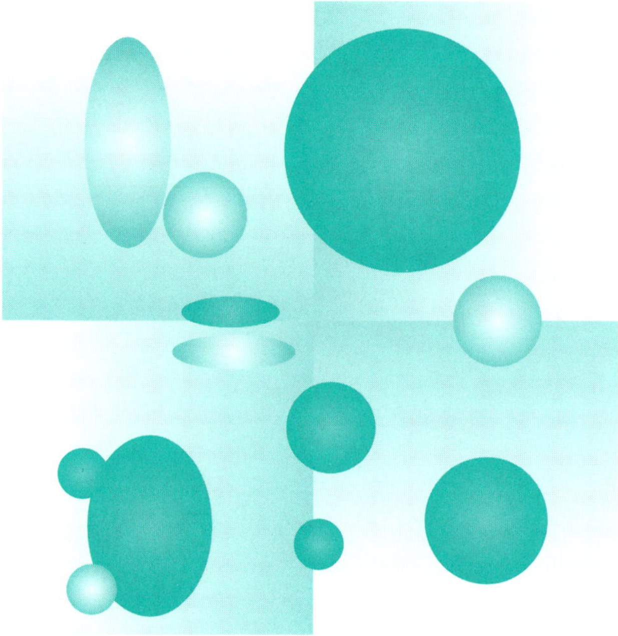

Hauptbestandteile:	Cineol, Ester, Terpenalkohole, Eugenol
Hauptwirkungen:	Antiinfektiös, ausgleichend für das vegetative Nervensystem
Gegenanzeigen:	Keine bekannt. Sollte aber äußerlich nur moderat angewendet werden, um eine Sensibilisierung zu vermeiden

Die Zusammensetzung des Lorbeeröls, besonders des europäischen, ist ausgesprochen vielschichtig. Komponenten aus fast allen der zwölf besprochenen Hauptgruppen finden sich im Lorbeeröl, was die außerordentlich breitgefächerten positiven Wirkungen des Öls erklärt. Lorbeer ist in der griechischen und römischen Mythologie das Symbol des Sieges.

Das ätherische Öl des *Laurus nobilis* kommt in verschiedenen Variationen vor. Die Öle aus Nordafrika haben ein Aroma, das wegen eines relativ hohen Cineolgehaltes etwas an Eukalyptus erinnert. Sie sind für die Nutzung in der Aromatherapie jedoch zweitrangig. Die Öle aus Italien, Frankreich und dem ehemaligen Jugoslawien haben ein wesentlich feineres Aroma, einen geringeren Cineolgehalt (ca. 35 Prozent) und ihr Duft erinnert an den Lorbeer, den wir als Küchengewürz kennen. Diese fein duftenden Lorbeeröle aus dem nördlichen Mittelmeerraum werden in der Aromatherapie bevorzugt verwendet.

Obwohl es eigentlich keine streng wissenschaftlichen Untersuchungen über die medizinischen Wirkungen des Lorbeeröls gibt, ist sein positiver Effekt auf das Lymphsystem unbestreitbar. Verreibt man ein paar Tropfen Lorbeeröl auf geschwollenen Lymphknoten, erzielt man schnell eine spürbare Erleichterung. Die positive und angenehme Wirkung dieses Öls ist so deutlich und so stark, daß meist eine einmalige Anwendung genügt, um auch die größten Zweifler zu überzeugen.

Eine Abwandlung dieser Anwendung besteht darin, das Lorbeeröl in der Sauna zu benutzen: Verreibt man einige Tropfen Lorbeeröl, nachdem man schon eine gewisse Zeit in der Sauna verbracht hat, über den Lymphknoten und dem Solarplexus, spürt man schnell die sanfte und angenehme Wirkung auf der Haut. Die Stimulation ist sanft, aber man fühlt sich gestärkt.

Aber Vorsicht: Zu häufige Anwendung des Lorbeeröls auf der Haut und auch die Anwendung über längere Zeiträume können, wohl aufgrund eines geringen Gehaltes an Sesquiterpenlactonen, eine gewisse Sensibilität und Reizbarkeit erzeugen. Wie mit allem ist ein gesundes Mittelmaß der Schlüssel zum Erfolg. Für den gesunden Körper stellt die Anwendung des Öls einmal pro Woche eine wirksame präventive Maßnahme dar. In Grippe-Zeiten kann das Öl durchaus öfter benutzt werden. Nach dem Abklingen der Erkrankung sollte jedoch eine Pause eingelegt werden.

Majoran (Origanum majorana)

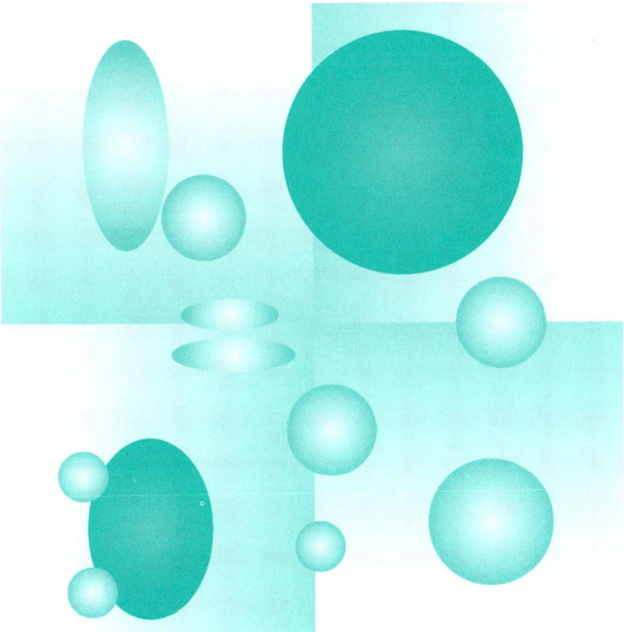

Hauptbestandteile:	Terpenalkohol (Terpin-4-ol), Terpenester
Hauptwirkungen:	Antiinfektiös, krampflösend
Besonderheit:	Gegen Keuchhusten
Gegenanzeigen:	Keine bei physiologischen Dosen

Majoranöl ist einzigartig in der Zusammensetzung aus entspannenden und krampflösenden Estern mit einem beträchtlichen Gehalt von ca. 25 Prozent an Terpin-4-ol. Dieser Alkohol macht auch das Teebaumöl zu einem hervorragenden antiseptischen Mittel.
Der Einsatz des Majoranöls erstreckt sich daher vom Ersatz für das Teebaumöl – sollte man einmal des strengen Geruchs des Teebaumöls müde werden – bis hin zu Anwendungen, in denen gerade seine spezielle Kombination von Eigenschaften am wirkungsvollsten ist. Es wird bei Keuchhusten (siehe Seite 136) angewandt, bei akuter Bronchitis mit begleitendem Husten und bei Beschwerden im Umfeld des Asthmaproblems, bei denen der speziell krampflösende Effekt von großem Nutzen ist. (Vorsicht bei der Behandlung von Asthma mit ätherischen Ölen, siehe Seite 148) Die Anwendung von Majoranöl erfolgt auf der Haut oder durch Einnehmen.
Vorsicht: Ein anderes Öl von einer anderen Pflanzengattung, nämlich Thymus mastichina, wird ebenfalls unter dem Namen Majoran oder Wilder Majoran oder auch Spanischer Majoran in den Handel gebracht. Dieses Öl sollte nicht mit dem oben beschriebenen echten Majoranöl verwechselt werden, da seine Zusammensetzung und seine Eigenschaften in weiten Bereichen von dem echten Majoranöl abweichen.

Mandarine (Citrus reticulata)

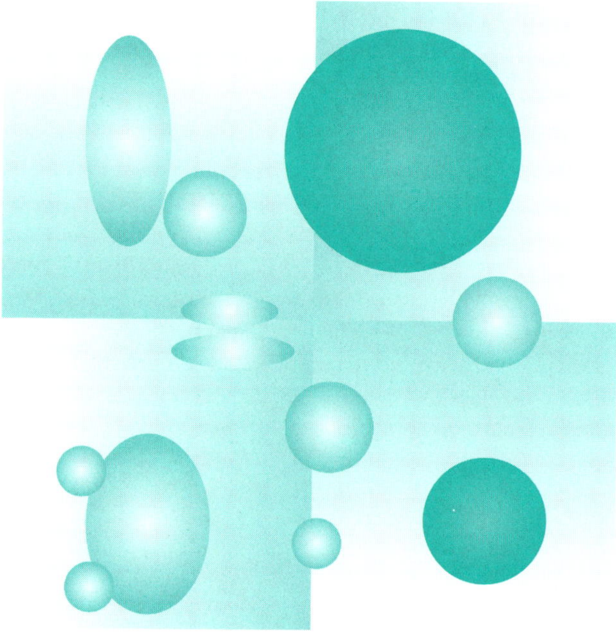

Hauptbestandteile:	Terpenkohlenwasserstoffe, vor allem Limonen
Hauptwirkungen:	Löst Angstzustände
Besonderheit:	Ester der Anthranilsäure
Gegenanzeigen:	Kann auf der Haut phototoxisch wirken

Der Duft der Mandarine ist süß und bonbonähnlich. Der Gehalt an hochgradig sedativem Anthranilsäureester macht dieses Öl zur ersten Wahl für die Anwendung bei Kindern, die unter Angst, Nervosität oder Streß leiden. Mandarinenöl kann sowohl zur Raumbeduftung als auch innerlich angewendet werden.
Das Öl der Tangerine ist dem der Mandarine im Duft sehr ähnlich, enthält aber keine Anthranilsäureester und hat deswegen nicht die sedative Wirkung des Mandarinenöls und auch nicht die Fluoreszenz, die beim Mandarinenöl zu beobachten ist.

Mandarinen-Petitgrain (Citrus reticulata ssp. reticulata)

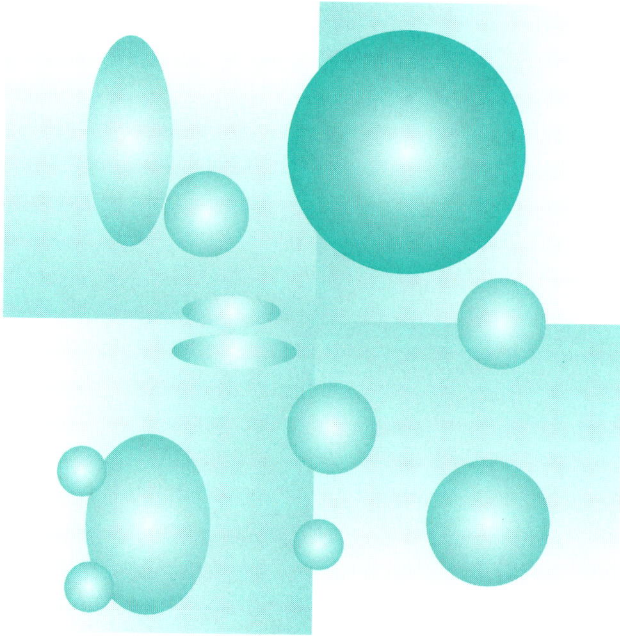

Hauptbestandteile:	Ester (Methylanthranilat)
Hauptwirkungen:	Stark entspannend
Gegenanzeigen:	Keine bekannt

Bei diesem Öl aus den Blättern des Mandarinenbaumes steht vor allem die beruhigende und streßlösende Wirkung im Vordergrund, die so stark ist, daß es sogar in kleinen Mengen (ein bis fünf Prozent der Gesamtmischung) als Beigabe zu anderen beruhigenden Ölen den sedativen Effekt einer Komposition drastisch verstärkt.

Marokkanische Kamille (Tanacetum annuum)

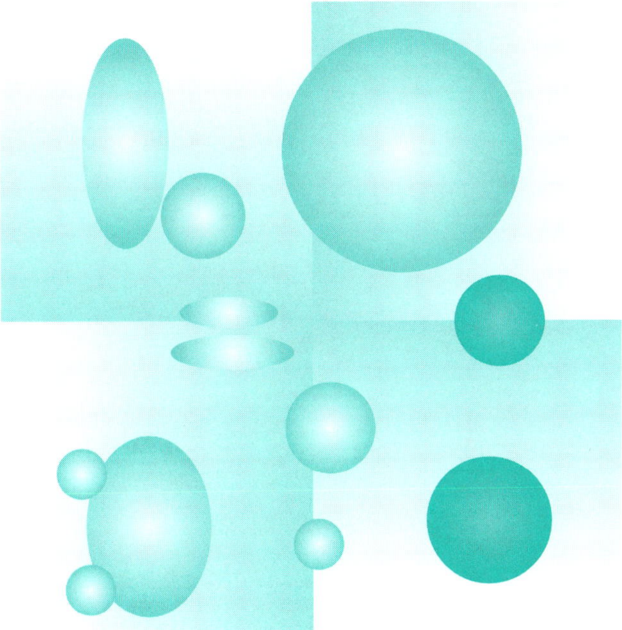

Hauptbestandteile:	Monoterpene (Limonen, Azulen)
Hauptwirkungen:	Entzündungshemmend (insbesondere auf der Haut), antiallergisch, antiasthmatisch (insbesondere bei Asthma-Anfällen)
Gegenanzeigen:	Keine bekannt

Das Öl fällt nicht nur durch seine blaue Färbung – bedingt durch den hohen Azulengehalt – auf, es besticht auch durch seinen süßen, aromatischen Duft. Dieses Öl ist ein unverzichtbarer Bestandteil für alle Kompositionen, die auf verbrannte, sonnenverbrannte oder auf andere Weise entzündete oder geschädigte Haut aufgetragen werden. Es ist ebenso unverzichtbar, um allergische Reaktionen zu lindern. Das Öl wird am effektivsten äußerlich oder in Form von Inhalationen angewendet, indem man einige wenige Tropfen des Öls zu 5 oder 10 ml einer Mischung zugibt (siehe Seite 136).

Mastix (Pistacius lentiscus)

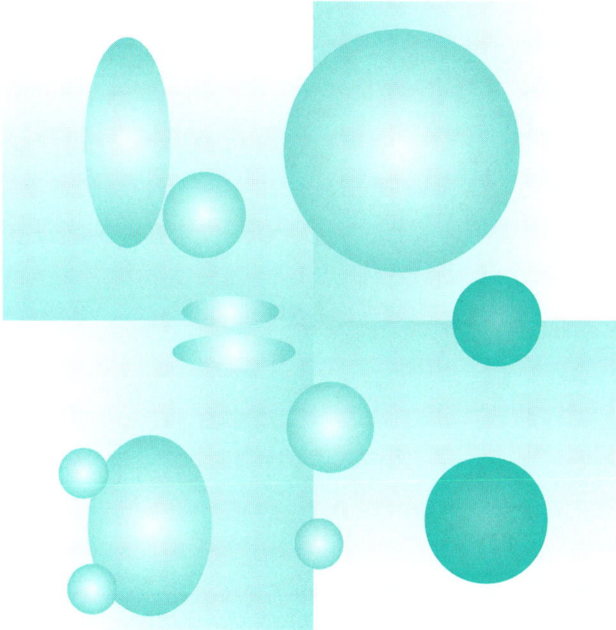

Hauptbestandteile:	Terpen- und Sesquiterpenkohlenwasserstoffe
Hauptwirkungen:	Löst Stauungen in den Bereichen der Venen, Lymphe etc.
Gegenanzeigen:	Keine bekannt

Mastixöl wird aus dem Harz des Mastixbaumes hauptsächlich auf Kreta destilliert. In der Aromatherapie wird seine zusammenziehende Wirkung speziell bei Krampfadern geschätzt.

May Chang (Litsea cubeba)

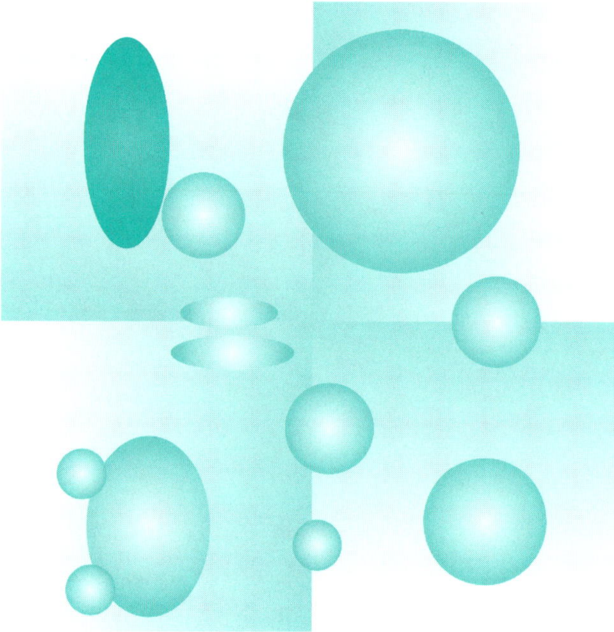

Hauptbestandteile:	Terpenaldehyde (Geranial, Neral, zusammen ca. 75 %)
Hauptwirkungen:	Beruhigend, entzündungshemmend
Gegenanzeigen:	Keine bei vorsichtiger Anwendung

Litsea cubeba wird wegen seines hohen Citralgehalts geschätzt, weswegen es aber normalerweise nur in Kombination mit anderen Ölen angewandt wird. Durch seinen sehr erfrischenden Duft ist es der perfekte geruchliche Aufheller. Wenn die antiviralen und regenerierenden Kräfte des Citrals gefragt sind, ist dieses Öl die preisgünstigste Lösung.

Melisse (Melissa officinalis)

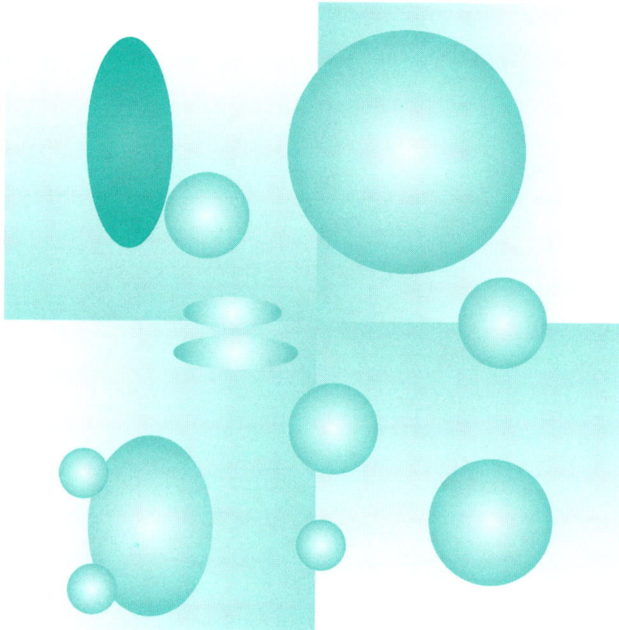

Hauptbestandteile:	Terpenaldehyde (Neral, Geranial)
Hauptwirkungen:	Depressionen, nervöse Schwäche und Schlaflosikeit
Gegenanzeigen:	Keine bei physiologischen Dosen

Die Art und Weise, wie die Melisse bzw. das Öl der Melisse eine sehr gute antivirale Komponente mit einer sanften und gleichzeitig starken Kraft zu Beruhigung verbindet, läßt an die Quadratur des Kreises denken. In seiner Komplexität, Kraft und Sanftheit illustriert das Melissenöl in perfekter Weise, wie die Natur die Eindimensionalität der synthetischen Medizin-Präparate immer wieder aufs neue übertrifft.

Das Öl der Melisse scheint eines der stärksten antiviral wirkenden Mittel der Aromatherapie zu sein. Mit wenigen äußerlichen Anwendungen des Öls auf den befallenen Hautflächen kann ein Herpesausbruch beendet und die Bläschen können ausgetrocknet werden.
Spuren des Öls an den Schläfen leicht eingerieben, lindern Kopfschmerzen erheblich. Der sedative und der entzündungshemmende Effekt des Öls läßt sich äußerlich ebenfalls in vielen anderen Fällen ausnutzen (siehe Seite 128). Es ist ratsam, das Öl für diese Zwecke in sehr geringer Konzentration einzusetzen. Man vermischt dazu am besten Melissenöl mit einem Basisöl im Verhältnis 1 : 100. Auch ein geringerer Anteil Melissenöl bringt noch gute Ergebnisse.

Myrrhe (Commiphora molmol)

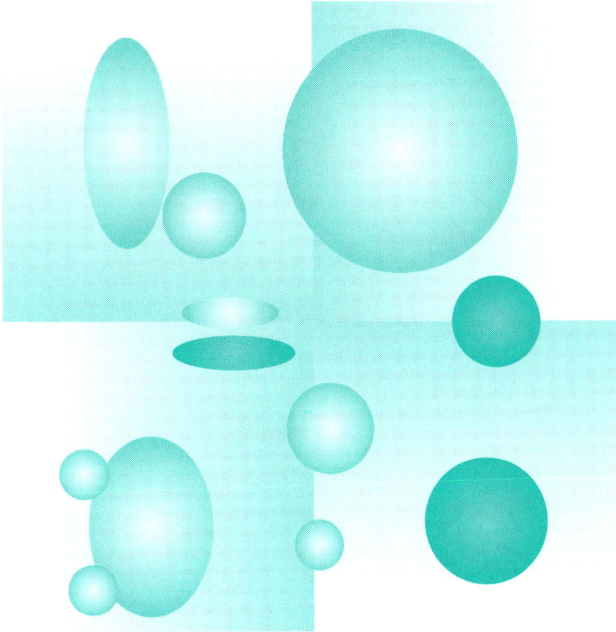

Hauptbestandteile:	Terpenkohlenwasserstoffe, Sesquiterpene
Hauptwirkungen:	Entzündungshemmend, antiviral
Besonderheit:	Sesquiterpenether
Gegenanzeigen:	Keine bekannt

Myrrhe wirkt antiviral und entzündungshemmend. Es wird vor allem bei Durchfall angewendet, aber auch als Mundwasser in der Zahnpflege.

Grüne Myrte (Myrtus communis)

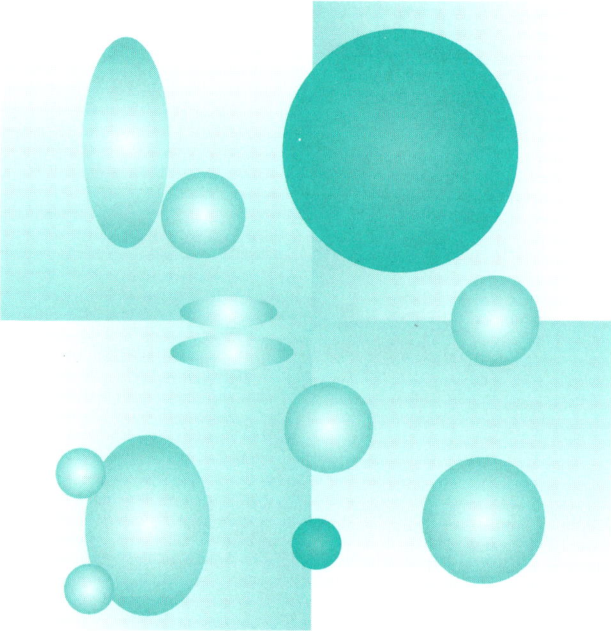

Hauptbestandteile:	Monoterpenoxid (Cineol)
Hauptwirkungen:	Expektorierend
Besonderheit:	Wegen Estern, Aldehyden, Lactonen Anwendung bei Verspannungen und Schlaflosigkeit
Gegenanzeigen:	Keine

Das Öl der Pflanze *Myrtus communis* unterscheidet sich in seiner Zusammensetzung, je nachdem ob es im südlichen oder nördlichen Mittelmeerbereich gewonnen wird. Myrtenöle aus Nordafrika zeigen generell eine mehr oder weniger braune oder rotbraune Farbe und enthalten den Ester Myrtenylacetat. Das Öl, das aus *Myrtus communis* auf der Insel Korsika gewonnen wird, zeichnet sich durch seine brillante grüne Farbe und den hohen Gehalt an 1,8-Cineol aus. Das grüne Öl aus Korsika läßt die Herzen aller Aromatherapie-Enthusiasten höher schlagen. Es wird offensichtlich nicht industriell verwendet und daher exklusiv für den Aromatherapie-Bereich produziert, wo es zu einem hohen, aber fairen Preis in genuiner Qualität erhältlich ist.

Das grüne Myrtenöl hat einen erstaunlich entspannenden Effekt, wenn es direkt inhaliert wird. Es wird auch als sanfte, nicht irritierende Komponente in Hautpflegekompositionen eingesetzt, in denen es seine regenerierende, straffende und antiallergische Wirkung am besten entfaltet. Darüber hinaus verleiht es diesen Kompositionen seinen sehr eleganten Duft.

Eine andere bevorzugte Anwendung dieses Öls liegt in der Behandlung von Heuschnupfen (siehe Seite 138). Es empfiehlt sich vor allem dann, wenn ein Patient bereits des öfteren Eucalyptus radiata oder verschiedene Nadelöle angewendet hat und sich nach Abwechslung in Duft und Wirkung sehnt.

Myrten-Hydrosol (Myrtenwasser)

Das Myrtenwasser ist das nützlichste aller ätherischen Ölhydrosole, da es uns erlaubt, einen Bereich abzudecken, den wir mit ätherischen Ölen nicht behandeln können: die Augen. Da das Medium der Augen wäßrig ist, wird von der Anwendung ätherischer Öle im Augenbereich ganz abgeraten, da Irritationen die Folge sind.
Daraus folgt auch die nachstehende, oft nicht beachtete Verhaltensregel zur Behebung von solchen Reizungen: Wenn es doch einmal vorkommt, daß ein kleiner Spritzer eines ätherischen Öls unglücklicherweise ins Auge gelangt, tränkt man ein sauberes Tuch oder Papiertuch mit fettem Öl – wie Mandel- oder Olivenöl – und wischt damit über die Augenlider. Das Einbringen einer fetten Phase zieht das lipophile (fettliebende) ätherische Öl wirksamer aus dem Augenbereich heraus als Spülen mit Wasser oder ähnliche Maßnahmen.
Myrtenwasser eignet sich vorzüglich zur Behandlung aller Formen von entzündlichen Vorgängen in den Augen, wobei man das Myrtenwasser auf das Augenlid oder direkt in das Auge sprüht. Der ungeübte Anwender sprüht das Myrtenwasser auf die geschlossenen Augen und versucht dabei ein wenig zu blinzeln. Wiederholtes Sprühen bewährt sich hervorragend bei Bindehautentzündungen, allergischen Reaktionen und allen entzündlichen Vorgängen im Auge.
Das Myrtenwasser sollte nicht über das vom Hersteller angegebene Verfallsdatum hinaus verwendet werden.

Narde (Nardostachys jatamansii)

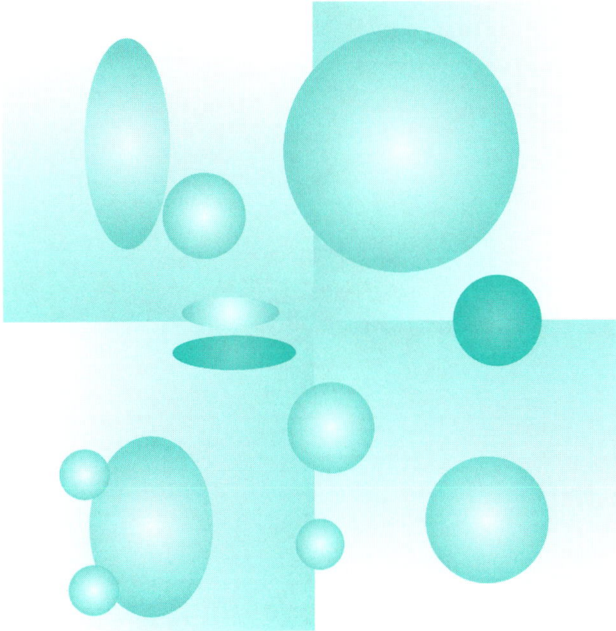

Hauptbestandteile:	Sesquiterpene, Sesquiterpenalkohole und -ketone
Hauptwirkungen:	Sedativ
Gegenanzeigen:	Keine bekannt

Ein Öl, das überwiegend aus beruhigenden Komponenten zusammengesetzt ist. Es enthält ausschließlich Sesquiterpen-Verbindungen, darunter auch Valeranol, Valerenal und vor allem Valeranon, die für die beruhigende Wirkung verantwortlich sind.
Die äußerliche Anwendung des Öls, über dem Herzen und dem Sonnengeflecht eingerieben, hat eine beruhigende Wirkung. Das Öl hat einen deutlichen Bezug zur Haut und es ist eines der wenigen Öle, das mit einem gewissen Erfolg gegen Schuppenflechte eingesetzt wird.

Nelke (Eugenia caryophyllata)

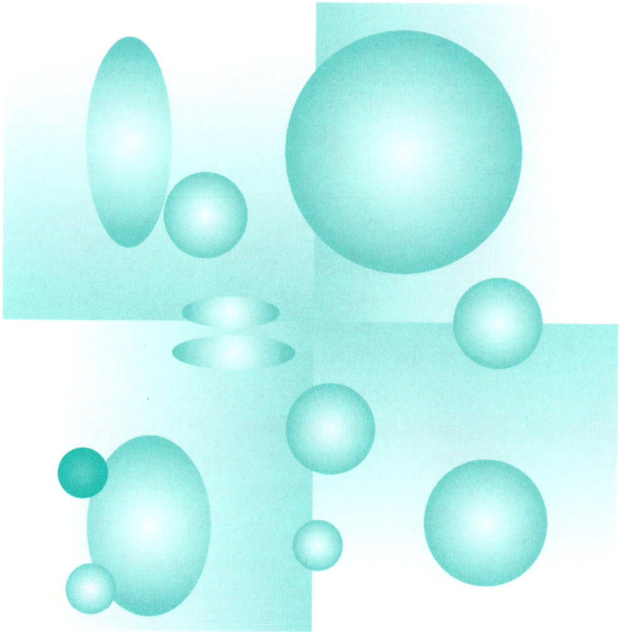

Hauptbestandteile:	Eugenol (80 %)
Hauptwirkungen:	Antiseptisch, mit breiter Wirkung gegen Bakterien, antiviral, stärkend
Gegenanzeigen:	Sensibilisierend und hautreizend. Äußerlich nur nach negativem Allergietest anwenden. Generell stark verdünnen (maximal 1 Tropfen auf 20 ml Basis)

Nelkenblütenöl wird in der Zahnmedizin verwendet und hat ein breites Wirkungsspektrum gegen Bakterien. In der Aromamedizin wird es eingesetzt bei Virus-Hepatitis, Amöben-Befall, Tuberkulose und Erschöpfungszuständen. Nelkenöl kann allerdings auch sensibilisierend wirken.

Niaouli (Melaleuca quinquinervia viridiflora, MQV)

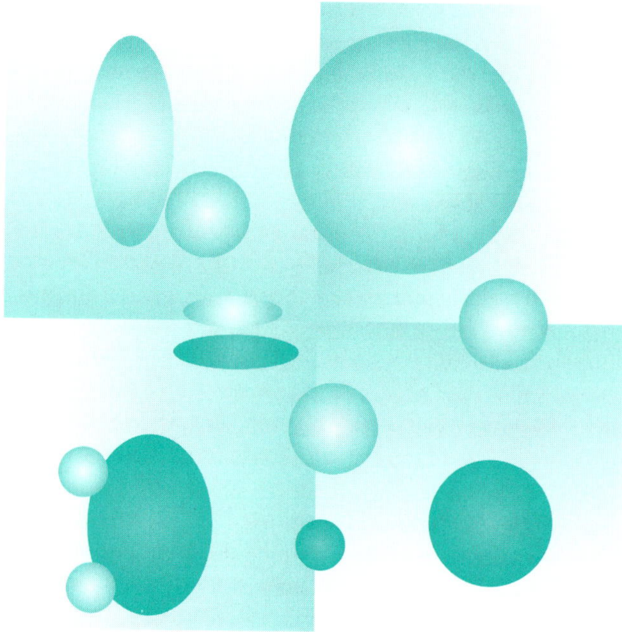

Hauptbestandteile:	Terpenkohlenwasserstoffe, Terpenalkohole, Sesquiterpenalkohole, Terpenoxid (Cineol)
Hauptwirkungen:	Expektorierend, kräftigend
Gegenanzeigen:	Keine bekannt. Wegen der hormonähnlichen Wirkung jedoch mit Vorsicht verabreichen bei Schwangeren und Kindern unter 10 Jahren

Niaouli kommt aus Neukaledonien oder aus Madagaskar. Früher wurde das Niaouliöl aus Neukaledonien oft im Ursprungsland bereits erheblich verschnitten und hatte einen relativ einheitlichen Geruch. Für die Zwecke der Aromatherapie hat sich das Öl aus Madagaskar bewährt. Zur Kennzeichnung des Unterschieds wurde in Frankreich und auch in den Vereinigten Staaten das Kürzel MQV (Abkürzung für den botanischen Namen der

Pflanze: *Melaleuca quinquinervia viridiflora*) eingeführt. Niaouliöl ist ein Öl von großer Komplexität, sowohl in seiner chemischen Zusammensetzung als auch in seinen Heilanwendungen.

Die Zähigkeit und Überlebensfähigkeit des Baums bereitet z. Zt. Naturschützern in den USA einiges Kopfzerbrechen. Hat der Baum einmal Fuß gefaßt, ist er kaum wieder auszurotten, wie es sich im Süden Floridas gezeigt hat. Seit einigen Jahren verbreitet sich der Baum in den Sumpfgebieten der Everglades unaufhaltsam. Gefällte Bäume treiben einfach am Stumpf wieder neu aus. Damit nicht genug: Auf Kongressen von Fachärzten für allergische Probleme wurde der Pollen dieses Baumes als extrem allergieerzeugend eingestuft. Die Ausbreitung dieses Baumes wurde auch für den starken Anstieg und die Schwere der Allergieerkrankungen im Staate Florida verantwortlich gemacht.

Diese Sachverhalte weisen bereits auf die wichtigsten Eigenschaften des Niaouliöles hin. Es ist antiallergisch und kräftigend. Wie so oft, ist dies ein erneutes Beispiel dafür, daß ein Mittel, das eine Krankheit hervorruft, diese auch zu heilen vermag. Niaouliöl ist eines der wichtigsten antiallergischen Heilmittel im Arsenal der Aromatherapie.

Das Öl hat weiterhin die Fähigkeit, Gewebe zu straffen, was man zur Behandlung von Hämorrhoiden nutzt. Das Öl ist sehr wirksam für die Behandlung spezifischer und unspezifischer (genereller) Hautprobleme. Es kann ohne Gefahr unverdünnt angewendet werden.

In manchen Fällen kann das Öl Hautirritationen hervorrufen. Dann sollte Niaouliöl entweder durch Teebaumöl ersetzt oder mit Teebaumöl oder Lavendel vermischt werden (entweder im Verhältnis 1:1 oder 1:4). Das Öl ist nicht toxisch, so daß es großzügig benutzt werden kann.

Eine der schnellsten und effektivsten Anwendungen des Niaouliöls besteht darin, den Duschvorgang am morgen zu unterbrechen und einige Tropfen des Öls auf den Körper zu verteilen.

Vollkommen ganzheitlich wird dieser Vorgang dadurch, daß man zum Verteilen des Öls oder besser zum Einreiben des Öls, einen Handschuh aus Luffa benutzt und damit das Öl entlang der Energiemeridiane einreibt. Diese Anwendung ist erfrischend und stimulierend und empfiehlt sich vor allem in Grippezeiten, da sie die Verteidigungsmechanismen des Körpers stimuliert und generell für gute Abwehrkräfte sorgt.

Durch Einreiben mit Niaouliöl wird das Zahnfleisch gestärkt, Entzündungen gehen zurück und die antiseptische Wirksamkeit schützt Mund- und Rachenraum. Das Öl kann auch auf Zahnseide beim Reinigen der Zahnzwischenräume angewendet werden. Ein gewisses Maß an Umsicht bei der Benutzung dieses Öls ist jedoch notwendig, da es einen leicht östrogenartigen Charakter hat. Das heißt, in Situationen hormonellen Ungleichgewichts sollte die Anwendung dieses ätherischen Öls mit Vorsicht erfolgen.

Oregano (Origanum vulgaris)

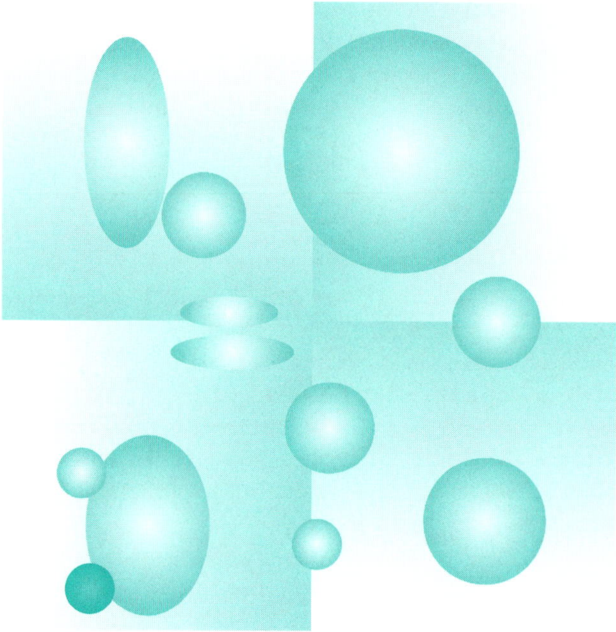

Hauptbestandteile:	Phenol (Carvacrol)
Hauptwirkungen:	Antibakteriell, anregend
Gegenanzeigen:	Nicht auf der Haut anwenden (dermokaustisch)

In Oreganoölen finden wir hohe Prozentgehalte des antiseptischen und stimulierenden Phenols Carvacrol, vergesellschaftet mit ebenfalls stimulierenden Terpenkohlenwasserstoffen. Der Gehalt an Ketonen und Sesquiterterpenen (ca. sechs Prozent Caryophyllen) gleicht die extreme Wirkung des Phenols aus.

Oreganoöl ist das schwere Geschütz der Aromatherapie gegen bakterielle Infektionen. Das Öl hat darüber hinaus stimulierende und belebende Eigenschaften. Da es durch seinen Gehalt an Phenolen die Haut mehr oder weniger stark irritieren kann, empfiehlt es sich zur inneren Anwendung. Idealerweise wird Oreganoöl in einem Trägeröl wie Sonnenblumenöl eingenommen. Der Anteil des Oreganoöls sollte pro Anwendung 50 mg betragen.

Oreganoöl ist zur Behandlung akuter bakterieller Infektionen im Magen-Darm- sowie im Bronchialbereich außerordentlich gut geeignet. Wenn eine kräftige Antwort auf eine bakterielle Infektion gefordert ist, stellt die Einnahme von zehnmal 50 mg Oreganoöl, d. h. von einem halben Gramm pro Tag, die wirksamste Methode dar. Die Öle des Thymians und des Bergbohnenkrautes wirken aufgrund ihrer vergleichbaren chemischen Zusammensetzung ähnlich.

Die Anwendung des Oreganoöls wird in der Regel auf die Behandlung akuter Prozesse beschränkt. In der französischen Aromamedizin-Literatur wird darauf hingewiesen, daß die Langzeiteinnahme dieses ätherischen Öls oder generell ätherischer Öle mit hohem Phenolgehalt unerwünschte Effekte auf den Stoffwechsel der Leber haben kann.

Palmarosa (Cymbopogon martinii)

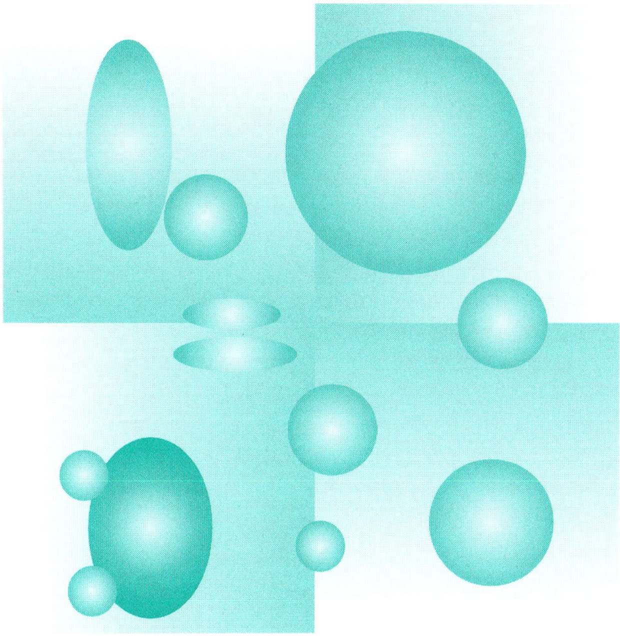

Hauptbestandteile:	Terpenalkohol (Geraniol)
Hauptwirkungen:	Gegen bakterielle und virale Atemwegserkrankungen
Gegenanzeigen:	Keine bei physiologischen Dosen

Man könnte das Öl als den Traum eines jeden Aromatherapie-Enthusiasten ansehen, da es äußerst preiswert ist, und dennoch eine ganze Reihe von wünschenswerten Eigenschaften in sich vereinigt. Es ist wirksam gegen Viren, dabei mild, nicht toxisch und von ausgesprochen attraktivem Duft. Das Öl eignet sich hervorragend als zentrale preiswerte Komponente für antiseptische Hautpflegekompositionen.

Patchouli (Pogostemon cablin)

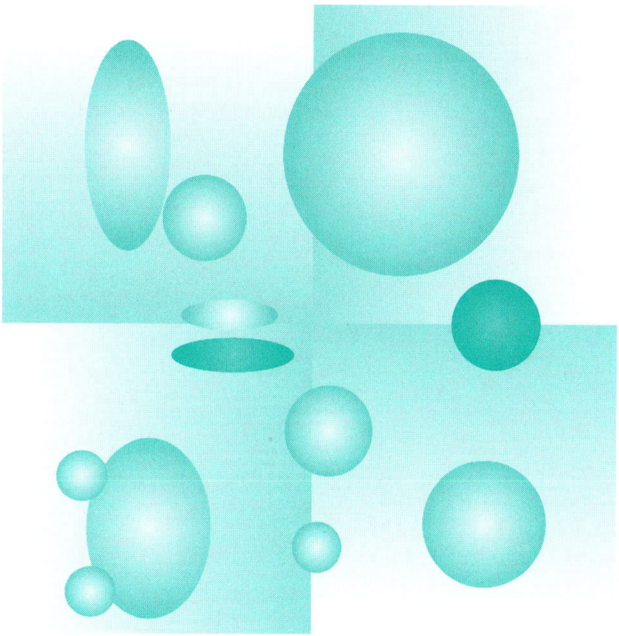

Hauptbestandteile:	Sesquiterpene, Sesquiterpenalkohole
Hauptwirkungen:	Venentonikum
Gegenanzeigen:	Keine bekannt

Der Duft der Hippie-Generation. Sicherlich steht bei diesem Öl der Duft im Vordergrund. Es ist aber darüber hinaus äußerlich angewandt ein gutes Venentonikum.

Pfefferminze (Mentha x piperita)

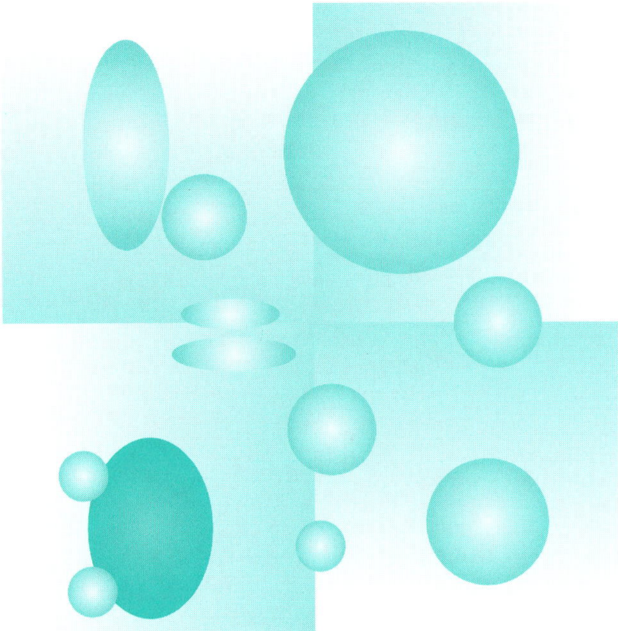

Hauptbestandteile:	Menthol, Menthon
Hauptwirkungen:	Anregend, stärkend
Gegenanzeigen:	Äußerliche Anwendung nur punktuell, z. B. Stirn oder Schläfen; nicht bei Kleinkindern unter 30 Monaten

Für den Aromatherapieanwender ist Pfefferminzöl gleichermaßen unentbehrlich wie problematisch. Unentbehrlich wegen der Heilwirkungen des Öls, problematisch wegen der vielen verschiedenen Qualitäten, in denen es angeboten wird.

Pfefferminzöl wird vor allem in den Vereinigten Staaten und seit einiger Zeit auch in China im industriellen Maßstab hergestellt. Es dient zum großen Teil zur Produktion von Menthol. Die auf dem Markt befindlichen Pfefferminzöle aus den Vereinigten Staaten sind oft durch Verschneiden verschiedener Ölqualitäten aus verschiedenen Anbaugebieten der USA standardisiert. Sie führen Namen wie Midwest, Madras (eine Stadt in Oregon, deutet nicht auf irgendeinen Ursprung aus Indien hin), Yakima oder Williamette.

Für die Anwendung in der Aromatherapie eigenen sich am besten die Öle aus England oder Frankreich, die für die Aromatherapie produziert und nicht nachträglich verändert werden. Das Preisgefälle zwischen Ölen, die am Weltmarkt allgemein angeboten werden, und genuinen Ölen, die für die Aromatherapie produziert werden, ist beträchtlich.

Pfefferminzöl sollte in keiner Reiseapotheke fehlen. Ein Tropfen wirkt bei Reisekrankheit oder generell bei Übelkeit Wunder. Die medizinische Forschung hat auch die Wirksamkeit des Pfefferminzöls gegen nervösen Dickdarm (Colon irritable) bewiesen. In der französischen Aromamedizin wird die Einnahme von Pfefferminzöl bei geschwächtem Gesamtbefinden empfohlen, da es stärkend und regenerierend auf die Leber wirkt.

Pfefferminzöl ist darüber hinaus ein sehr probates Mittel, um langweilige Kompositionen von ätherischen Ölen aufzufrischen. Es reicht ein Anteil von etwa einem viertel bis zu einem halben Prozent. Selbstverständlich kann ganz individuell mit einem höheren oder niedrigeren Anteil experimentiert werden, aber die stärkste Wirkung des Pfefferminzöls erreicht man üblicherweise dann, wenn es sparsam verwendet wird.

Pinie (Pinus pinaster)

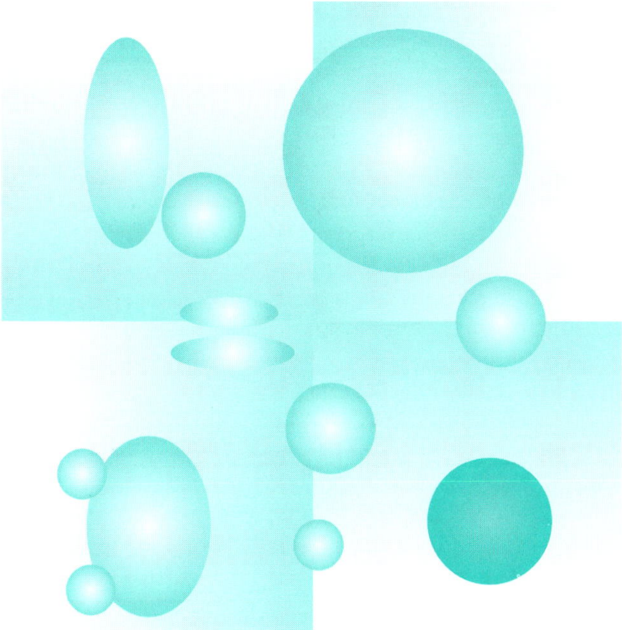

Hauptbestandteile:	Terpenkohlenwasserstoffe
Hauptwirkungen:	Äußerliche Desinfektion zur lokalen Anwendung, Luftverbesserer im Diffusor
Gegenanzeigen:	Nicht innerlich anwenden

Ein preiswertes Öl zum Einsatz im Diffusor mit einer starken antiseptischen Wirksamkeit bei Atemwegserkrankungen. Der hohe Monoterpenkohlenwasserstoffgehalt ist typisch für ein Nadelholzöl und seine entsprechenden Wirkungen, die durch Sesquiterterpenkohlenwasserstoffe und Alkohole abgerundet werden.

Ravensare (Ravensare aromatica)

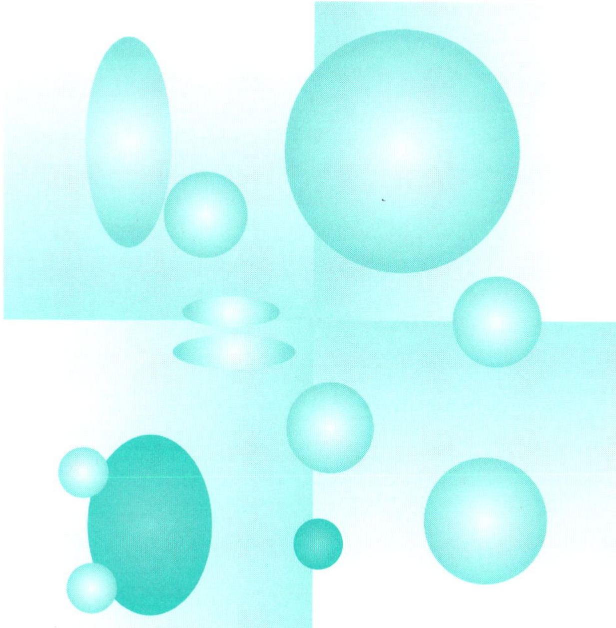

Hauptbestandteile:	Terpenalkohole, Terpenoxid (Cineol)
Hauptwirkungen:	Expektorierend, antiviral
Gegenanzeigen:	Keine bekannt; sehr gut hautverträglich

Unter diesem Namen hat sich in der französischen Aromamedizin ein Öl aus Madagaskar eingebürgert, das wahrscheinlich aus den Blättern von *Cinnamomum camphora* stammt. Was immer die korrekte botanische Herkunft des Öls auch sein mag, seine Zusammensetzung und Identität als Öl sind wohl definiert.
Der entscheidende Faktor für die extreme Wirksamkeit des Öls scheint ein spezifisches Zusammenwirken der Bestandteile Cineol und α-Terpineol zu sein. Das Öl ist leicht und dem Eucalyptus radiata nicht unähnlich. Seine Anwendung liegt hauptsächlich im Bereich der Virus-

erkrankungen. Über die starke antivirale Wirksamkeit hinaus, weiß man auch seine Funktion als hervorragendes Nerventonikum zu schätzen. Es wirkt kleine Wunder bei akuter Grippe, es erhöht die Energie und schafft einen optimistischeren Gefühlszustand. Ravensare ist bestens geeignet zur Behandlung von Mononucleose und zur Behebung von Schlaflosigkeit. Seine spezifische Anwendung findet es bei Gürtelrose *(Herpes zoster)* in Verbindung mit Calophyllum inophyllum. Ravensare eignet sich sowohl zur äußerlichen Anwendung als auch zur tropfenweisen Einnahme (ein Tropfen alle zwei Stunden) bei akuter Grippe.

Rose (Rosa damascena)

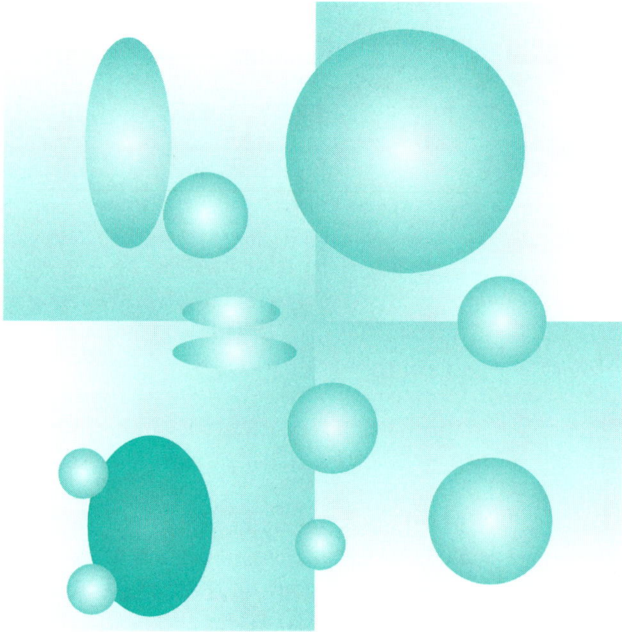

Hauptbestandteile:	Terpenalkohole (Citronellol) ca. 50 %, Paraffine
Hauptwirkungen:	Nerventonikum
Gegenanzeigen:	Keine bekannt

Das leider sehr teure Rosenöl wird am besten immer da angewandt, wo durch seinen Duft eine tonisierende Wirkung erzielt werden soll. Es wirkt ganz besonders stärkend auf das Nervensystem.

Rosmarin (Rosmarinus officinalis)

Rosmarin stellt in der Aromatherapie ein Problemöl dar. Es gibt kaum ein Öl, das routinemäßig so verschnitten und verlängert wird wie Rosmarin. Diverse wissenschaftliche Publikationen weisen immer wieder auf widersprüchliche Ergebnisse hin, die eigentlich nur mit diesen Praktiken erklärt werden können. So liegen nach Schätzung einer deutschen Experten-Gruppe die Herstellungskosten für ein Kilogramm Rosmarinöl mindestens bei mehreren Hundert Mark. Wie sich dies mit dem üblichen Verkaufspreis des Großhandels von ca. 30 bis 50 Mark pro Kilogramm deckt, bleibt unerklärlich. Man sollte daher beim Erwerb von Rosmarinöl genaueste Quellenforschung betreiben und auf Produkten bestehen, deren Herkunft sich bis zum Erzeuger zurückverfolgen läßt. Qualität bieten nur die Hersteller, die Rosmarinöl speziell für die Aromatherapie erzeugen und deren Öle dann auch den entsprechenden Preis aufweisen. Dem Autor sind derzeit ein Hersteller auf der Insel Korsika und ein Hersteller in Kroatien bekannt, die mit ihrem Namen für die Reinheit der Öle einstehen.
Man unterscheidet drei Chemotypen des Rosmarins:

a) typ campher (Spanien und Kroatien)

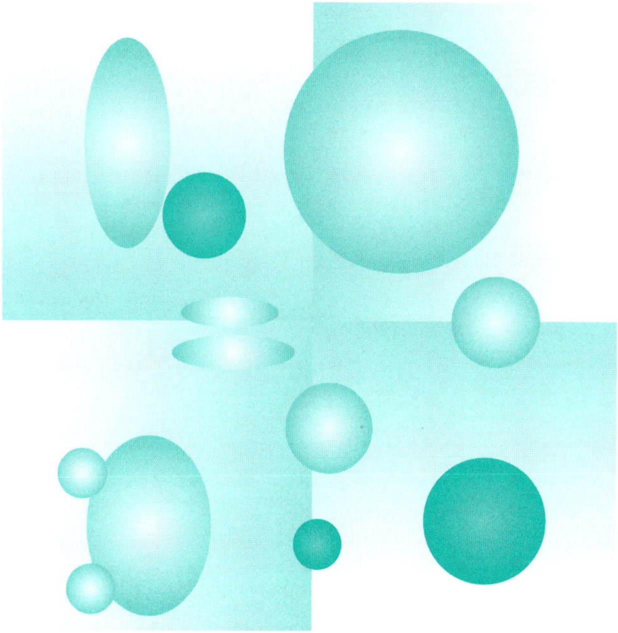

Hauptbestandteile:	Terpenketon (Campher), Terpenoxid (Cineol), Terpenkohlenwasserstoffe
Hauptwirkungen:	Neuromuskulär: regt an bei Mattigkeit, löst Spannungen
Gegenanzeigen:	Bei Schwangeren und Kindern unter 10 Jahren sollte man wegen des Ketongehalts auf die Anwendung verzichten

Ein Öl für zahlreiche Anwendungsbereiche, speziell für Muskeln und Nerven. Es eignet sich zur Behandlung von Muskelschmerzen sowie Muskelverkrampfungen. Gegen nervöse Anspannung wirkt es in geringer Dosierung ausgleichend, gegen Erschöpfung mit einer hohen Dosierung. Natürlich wirkt Rosmarin auch auf das Verdauungssystem: Es regt die Bildung von Galle an.

b) typ cineol (Nordafrika)

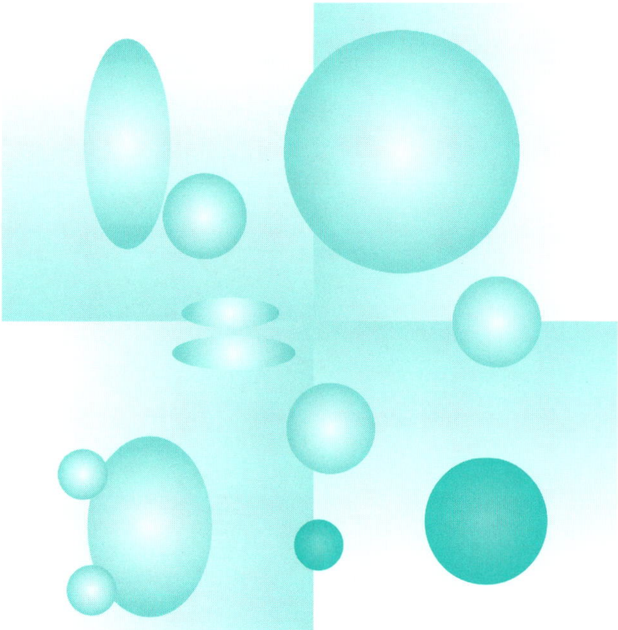

Hauptbestandteile:	Cineol, Terpenkohlenwasserstoffe
Hauptwirkungen:	Anregend, verdauungsfördernd
Gegenanzeigen:	Keine bei physiologischen Dosen

Eignet sich besonders zur Anwendung bei katarrhalen Erkrankungen und als Bestandteil von Mischungen für den Diffusor.

c) typ verbenon (Korsika)

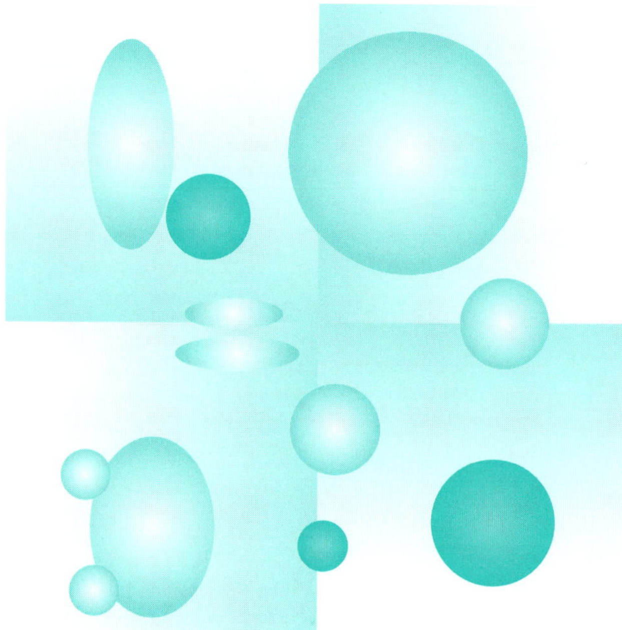

Hauptbestandteile:	Ketone (Verbenon), Cineol, Terpenkohlenwasserstoffe
Hauptwirkungen:	Schleimlösend, verdauungsfördernd, zellregenerierend (Hautpflege)
Gegenanzeigen:	Wegen des hohen Keton-Gehaltes nicht für Schwangere und Kinder unter 10 Jahren

Ein Aromatherapie-Klassiker. Wegen seiner regenerierenden Eigenschaften und guten Verträglichkeit auf der Haut ist er unverzichtbar für die Hautpflege. Zur Anfangsbehandlung bei Erkältungskrankheiten als schleimlösendes Öl besonders geeignet.

Salbei (Salvia officinialis)

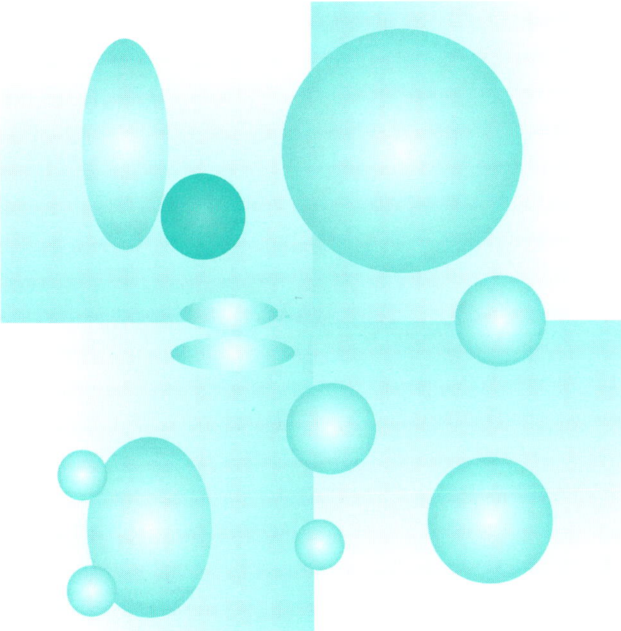

Hauptbestandteile:	Hohe Konzentration an Ketonen (bis zu 70%), hauptsächlich Thujon
Hauptwirkungen:	Stärkend, verdauungsfördernd, östrogenähnlich
Besonderheit:	Breites Wirkungsspektrum, aber wegen wechselnder Zusammensetzung schwer zu kategorisieren
Gegenanzeigen:	Wegen des hohen Ketongehaltes nicht für Schwangere und Kinder unter 10 Jahren

Der Hauptbestandteil des Salbeiöls ist das Thujon (20 bis 70%). Daneben enthält es eine große Zahl aktiver Moleküle, so daß seine Wirkungen entsprechend vielfältig und komplex sind. Neben der Wirksamkeit gegen *Staphylococcus aureus* und Bakterien der Gattung *Streptococcus* zeigt es auch eine antivirale Wirkung. Weiterhin wird das Öl bei Unterproduktion der Galle eingesetzt.

Muskatellersalbei (Salvia sclarea)

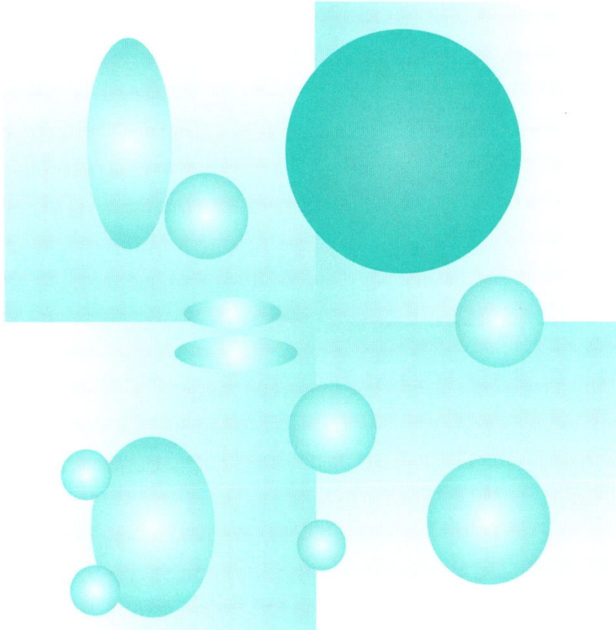

Hauptbestandteile:	Ester (vor allem Linalylacetat) 75%
Hauptwirkungen:	Entspannend, krampflösend
Besonderheit:	Östrogenähnlich, Anwendung bei Ausbleiben der Regel
Gegenanzeigen:	Mastose, Krebs

Muskatellersalbeiöl besticht durch seinen Duft. Es entspannt auf sanfte, aber wirkungsvolle Weise, wenn es auf Handgelenke oder Schläfen gerieben wird. Aromatherapie-Neulinge reagieren darauf oft mit leichter Euphorie und Kichern. Robert Tisserand war der erste Aromatherapeut, der die euphorisierende Wirkung während einer Massage beschrieb. Auf einige Menschen wirkt das Öl intensiv, auf andere nur leicht. Muskatellersalbei hat durch seinen Gehalt an Sclareol eine östrogenähnliche Komponente und wird z. B. zur Linderung des prämenstruellen Syndroms eingesetzt.

Schafgarbe (Achillea millefolium)

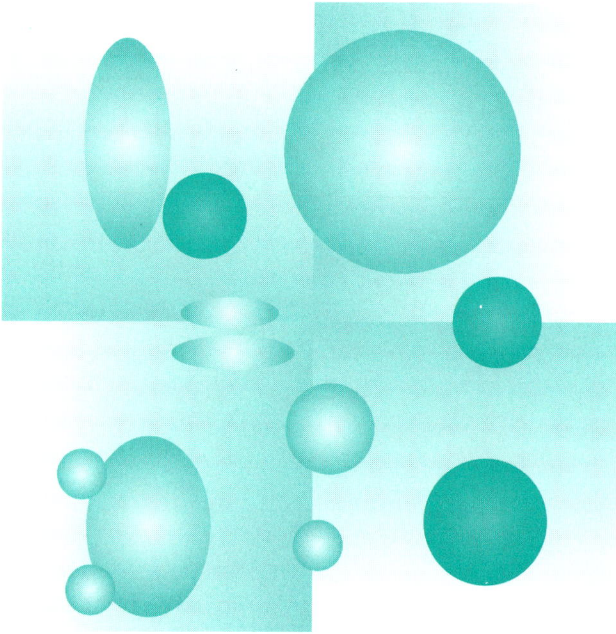

Hauptbestandteile:	Terpenkohlenwasserstoffe, Chamazulen, Ketone
Hauptwirkungen:	Entzündungshemmend, zellregenerierend, schmerzlindernd bei Neuralgien
Gegenanzeigen:	Wegen des Ketongehalts sollte es nicht von Schwangeren und Kindern unter 10 Jahren verwendet werden

Schafgarbenöle können vom hohen Azulengehalt manchmal tiefblau gefärbt sein. Interessanterweise ist dies aber nicht immer der Fall: Es sind auch leicht gelbe und grüne Öle im Handel. Das Öl wird bei Neuralgien und Sehnenscheidenentzündungen äußerlich angewandt.

Schwarzfichte (Picea mariana)

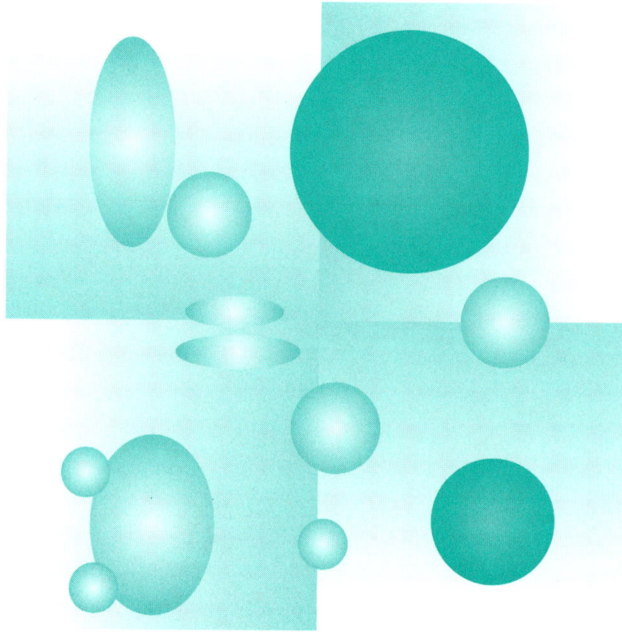

Hauptbestandteile:	Terpenkohlenwasserstoffe und Ester (Bornylacetat)
Hauptwirkungen:	Allgemein kräftigend und bei Schwächezuständen
Gegenanzeigen:	Keine bei physiologischen Dosen

Die Anwendung von Schwarzfichte empfiehlt sich, um schwachen Nebennieren wieder auf die Beine zu helfen. Die Kombination mit Pinienöl *(Pinus silvestris)* auf die Nierengegend aufgetragen, läßt den müden Zivilisationsmenschen wieder aufleben. Ergänzt man Schwarzfichte mit Atlaszeder und Pfefferminze, so erhält man eine Mischung, die – auf dem Körper nach der morgendlichen Dusche – die Wirkung des gewohnten Kaffees für viele Stunden ersetzt (siehe Seite 130) Aber Vorsicht: Schwarzfichtenöl nur äußerlich anwenden!

Strohblume (Helichrysum italicum)

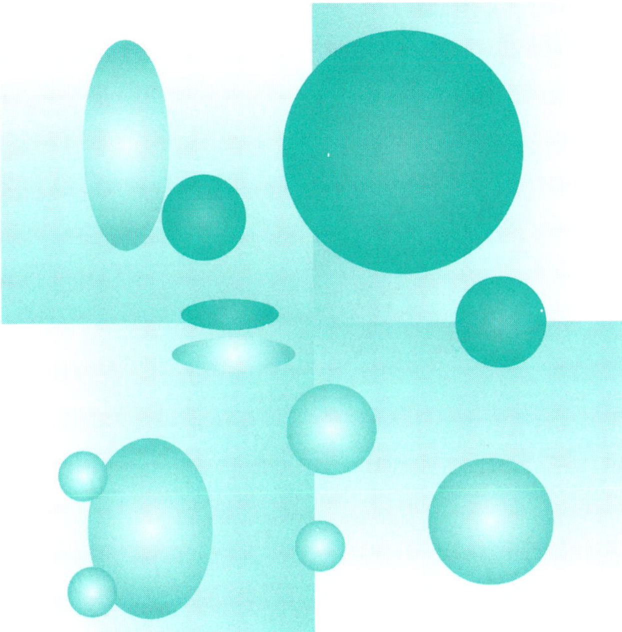

Hauptbestandteile:	Ester (Nerylacetat) 40–50 %, Sesquiterpenkohlenwasserstoffe 30 %
Hauptwirkungen:	Enzündungshemmend, zellregenerierend
Besonderheit:	Diketone bis zu 10 %
Gegenanzeigen:	Unbedenklich trotz des Ketongehalts; auf individuelle Unverträglichkeit testen

Der hohe Gehalt an entzündungshemmenden und beruhigenden Sesquiterpenkohlenwasserstoffen wird verstärkt durch ca. 30 Prozent krampflösende Ester, ähnlich denen in der Römischen Kamille, und etwa acht Prozent der nur bei der Strohblume gefundenen regenerativ wirkenden Diketone. Die schmerzlindernde und regenerative Wirkung des Strohblumenöls ist einzigartig: Frühzeitig angewandt entstehen Blutergüsse erst gar nicht (siehe Seite 126). Auch bei Rheuma ist es sehr wirkungsvoll.

Teebaum (Melaleuca alternifolia)

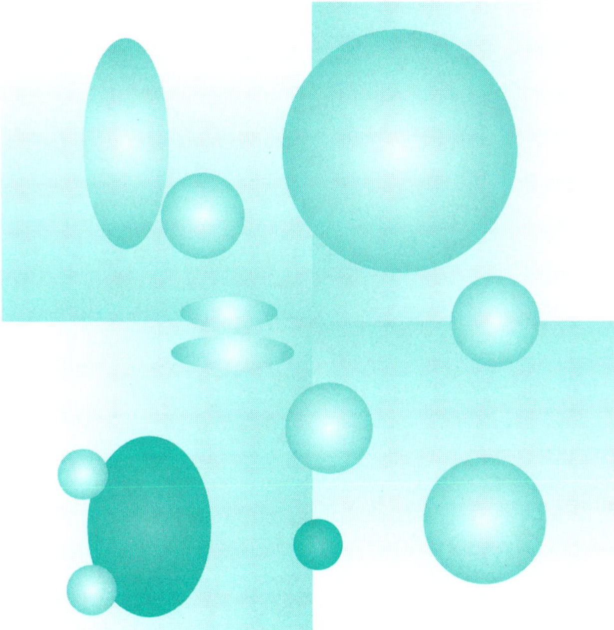

Hauptbestandteile:	Terpenalkohol (Terpinen-4-ol)
Hauptwirkungen:	Antiinfektiös mit breitem Spektrum
Gegenanzeigen:	Keine bekannt

Das Wunder aus Australien. Ein Öl, dessen unglaubliche antimikrobielle Eigenschaften bereits berühmt sind. Wegen seines extrem breiten Wirkungsspektrums empfiehlt es sich für die Reiseapotheke. Es eignet sich zur Anwendung bei Entzündungen der Mundschleimhaut, des Zahnfleisches, zur Aknebehandlung, bei Herpes, bakteriellen, Candida-bedingten oder viralen Darm- und Dickdarmentzündungen. Ebenso zur Anwendung bei Infektionen des Genitalbereichs, vor allem chronischer, Candida-bedingter Vaginitis, sowie bei Infektionen mit Trichomonaden.

Thymian (Thymus vulgaris)

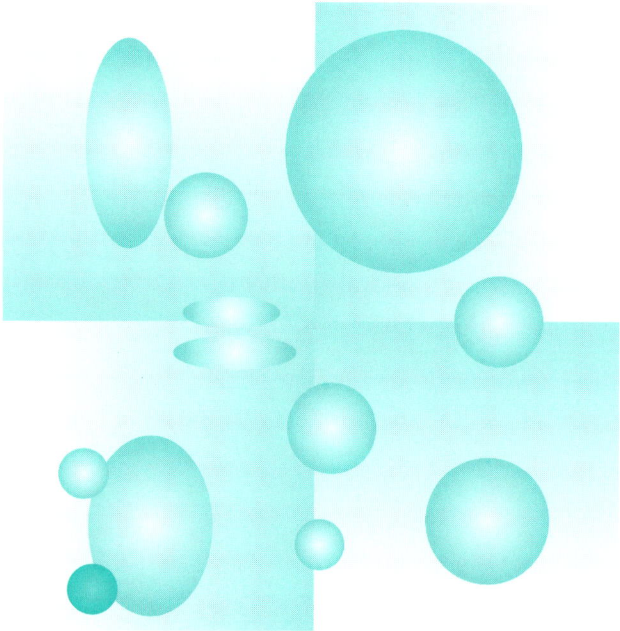

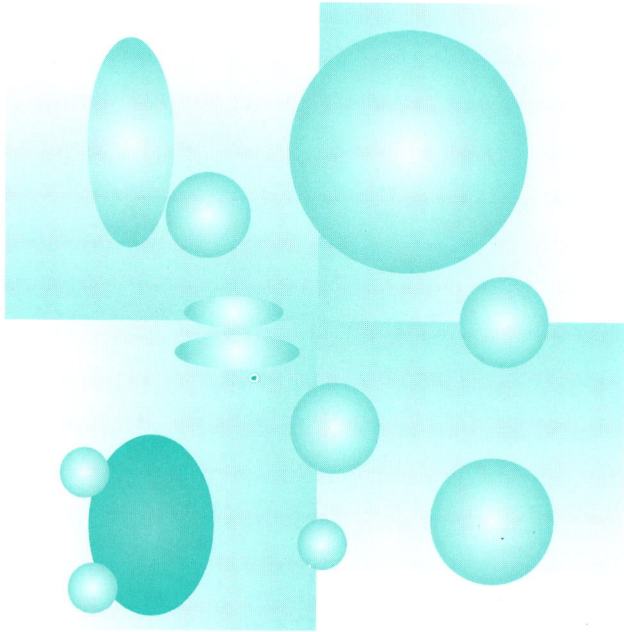

a) typ thymol

Hauptbestandteile:	Phenol (Thymol, Carvacrol bis 60 %)
Hauptwirkungen:	Stark antiinfektiös, stimulierend, hautreizend
Gegenanzeigen:	Nicht anwenden auf der Haut (dermokaustisch)

Das Öl wird oft ganz oder teilweise von einer anderen Pflanze, nämlich *Thymus zygis*, destilliert. Echtes unverfälschtes Öl von *Thymus vulgaris* ist nicht so gängig, wie man glauben mag. Durch seinen natürlichen Gehalt an Thymol und Carvacrol hat das Öl ein extrem breites Wirkungsspektrum bei infektiösen Erkrankungen. Es ist dabei in seiner natürlichen Zusammensetzung wesentlich angenehmer und vom Duft her ansprechender als viele der Öle, die auf bestimmte Phenolgehalte getrimmt sind. Das Öl sollte nicht äußerlich angewendet werden.

b) typ thujanol

Hauptbestandteile:	Terpenalkohole 50 % (Thujanol)
Hauptwirkungen:	Stimulierend, tonisierend, antiviral; dabei mild und nicht reizend
Besonderheit:	Thujanol wirkt anregend auf die Leber
Gegenanzeigen:	Keine bei physiologischen Dosen

Im Öl finden sich bis zu 50 Prozent Terpenalkohole. Es ist eines der wenigen Mittel gegen Chlamydien, es ist wirksam gegen Viren, stimuliert die Immunantwort sowie die Regeneration der Leberzellen. Aufgrund seiner breiten Wirksamkeit bei vielen Infektionskrankheiten empfiehlt es sich für die Reiseapotheke. Besonders geeignet ist es zur Anwendung bei Grippe, Bronchitis, Vaginitis, Cervicitis sowie bei Schwächezuständen (siehe Seite 133 ff.).

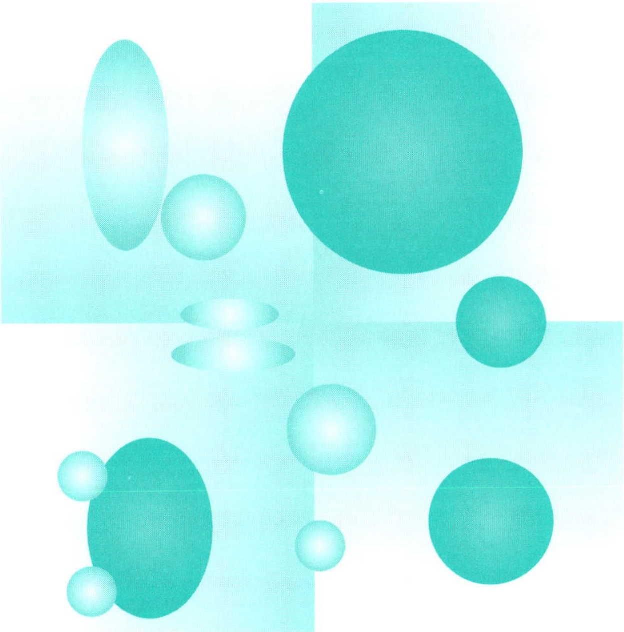

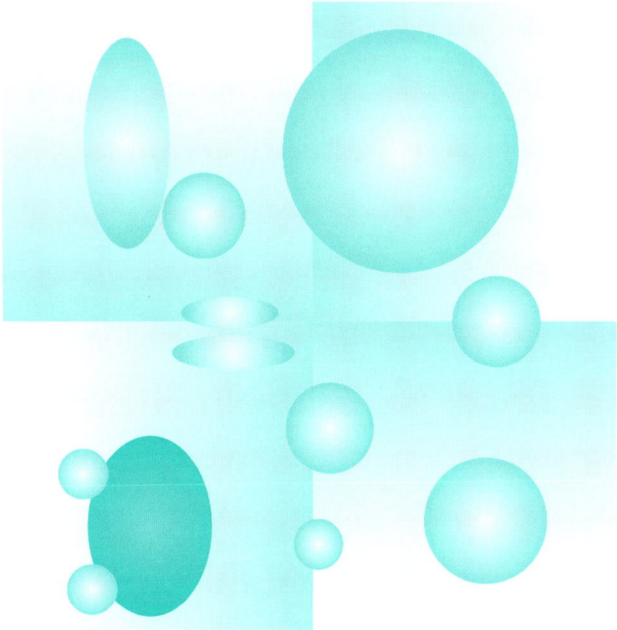

c) typ linalol

Hauptbestandteile:	Terpenalkohole (Linalol 60 %), Ester (Linalylacetat 20 %)
Hauptwirkungen:	Stark antiseptisch, dabei aber mild
Gegenanzeigen:	Keine bei physiologischen Dosen

In diesem Öl vereinigt sich die Milde des Linalols und Linalylacetats mit der starken antiseptischen Wirkung des Thymians, das daher bevorzugt bei Hautunreinheiten angewendet wird.
Wegen seiner Leichtigkeit und antimikrobiellen Wirkung ist es über Nacht ein Klassiker der modernen Aromamedizin geworden. Es wirkt sehr gut gegen *Candida albicans* und Staphylokokken (Magen, Darm, Cystitis), stellt aber auch ein angenehmes Tonikum bei nervöser Erschöpfung dar. Unersetzlich in der Hautpflege.

d) typ geraniol

Hauptbestandteile:	Terpenalkohole (Geraniol)
Hauptwirkungen:	Antiviral
Gegenanzeigen:	Keine bei physiologischen Dosen

Ein Öl der Luxusklasse: ausgesprochen mild in der Anwendung, aber mit extrem starker und breitgefächerter Wirkung gegen Bakterien, Viren und Pilze (Hefepilze). Thymian typ geraniol ist besonders geeignet für den Einsatz gegen Bronchitis und virale Darminfektionen. Außerdem ist es eine gute Einschlafhilfe.

Marokko-Thymian (Thymus satureioides)

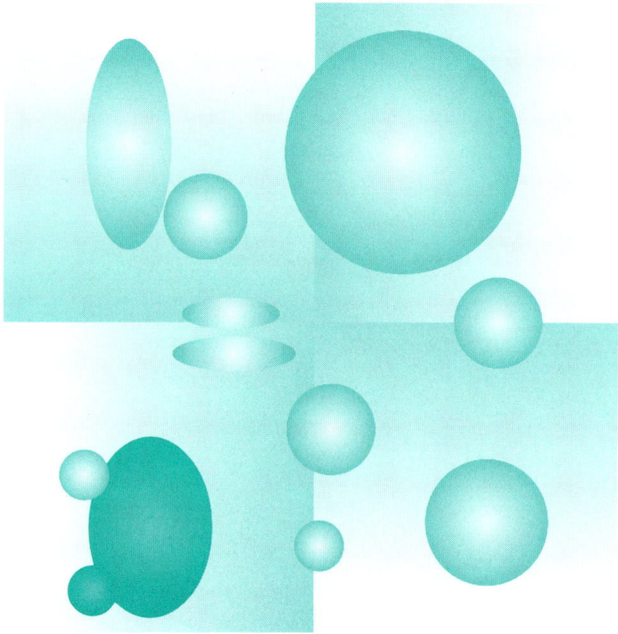

Hauptbestandteile:	Terpenalkohol (Borneol)
Hauptwirkungen:	Stärkend
Besonderheit:	Besonders wirkungsvoll bei Immunschwäche und chronischen Infektionen
Gegenanzeigen:	Kann leicht hautreizend wirken

Das einzige leicht verfügbare Öl mit ausgesprochen hohem Gehalt an Borneol, das bestens zur Behandlung von chronischen Infektionen und Autoimmunerkrankungen geeignet ist. Es wirkt erleichternd bei Arthrose und stärkend bei allgemeinem Schwächezustand.

Vetiver (Vetiveria zizanoides)

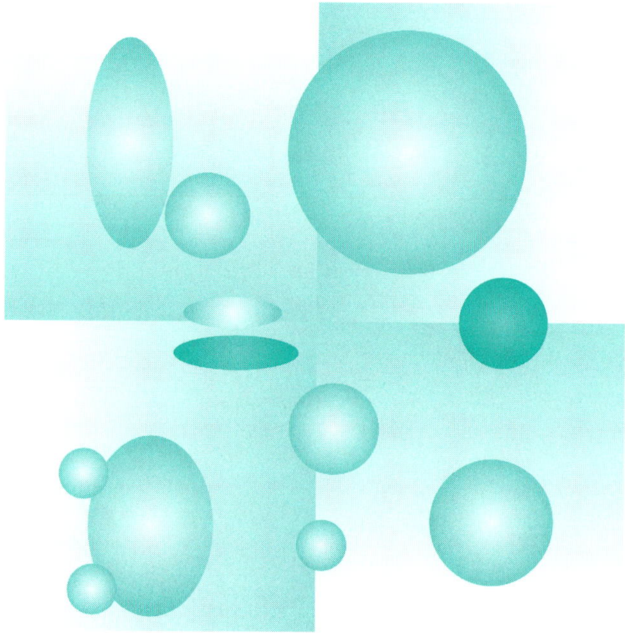

Hauptbestandteile:	Sesquiterpenkohlenwasserstoffe, -alkohole, -ketone, -ester
Hauptwirkungen:	Kreislaufstärkend, Tonikum für Arterien und Venen, stärkend bei Immunschwäche
Gegenanzeigen:	Keine bekannt

Das oft als Fixativ gebrauchte Öl wirkt aufgrund seines Gehalts an aktiven Sesquiterpenalkoholen und -ketonen auch nachhaltig anregend auf die endokrinen (Hormon-) Drüsen und das Kreislaufsystem. Die Aromamedizin empfiehlt Vetiver bei Immunschwäche.

Weihrauch (Boswellia carterii)

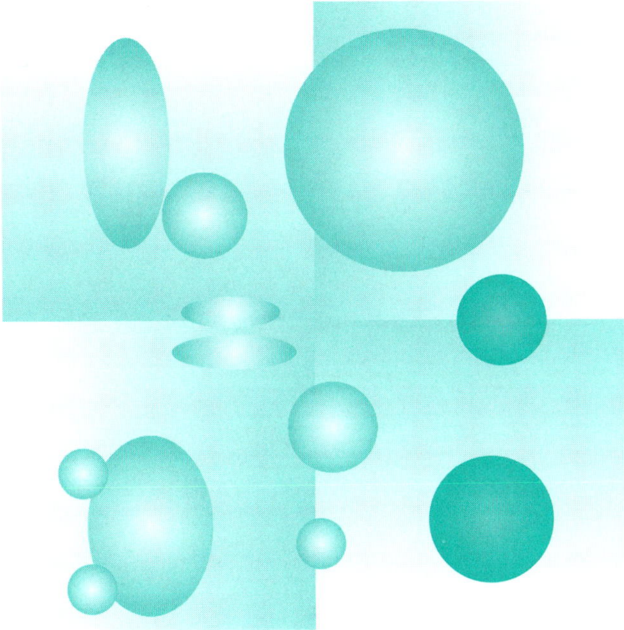

Hauptbestandteile:	Terpen- und Sesquiterpenkohlenwasserstoffe
Hauptwirkungen:	Stärkt das Immunsystem, antiasthmatisch
Gegenanzeigen:	Keine bekannt

Weihrauch besteht zu einem großen Teil aus Terpenkohlenwasserstoffen. Daneben finden sich komplexe Moleküle mit zwei funktionellen Gruppen. Das Öl wird eingesetzt bei Immunschwäche, Asthma und Depressionen.

Ylang Ylang (Cananga odorata)

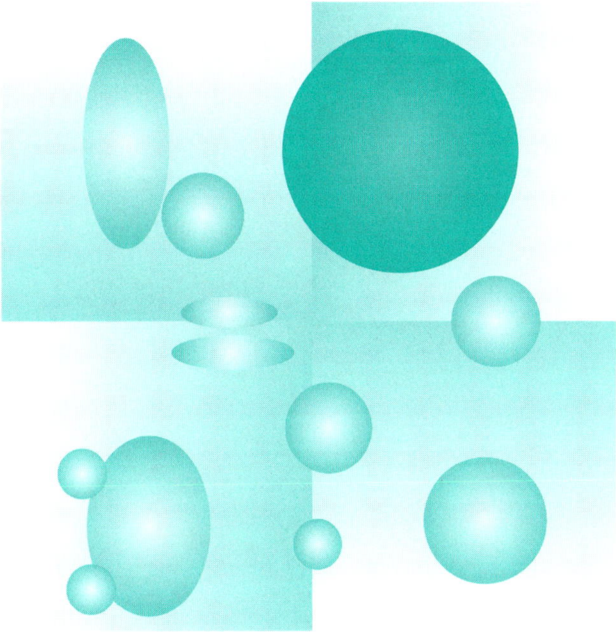

Hauptbestandteile:	Sesquiterpene, Ester; bei *Ylang Ylang extra* relativ hoher Gehalt an Terpenalkoholen
Hauptwirkungen:	Entspannend
Gegenanzeigen:	Keine bei physiologischen Dosen

Natürlich dominiert der narkotische Duft den Charakter des Ylang-Ylang-Öls. Es wird aber auch eingesetzt bei „Herzjagen" – bereits kleinste Dosen äußerlich aufgetragen haben einen erstaunlichen Effekt.

Kriechender Ysop (Hyssopus officinalis var. decumbens)

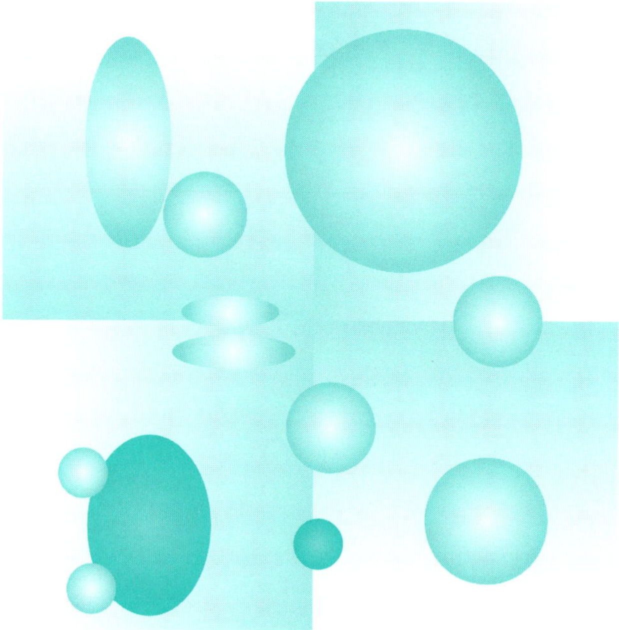

Hauptbestandteile:	Terpenalkohole
Hauptwirkungen:	Stark antiviral, antiasthmatisch, antidepressiv
Besonderheit:	Trans-Linaloloxid
Gegenanzeigen:	Keine bekannt

Das Öl des Kriechenden Ysop hat vielleicht die stärkste antivirale Wirkung und eignet sich daher hervorragend zur Behandlung von Herpes und Fieberbläschen-Attacken. Es wird zusammen mit dem Khellakraut zur Vorbeugung gegen Asthma-Anfälle verwendet und wirkt bei nervösen Depressionen stimmungsaufhellend.

Zimt (Cinnamomum ceylanicum)

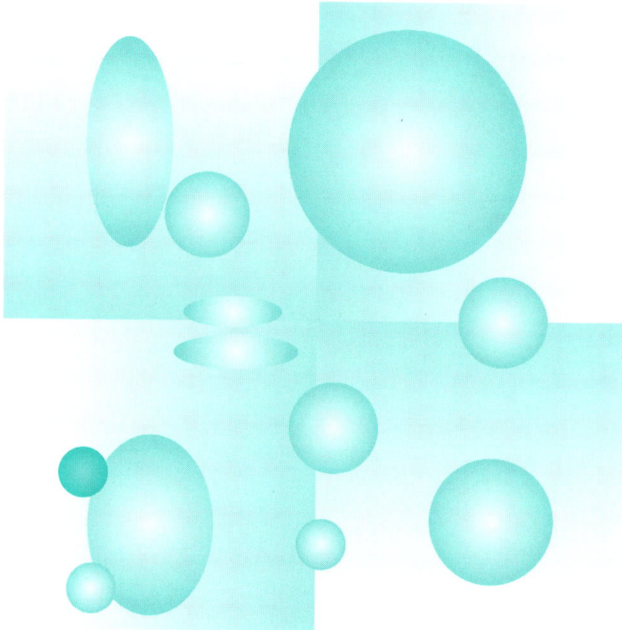

Hauptbestandteile:	Zimtaldehyd
Hauptwirkungen:	Allgemeines Tonikum, antiseptisch, gegen Enzymmangel im Verdauungstrakt
Gegenanzeigen:	Auf der Haut dermokaustisch und sensibilisierend; nicht für Kinder unter 5 Jahren

Zimtrindenöl ist das ideale schnellwirkende Mittel bei Infektionen und Enzymmangel (Gärungsprozessen) im Verdauungstrakt sowie bei bakteriellen Blaseninfektionen. Nicht äußerlich anwenden!

Zitrone (Citrus limon)

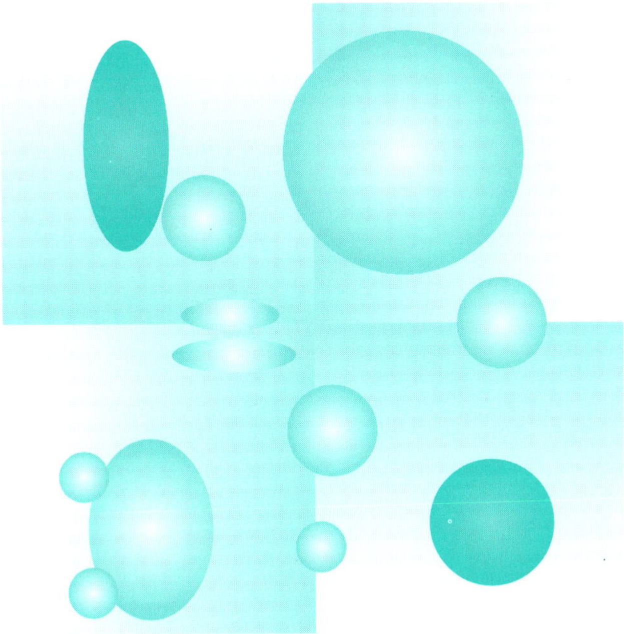

Hauptbestandteile:	Terpenkohlenwasserstoffe
Hauptwirkungen:	Antiseptisch, verdauungsfördernd; beugt Ansteckungen (Schnupfen, Grippe) vor
Besonderheit:	Cumarine
Gegenanzeigen:	Nicht auf der Haut verwenden, da phototoxisch

Das Öl mit dem frischen Duft regt die Leber an, wirkt leicht beruhigend (trotz des hohen Gehaltes an Terpenkohlenwasserstoffen) und ist vielleicht das wirksamste Öl zur Desinfektion der Zimmerluft mit einem Diffusor.

Zypresse (Cupressus sempervirens)

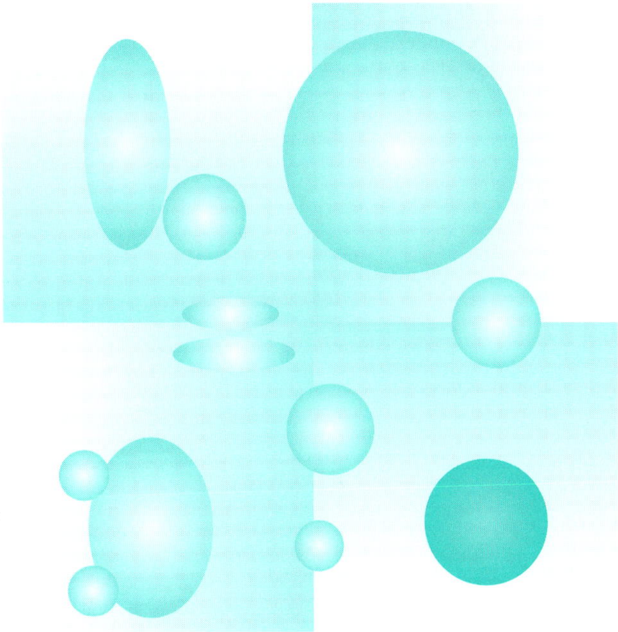

Hauptbestandteile:	Terpenkohlenwasserstoffe (70 %)
Hauptwirkungen:	Löst Stauungen im Bereich der Venen und des Lymphsystems; antibiotisch
Besonderheiten:	Aktive Sesqui- und Diterpenalkohole
Gegenanzeigen:	Mastose

In der Aromatherapie gibt es wahrscheinlich kein besseres Mittel, um eine im Hals-, Nasen- und Rachenraum beginnende Erkältungskrankheit in ihre Schranken zu weisen. Wird bei den ersten Anzeichen von Halsschmerzen bzw. einer Hals-, Nasen-, Racheninfektion Zypressenöl verwendet, kann in der Regel eine sich daraus eventuell entwickelnde Bronchitis oder Grippe verhindert werden.

Die Anwendung ist denkbar einfach: Man nimmt einen Tropfen des Öls ein, sobald Kratzen oder Schmerzen beim Schlucken auf eine beginnende Infektion hinweisen. Wenn sich der zugegebenermaßen scheußliche Geschmack von Terpentin im Munde entwickelt, wird der Halsschmerz schnell zweitrangig. Nach wenigen Minuten ändert sich aber der Geschmack und nimmt einen relativ angenehmen Charakter an. Wenn die Halsschmerzen wiederkehren, nimmt man einfach den nächsten Tropfen Zypressenöl. Man wiederholt diese Prozedur solange, bis man sich einigermaßen an den Geschmack gewöhnt hat. Zur eigenen Überraschung wird man feststellen, daß die Halsschmerzen zurückgehen.

1 Es soll nicht verschwiegen werden, daß Experimente dieser Art, was deren detaillierte Durchführung und die daraus gewonnenen Daten betrifft, in der akademischen Fachwelt nicht unumstritten sind. Dennoch sind sie hier mit gutem Grund angeführt, da die erhaltenen Ergebnisse es ohne Problem zulassen, in überzeugender Weise die chemische Natur der Moleküle und ihre Tendenz zur Elektronenaufnahme oder -abgabe mit grundlegenden Wirkungsbereichen der Öle zu verknüpfen, d. h. ein sinnvolles, wenn auch grobes Raster dieser Wirkungen zusammenzufügen, das sich in der Aromatherapie in den letzten zehn Jahren auch praktisch bewährt hat.

2 Die vielleicht derzeit umfassendste Möglichkeit, sich über den Stand des Wissens zur Zusammensetzung ätherischer Öle zu informieren, ist *Essential Oils 1976-1991* von Brian M. Lawrence (Carol Stream, Illinois/USA 1993). Die z. Zt. vier Bände enthalten Nachdrucke einer regelmäßigen Kolumne *(Progress in Essential Oil Research)* von Lawrence in der Zeitschrift Perfumer & Flavourist.

3 Pierre Franchomme, Daniel Pénoël: *L'Aromathérapie Exactement*, Limoges 1990

4 Eine Form der weißen Blutkörperchen, sogenannte Makrophagen, sind dazu in der Lage, in das Blut eingedrungene Fremdkörper wie z. B. Bakterien zu eliminieren, „aufzufressen", zu phagozytieren.

6 Anwendung der ätherischen Öle

Möglichkeiten der Applikation

Einnahme

Werden ätherische Öle eingenommen, so wird ein Großteil im Mund-Rachen-Raum, in der Speiseröhre, im Magen oder im Bereich des Zwölffingerdarms und des Dünndarms absorbiert. Von dort gelangen die ätherischen Öle in die Leber, wo sie metabolisiert werden, d. h. daß sie in der Leber chemisch mit anderen körpereigenen Molekülen verknüpft werden. Dabei werden sie in einen wasserlöslichen Zustand überführt, in dem sie dann für den Körper leichter wieder auszuscheiden sind. Dies heißt aber auch, daß sie ihren lipophilen (fettliebenden) Charakter verlieren. Die Wirkungen, die speziell auf die Lipophilität zurückgehen, sind dann nicht mehr gegeben. (Unabhängig davon belegen Forschung und Erfahrung, daß sie dennoch im Urogenitaltrakt eine sehr starke Wirksamkeit entfalten.) Die Einnahme der ätherischen Öle ist also nur dann besonders sinnvoll, wenn wir mit den ätherischen Ölen auf die Leber oder die Niere einwirken wollen.

Die konventionelle Medizin tendiert dazu, die Medikation durch Einnehmen von Tabletten durchzuführen. Da die Moleküle der ätherischen Öle allerdings sehr klein und äußerst lipophil sind, dringen sie leichter in den Körper ein, ganz gleich in welcher Form sie angewandt werden. Ihre Anwendung durch Einreiben in die Haut und durch Inhalation ist daher in vielen Fällen wirksamer als die orale Einnahme.

Ätherische Öle können in Gelatinekapseln oder – einfacher – auf Zucker, mit Honig oder mit Sorbit eingenommen werden. Es empfehlen sich speziell die Öle Pfefferminz und Thymian typ thujanol wegen ihrer leberunterstützenden Funktionen sowie Teebaumöl wegen seiner antiseptischen Wirkung zur Einnahme.

Da aromatische Hydrosole in ihrer Zusammensetzung den ätherischen Ölen oft sehr ähnlich sind, jedoch auf natürliche Weise dem wäßrigen Milieu entsprechen, sind sie für die Einnahme wegen ihrer Reizfreiheit häufig noch besser geeignet als die ätherischen Öle. Dazu löst man ein Gramm Magnesiumsulfat in 100 ml Hydrosol, verdünnt einen Teelöffel dieser Mischung in einem Glas Wasser und trinkt dies drei- bis viermal am Tag.

Äußerliche Anwendung

Werden die ätherischen Öle äußerlich angewendet, z. B. durch Verreiben über dem zu behandelnden Organ oder auf der zu behandelnden Körperstelle, wird aufgrund der hohen Diffusionsfähigkeit der ätherischen Öle in dem behandelten Organ oder Körperbereich eine hohe Konzentration erreicht. Eine sehr schnelle Durchdringung des Gewebes und das Eindringen der Öle in die Kapillaren des Kreislaufsystems sind so gewährleistet, womit auch eine Verteilung der ätherischen Öle über den gesamten Organismus gegeben ist.

Permeabilität der Körperregionen

relativ durchlässig	relativ undurchlässig
Stirn	Po
Kopfhaut	Bauch
Achseln	Beine
Handinnenseite	Brust
verletzte oder entzündete Haut	Rücken
Schleimhäute	
Fußsohlen	

(nach Tony Balacs: Essential Oils in the Body, Aroma '93 Harmony from within, Conference Proceedings, Hove/GB 2.-4. Juli 1993)

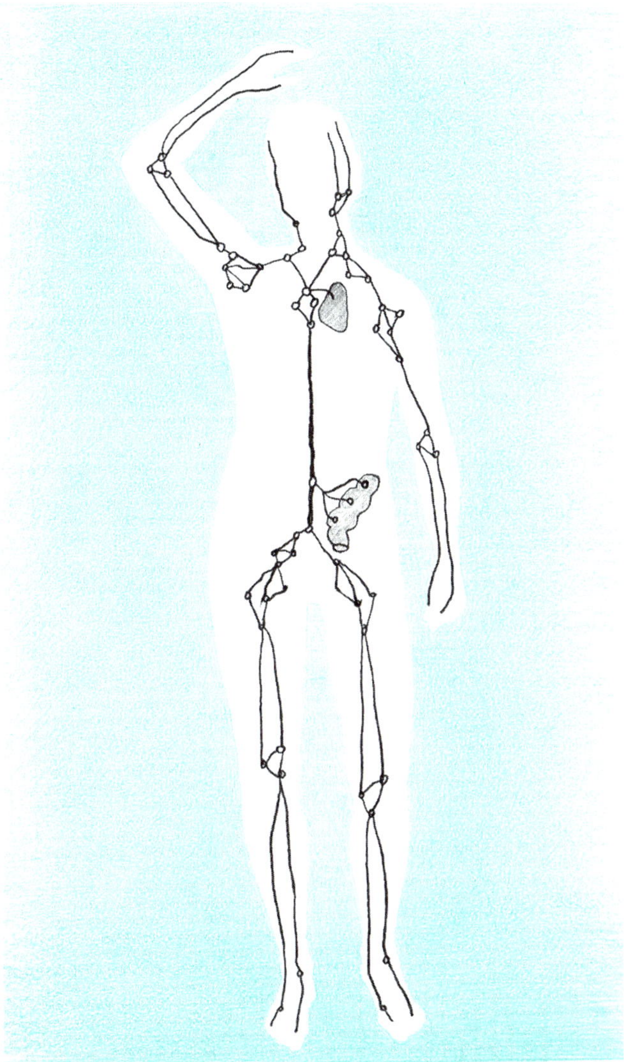

Das Lymphsystem des Menschen dient u. a. als Transportweg für überschüssige Flüssigkeit, Proteine, Fett (aus den Eingeweiden) und große Hormonmoleküle, die über die Verbindung mit einer Herzvene ins Blut gelangen. In den zahlreichen Lymphknoten werden Immunzellen produziert.

Eine besonders wirksame Form der Anwendung ätherischer Öle ist das Einmassieren in die Fußsohle. Dadurch wird die erste Leberpassage und somit die sofortige Metabolisierung der ätherischen Öle in der Leber vermieden. Die ätherischen Öle gelangen auf diese Weise unverarbeitet, also in einem Zustand, in dem sie noch ihren ursprünglichen Charakter aufweisen, sowohl an die Kapillaren der unteren Atemwege (wo sie über die Atemwege nach oben getragen und ausgeschieden werden) als auch über den Lungenkreislauf in den gesamten Organismus.

Das Einmassieren von Thymian- oder Oreganoölen auf den Fußsohlen erweist sich besonders bei kleinen Kindern, bei denen sich die normale äußerliche Anwendung aggressiver Öle verbietet, als gut verträglich und sehr wirksam.

Suppositorien (Zäpfchen)

Besonders in der französischen Aromamedizin hat sich diese Anwendung erfolgreich etabliert. Bei der Diffusion in das den Enddarm umgebende Gewebe werden die ätherischen Öle in Venen absorbiert, über die die Öle an der Leber vorbei in den Lungenkreislauf und von dort in den Körperkreislauf eingespeist werden.

Rachenraum

Ätherische Öle zur Desinfektion des Rachenraums kann man in kleiner Dosierung (ca. ein bis drei Tropfen) auf eine Kohletablette geben, die man langsam im Mund zergehen läßt.

Für ein Mundwasser vermischt man die ätherischen Öle mit dem Lösungsvermittler LV 41. Einige Tropfen davon auf ein Glas Wasser genügen. Die Dosierung der Öle können Sie nach der individuellen Verträglichkeit und Geschmacksrichtung frei wählen. Pfefferminze, Salbei, Anis und Thymian bieten sich für die Ölmischung besonders an.

In der Nase

Für ätherische Öle, die als Nasentropfen angewendet werden, ist Haselnußöl ein geeignetes Trägeröl. Die Konzentration von ätherischen Ölen im Trägeröl für Nasentropfen sollte etwa 100 mg pro 10 ml Basisöl betragen, was etwa vier Tropfen ätherischen Öls auf z. B.10 ml Haselnußöl entspricht. Besonders wirksam ist es, sich einige Tropfen auf ein Stück Papiertaschentuch zu träufeln und zusammengeknüllt in die Nasenlöcher zu stecken. Die Nase wird dadurch nicht nur frei, sondern der Schnupfen kann sozusagen über Nacht verschwinden.

Inhalationen

Zum Inhalieren von ätherischen Ölen eignen sich elektrische Diffusoren. Eine Inhalationssitzung sollte im Regelfall 10 bis 15 Minuten betragen. Bei Erkrankungen der Luftwege erweist es sich oft als sehr wirksam, einen Diffusor auf niedrigster Stufe über Nacht im Schlafraum laufen zu lassen.

Weniger aufwendig, aber wirkungsvoll ist es, einen Tropfen Öl auf das Kopfkissen zu geben oder ein mit Öl getränktes Stück Papiertaschentuch in die Nase oder in ein üblicherweise für Asthmasprays verwendetes Inhaliergerät zu stecken und mehrmals täglich hierüber einzuatmen.

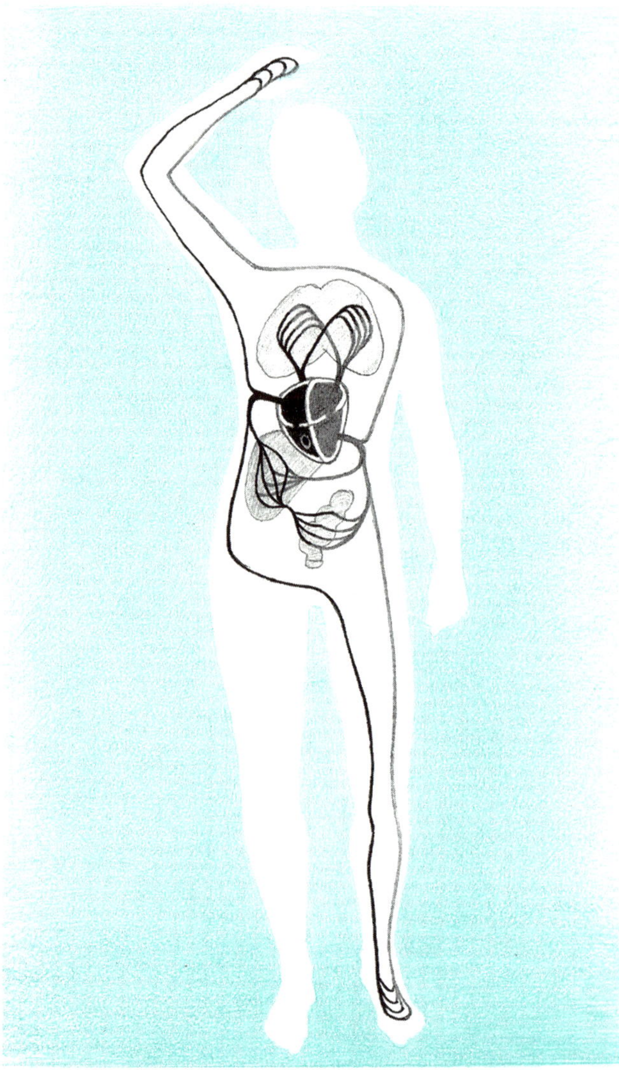

Das menschliche Herz pumpt sauerstoffreiches Blut (hell) aus der Lunge in den großen Körperkreislauf und sauerstoffarmes Blut (dunkel) aus dem Körper in den kleinen Lungenkreislauf.

Dusche

Eine der schnellsten und wirksamsten Anwendungen besteht darin, die ätherischen Öle in kleinen Mengen über den ganzen Körper zu verteilen. Auf der trockenen Haut läßt sich dies schwer bewerkstelligen, weil die Öle dann punktuell sofort von der Haut aufgenommen werden. Eine gleichmäßige Verteilung wird dadurch erzielt, daß man die Öle während des Duschens bei gestopptem Wasserfluß, also auf nasser Haut, in kleinen Mengen (1–3 ml) über den ganzen Körper verstreicht.

Aufgrund ihrer Lipophilität erfolgt das Eindringen der Öle in die Haut blitzschnell, schon nach 15 bis 20 Sekunden kann man weiterduschen. Das Öl wird restlos durch die Haut aufgenommen.

Mit Hilfe eines Lösungsvermittlers (z. B. LV 41) können Sie außerdem im Nu ein herrliches Badeöl herstellen, wenn Sie einen Teil Ölmischung und acht Teile Basisöl mit einem Teil Emulgator vermischen.

HILFSMATERIALIEN

Generell besteht beim Herstellen von Kompositionen und Produkten mit ätherischen Ölen ein großer Spielraum, Öle und Basismaterialien nach persönlichen Vorlieben zu kombinieren.

Basis-Öle:
Mandelöl ist normalerweise zur Herstellung von Massage- oder Körperölen gut geeignet, weil es relativ schnell in die Haut einzieht und außerdem recht preiswert ist. Haselnußöl zieht noch schneller in die Haut ein und eignet sich sehr gut für kosmetische Produkte. Aber auch andere Öle wie Avocado- oder Sonnenblumenöl können problemlos verwendet werden. Generell sollte man darauf achten, Öle zu wählen, die gar nicht oder möglichst wenig raffiniert sind. Traubenkernöl wird z. B. durch Lösungsmittelextraktion gewonnen und ist daher im Vergleich zu den normalerweise kaltgepreßten fetten Ölen weniger geeignet.

Andere Basismaterialien:
Ätherische Öle können auch problemlos mit anderen Basismaterialien gemischt werden. Wenn der fettige Charakter der Öle vermieden werden soll, eignen sich besonders Gele. Selbstverständlich können ätherische Öle auch in Cremes oder Lotionen aus der eigenen Rührküche oder aus der Drogerie eingearbeitet werden. (Viele praktische Rezepte zum Herstellen von Gelen, Cremes, Lotionen etc. mit hautverträglichen Substanzen finden sich im Hobbythek-Buch „Cremes und Sanfte Seifen"[2].) Durch die Veränderung der Zusammensetzung einer Emulsion kann es dabei zu Wasserabscheidungen kommen, die man durch die entsprechende Anpassung der Emulsionsmischung aber verhindern kann. Es besteht allerdings die Möglichkeit, daß aufgrund der hohen Durchlässigkeit der Haut für ätherische Öle nach dem Vermengen mit kommerziellen kosmetischen Produkten auch unerwünschte Bestandteile wie zum Beispiel Polyethylenglykole verstärkt in die Haut gelangen.

Kohletabletten:
Die handelsüblichen Kohletabletten, die in jeder Apotheke erhältlich sind, eignen sich bestens.

Zäpfchen (Suppositorien):
Als Zäpfchenmasse dient Kakaobutter und ein fettes Trägeröl nach Wahl (Mandel-, Haselnußöl etc.). Zunächst wird die Kakaobutter (20 g) zusammen mit dem Öl (10 ml) im Wasserbad erhitzt, bis die Kakaobutter geschmolzen ist und eine homogene Mischung vorliegt. Während des Abkühlens, noch vor dem Erstarren, rührt man die vorgesehenen ätherischen Wirköle (3 ml) gleichmäßig in die Fettmasse ein. Nach dem Erstarren teilt man entsprechende Portionen ab, rollt sie in Alufolie ein und bewahrt sie im Gefrierfach auf. Viele Läden bieten auch Zäpfchenformen an, die die Anwendung etwas erleichtern (siehe Bezugsquellen im Anhang). Insgesamt benötigt man nicht mehr als zehn Minuten für die Herstellung der Zäpfchen.

Gelatine-Kapseln:
Derzeit scheinen in Deutschland nur Steckkapseln aus Hartgelatine für diesen Zweck auf dem Markt zu sein (siehe Bezugsquellen im Anhang). Diese Kapseln lassen sich leider nicht auf Vorrat mit ätherischem Öl füllen, sind aber – frisch gefüllt – geeignet, die Einnahme eines aggressiven oder intensiv schmeckenden Öles komfortabler zu gestalten.

Anwendungsbereiche

Wer die Aromatherapie neu entdeckt, verfällt oft in eine regelrechte Aroma-Euphorie. In diesem Zustand neigt der Laie dazu, alle gesundheitlichen Probleme und oft auch noch einige mehr, mit Hilfe der Aromatherapie lösen zu wollen. Diesen Ansprüchen kann sie natürlich nicht gerecht werden.

Die Aromatherapie eignet sich am besten zur Behandlung von Infektionskrankheiten. Hält man sich vor Augen, wie schnell ätherische Öle vom Körper absorbiert und auch wieder eliminiert werden, ist es nicht verwunderlich, daß man mit ätherischen Ölen die besten Wirkungen dann erzielt, wenn eine schnelle Intervention notwendig erscheint, wie es zum Beispiel bei Infektionskrankheiten der Fall ist.

Die Aromatherapie ist ebenfalls zur Anwendung in den Bereichen von Psyche, Nervensystem und hormonalem Gleichgewicht gut wirksam. Man denke nur an die stimmungsaufhellende Wirkung vieler Blumendüfte, den Abbau von Streß durch Lavendel und Ylang Ylang sowie die hormonähnlichen Wirkungen von Muskatellersalbei und Geranie.

Die Spezifität der Aromatherapie sinkt, wenn wir sie im Bereich der entzündlichen, allergischen und autoimmunen Erkrankungen anwenden wollen, weil solche Erkrankungen meist eine lange Geschichte haben oder auf Erbfaktoren beruhen. Erfolge werden sich in diesen Bereichen mit weniger erfolgreichen Anwendungen die Waage halten.

Erfolgspotential der Aromatherapie bei:

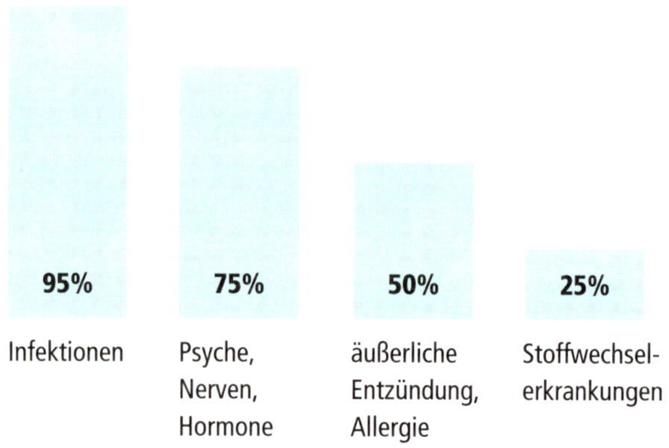

Noch geringer ist der Wirkungsgrad der Aromatherapie als Behandlungsmethode für Stoffwechsel- oder degenerative Erkrankungen, die auf Prozesse zurückgehen, die sich oft über Jahre hinziehen und die daher – wenn überhaupt – nur langsam umkehrbar sind.

Doch die Einsatzmöglichkeiten von ätherischen Ölen sind alles in allem breit gefächert. Im folgenden sollen deshalb die für die Aromatherapie geeignetsten Anwendungsbereiche und die Behandlungsmöglichkeiten beschrieben werden.

Prellungen - Zerrungen - Sportverletzungen

Das Strohblumenöl *(Helichrysum italicum var. serotinum)* ist mit Sicherheit eines der erstaunlichsten Öle der Aromatherapie. Seine ganz besondere chemische Zusammensetzung sowie die generelle Fähigkeit der Öle, sehr schnell in das Gewebe und das Kreislaufsystem einzudringen, erlauben uns mit diesem Öl einige ganz erstaunliche Behandlungen.

Bei Prellungen und verstauchten Knöcheln, auf die der Körper mit Schwellungen und anschließend mit blauen Flecken reagiert, erweist sich das Strohblumenöl geradezu als ein Wundermittel.

Trägt man Strohblumenöl sofort auf die gestauchten oder gezerrten Körperpartien auf, wird in der Regel ein starkes Anschwellen verhindert und blaue Flecken (Hämatome) treten normalerweise gar nicht erst auf.

Um die Wirkung des Strohblumenöls zur Verhinderung von Schwellungen oder Hämatomen zu steigern, kann man es mit einem Beinwellpräparat wie zum Beispiel der in Apotheken erhältlichen Kytta®-Salbe kombinieren. Interessanterweise wirkt das Öl aber nicht nur gegen die nach Sportverletzungen auftretenden Schwellungen und Hämatome, sondern es nimmt, direkt nach der Verletzung pur oder verdünnt im Basisöl aufgetragen, den akuten Schmerz.

Verbrennungen

Bei Verbrennungen, wie man sie sich typischerweise im Haushalt oder in der Küche zuzieht, wirkt Lavendelöl, großzügig auf die betroffenen Hautpartien aufgetragen, am besten in Kombination mit einer Behandlung mit Eiswürfeln. In vielen Fällen kann dadurch eine Ablösung der Haut und ein langer schmerzhafter Prozeß im Anschluß an die Verbrennung vermieden werden. Die Haut sieht am nächsten Morgen so aus, als wäre nichts geschehen. Ebenso oder vielleicht noch besser geeignet für diese Form der Anwendung ist das Öl vom Bisabolol-Typ der Deutschen Kamille.

Wundheilung und Narben

Strohblumenöl eignet sich ebensogut zur Wundheilung und Vernarbung, sei es nach Unfällen oder kosmetisch-chirurgischen Eingriffen. Besonders wirksam ist eine Kombination mit Hagebuttenkernöl. Die dreifach ungesättigten Fettsäuren stärken die Zellmembran, und kombiniert mit den regenerierenden Eigenschaften des Strohblumenöls erlauben sie Wundheilungen mit keiner oder ausgesprochen zarter Narbenbildung.

Ein Rezept zur äußerlichen Anwendung:

Strohblume	0,5 ml
Hagebuttenkernöl	15,0 ml
Haselnußöl	15,0 ml

In der französischen Aromamedizin-Literatur wird die Wirksamkeit dieser Kombination auch für schwer heilende Wunden und Wulstnarben (Keloide) sowie zur Behandlung alter, unansehnlicher Narben empfohlen.

Ein sehr mildes Rezept zur Behandlung alter Narben:

Strohblume	0,5 ml
Salbei	0,5 ml
Hagebuttenkernöl	15,0 ml
Haselnußöl	85,0 ml

Bei kleinen und frischen Wunden sorgt zweimaliges Auftragen pro Tag während eines Zeitraumes von zehn Tagen für eine komplikationsfreie Verheilung. Zur Behandlung alter, unansehnlicher Narben wird eine Anwendungsdauer von drei bis sechs Monaten empfohlen.

Lymphsystem

Lorbeeröl hat ganz erstaunliche Wirkungen auf geschwollene Lymphknoten. Die Erfahrung zeigt, daß es sehr wirksam das Lymphsystem unterstützt. Verschiedene Anwendungen finden Sie auf Seite 94.

Herpes

Gegen einen Herpes-Ausbruch wirken ätherische Öle mit einem hohen Citral- oder Linalolgehalt besonders effektiv. Allein das einfache lokale Aufbringen eines Tropfen Melissenöls, des Öls von May Chang *(Litsea cubeba)* oder insbesondere auch des Teebaumöls wird den Herpes in kurzer Zeit austrocknen und die rückfallfreie Zeit beachtlich verlängern. Fieberbläschen im Mund reagieren gut auf den Kriechenden Ysop *(Hyssopus officinalis var. decumbens)*. Es ist aber nicht unbedingt notwendig, ein so kostspieliges Öl wie Melisse zu verwenden. Ebenso wirkungsvoll erweist sich zum Beispiel eine Mischung aus Eukalyptus radiata, Geraniumöl und Eukalyptus citriodora, andere Autoren empfehlen Teebaumöl oder Niaouliöl. Wichtig ist, daß die Öle unverdünnt auf die befallenen Hautstellen aufgebracht werden. Wenn nach mehrmaligem Auftragen der ätherischen Öle innerhalb von ca. 24 bis 36 Stunden ein gewisser Austrocknungseffekt eintritt und die befallenen Hautstellen zu spannen beginnen, ist es ratsam, anschließend ein Gemisch aus fettem Basisöl (Haselnuß- oder Mandelöl) mit zehn Prozent ätherischen Ölen zu verwenden.

Eine sehr wirksame Ölmischung, die dreimal täglich auf die betroffenen Stellen großflächig aufgetragen wird, besteht aus:

1 Teil Geranie
1 Teil Melisse (oder May Chang)
8 Teilen Lavendel
10 Teilen Teebaum

Gürtelrose

Die Behandlung der Gürtelrose mit Hilfe der Aromatherapie ist nahezu konkurrenzlos. Man trägt ein Gemisch aus gleichen Teilen Ravensare und Calophyllum mehrmals täglich auf die befallenen Hautstellen auf. Sie heilen schnell und mehr oder weniger schmerzfrei ab. Sowohl bei Herpes als auch bei der Gürtelrose sollte man mit den aromatherapeutischen Maßnahmen bereits dann beginnen, wenn die typischen Schmerzen den Ausbruch der Krankheit ankündigen. Trägt man die Öle mit Beginn der ersten Anzeichen auf die befallenen Stellen auf, kann in vielen Fällen der Ausbruch bzw. eine Verschlimmerung verhindert werden.

Bei einer ausschließlichen und immer wieder konsequenten Behandlung mit ätherischen Ölen werden die Rückfälle in immer größeren Zeitabständen eintreten und zuletzt völlig ausbleiben.

Blasenentzündung

Teebaumöl ist das Mittel der Wahl bei Blasenentzündungen, die sich oft durch recht schmerzhaftes Brennen beim Wasserlassen bemerkbar machen. Man nimmt in diesem Fall alle halbe Stunde einen bis drei Tropfen Teebaumöl ein und trinkt viel Wasser oder Kräutertee. In der Regel wird man innerhalb weniger Stunden eine deutliche Besserung verspüren und innerhalb von einem bis drei Tagen schmerzfrei sein. Aber auch wenn die Behandlung mit Teebaumöl diesen erfreulichen Verlauf nimmt, sollte man dennoch nach den Ursachen der Blasenentzündung forschen (Infektion, Unterkühlung etc.), um diese zu vermeiden und damit Rückfällen vorzubeugen, und einen Arzt konsultieren.

Gerötete Augen und Bindehautentzündung

Das wäßrige Milieu des Auges und die hohe Empfindlichkeit der Schleimhäute verbieten die Anwendung ätherischer Öle im Augenbereich. Hervorragend geeignet zur Behandlung von allen entzündlichen Vorgängen des Auges ist aber das aromatische Hydrosol der Grünen Myrte. Die Anwendung ist einfach: Man sprüht das Myrtenwasser in kleinen Mengen auf das geschlossene Auge, Geübtere beginnen beim Sprühen etwas zu blinzeln und professionelle Anwender sprühen sich das Myrtenwasser direkt in das geöffnete Auge.

Nervosität, Anspannung, Streß

Gegen Nervosität, Anspannung und Streß nutzt man die sedativen Eigenschaften der Aldehyde, die vielschichtigen Wechselwirkungen der Ester-Komponenten mit dem Zentralen Nervensystem und die sympatholytischen Wirkungen (beruhigend, gefäßerweiternd, blutdrucksenkend) mancher Phenylpropanoide. Streß hat dagegen keine Chance.

Allgemein krampflösendes Rezept zum Einreiben:

Estragon	1,0 ml
Zypresse	1,0 ml
Thymian typ thujanol	1,0 ml
Majoran	2,0 ml
Gel	50,0 ml

Man benutzt ca. 1–2 ml dieser Mischung pro Anwendung sooft wie notwendig, bis zu maximal 5 ml Ölmischung täglich, was etwa zwei bis fünf Anwendungen entspricht.

Gegen Streß und Angstzustände:

Mandarine	1,0 ml
Mandarine-Petitgrain	1,0 ml
Lippia citriodora	1,0 ml

Ein bis zwei Tropfen der Mischung auf den Schläfen und in die Vertiefung zwischen den Schlüsselbeinen (über dem Brustbein) verreiben. Diese Anwendung kann problemlos beliebig wiederholt werden.

Gegen nervliche Anspannung
(für ca. 40 Anwendungen):

Majoran	1,0 ml
Ylang Ylang	1,0 ml
Mandarine	1,0 ml

Ein bis drei Tropfen dieser Mischung in einer Kapsel (siehe Seite 125) mehrmals täglich einnehmen.

Diese Rezepte sollen nur eine Anregung sein. Die Öle lassen sich nach Belieben kombinieren. Für die verschiedenen Bereiche seien hier die wichtigsten Öle und ihre Wirkung genannt:

Krampflösend:	Estragon, Römische Kamille, Ylang Ylang
Sedativ:	Echtes Eisenkraut, Melisse, Indische Narde, Mandarine-Petitgrain
Ausgleichend:	Lavendel, Muskatellersalbei

Zum Schluß noch ein Rezept für besonders gestreßte oder verspannte Zeitgenossen:

Römische Kamille	1,0 ml
Muskatellersalbei	1,0 ml
Mandarinen-Petitgrain	1,0 ml
Indische Narde	1,0 ml
Haselnuß-Öl	10,0 ml

Über Puls, Ellenbeuge, Schläfen und in die Vertiefung zwischen den Schlüsselbeinen (über dem Brustbein) verteilen. Die einmalige Anwendung dieser Mischung sollte den gewünschten Effekt bewirken, wiederholte Anwendung ist aber unbedenklich.

Reisekrankheit

Die Einnahme von einem Tropfen Pfefferminzöl ist das ideale Mittel für blasse Kinder auf dem Rücksitz, wenn es über kurvige Bergpässe geht. Jugendliche über zwölf und Erwachsene können getrost einen Tropfen pur vertragen, Kinder unter zwölf sollten das Pfefferminzöl allerdings verdünnt, z. B. auf einem Stück Zucker, zu sich nehmen. Kinder unter drei sollten kein Pfefferminzöl einnehmen. Die Wirkung hält länger an, wenn die Luft im Wageninneren durch ein paar Tropfen Minzeöl aromatisiert wird. Die konventionelle medizinische Forschung bewies die Wirksamkeit des Pfefferminzöls auch bei nervösem Dickdarm (Colon irritabile).

Ermüdungszustände

Für diejenigen von uns, die sich durch das schnelle, mitleidlose Berufsleben dazu gezwungen sehen, sich mit Unmengen Kaffee wachzuhalten, bietet die Aromatherapie sinnvolle ganzheitliche Hilfe: Ein Gemisch aus gleichen Teilen Pinus silvestris und Picea mariana zu 10 Prozent in einem Basisöl aufgelöst wird im Nierenbereich aufgetragen. Die Öle stärken die Nebennieren in ihrer Funktion, ohne sie wie Kaffee zu stark zu stimulieren. Diese Mischung läßt sich auch zu einer stimulierenden Morgenlotion ausweiten, wenn man die beiden Nadelöle zum Beispiel mit etwas Atlaszeder und je nach Belieben mit etwas Citrus kombiniert. Setzt man die genannten Ölen zu fünf Prozent einer Körperlotion zu und trägt diese Lotion nach dem morgendlichen Duschen auf den Körper auf, ersetzt ihre Wirkung vollkommen die Stimulierung durch Kaffee.

Schwarzfichte	5,0 ml
Atlaszeder	2,0 ml
Pfefferminzöl	1,0 ml
Haselnußöl/Lotion	100,0 ml

Infektionskrankheiten

Bereits Valnet war der Ansicht, daß die Rolle der Mikroorganismen bei Infektionskrankheiten stark überschätzt wird. In der Sprache von damals hieß das, daß der Zustand des „Terrains“ auf dem der Mikroorganismus sich auszubreiten versucht, von gleicher Bedeutung ist wie der Vorgang der Infektion selbst. Diesen Sachverhalt kennen wir auch im Alltag, denn oft erleben wir es, daß von mehreren Menschen, die einem Erreger ausgesetzt sind, manche erkranken und andere nicht.

In der französischen Aromamedizin, in der ganzheitlichen und auch in anderen Bereichen der alternativen Medizin ist man sicher, daß akute und chronische Infektionen ihren Ausgangspunkt im Ungleichgewicht der Darmflora haben. Für das Gleichgewicht sorgen die „guten“ Bakterien, ohne die sich Infektionen jeder Art häufen würden. Gute Bakterien leben auch im Mund, auf der Haut, in der Vagina und im Darm. Die guten Bakterien, die auf der Haut leben, sondern Substanzen ab, die uns vor bakteriellen und Pilzinfektionen schützen. Lactobacillus-Bakterien im Dünndarm und in der Vagina schützen uns vor Hefe- und Bakterieninvasionen. Eines der Probleme beim Einsatz von Antibiotika ist, daß sie krankheitserregende wie gute Bakterien gleichermaßen abtöten und damit den Körper schutzlos zurücklassen.
Der Verdauungstrakt beherbergt zahllose Arten von Mikroorganismen, die im Idealzustand in harmonischer

und symbiotischer Weise nebeneinander existieren. Diese Organismen verrichten viele Aufgaben, die für die Gesundheit von größter Bedeutung sind. Bakterien wie *Lactobacillus acidophilus* oder *Bifidobacterium bifidus* helfen beim Verdauen der Nahrung, der Synthese von Vitaminen und der Abwehr pathogener Bakterien. Gute Bakterien helfen bei der Vermeidung von Infektionen, aber auch einfach dadurch, daß sie an der Wand des Dünndarms Platz beanspruchen: Sind keine guten Bakterien präsent, siedeln sich pathogene Keime an und vermehren sich ungehemmt.

Wird nun das sensible Gleichgewicht der Darmflora gestört, z. B.durch pathogene Keime, leiden Leber und Nieren unter erhöhtem Streß. Durch Schadstoffe aus dem Stoffwechsel der pathogenen Keime und Schadstoffe aus Nahrung und Umwelt kommt es zur Überlastung der Ausscheidungsorgane. Sie sind nicht mehr in der Lage, die Flut der Gifte im normalen Verfahren auszuscheiden. Es werden im Körper Giftdeponien eingerichtet bzw. die Gifte werden zu „Notfallausscheidungsorten", z. B. an die Haut oder an die Schleimhäute, transportiert. Die Ausscheidung von Giftstoffen aller Art durch die Haut und die Schleimhäute, durch Nebenhöhlen oder Bronchien, erzeugt dann den Nährboden für weitere bakterielle Infektionen und entzündliche Reaktionen. Dieses Schema ist natürlich stark vereinfacht, es trifft jedoch den Kern der Dinge. Um es mit den Worten Daniel Pénoëls zu sagen: *Alle Krankheiten, die auf „-itis" enden, wie z. B. Bronchitis, sind Notreaktionen des Körpers, um Schadstoffe auszuscheiden.*

So hat sich seit Belaiche in der französischen Aromamedizin eine Vorgehensweise entwickelt, die darauf abzielt, zunächst den Herd der Entzündung mit schleimlösenden Ölen von Ausscheidungsprodukten (Schleim, Eiter) zu reinigen und dadurch die Entstehung von bakteriellen Sekundärinfektionen am Entzündungsherd zu verhindern und die Wiederherstellung gesunder Zustände einzuleiten. In einem zweiten Schritt nutzt man dann die Kombination mit antiseptischen Essenzen, um der Wiederverbreitung von Viren und Bakterien durch Restbestände von Erregern entgegenzuwirken.

Prinzipien der phytomedizinischen Infektionsbehandlung

Die dreistufige phytomedizinische Behandlung (griech. *phyton* = Pflanze) von bakteriellen und Pilzinfektionen, und zwar speziell von solchen, die mit der Bildung von Schleim oder Eiter einhergehen, gestaltet sich wie folgt:

1. ***Die Behandlung vom ersten bis zum dritten Tag:***

Wenn sich Keime auf katarrhalen Ausscheidungen wie Eiter oder Schleim vermehren, müssen die befallenen Regionen zunächst gereinigt und desinfiziert werden. Dies geschieht mit schleimlösenden ätherischen Ölen und/oder Hydrosolen.

2. ***Antiseptische Behandlung vom vierten bis zum siebten Tag:***

In der zweiten Phase wird ein noch vorhandener „Bodensatz" pathogener Keime durch abwechselnde Behandlung mit schleimlösenden bzw. mikrobiziden oder fungiziden ätherischen Ölen oder Hydrosolen bekämpft. Diese Vorgehensweise ist besonders wirksam, weil viele der schleimlösenden ätherischen Öle wie Rosmarin typ verbenon oder Inula graveolens auch eine ganz beachtliche antimikrobielle Wirksamkeit entfalten. Während der ersten und der zweiten Phase der Behandlung ist es daher vorteilhaft, ätherische Öle anzuwenden, die die Ausscheidung von Schleim und gegebenenfalls die Ausscheidung von Eiter anregen.

Die gleichen Essenzen, die für lokale oder äußerliche Desinfektion angewendet werden, können in schweren Fällen auch eingenommen werden.

Zur Unterstützung des Lymphsystems können zusätzlich zu den beschriebenen Maßnahmen auch die ätherischen Öle von Zistrose *(Cistus ladaniferus)* und Lorbeer *(Laurus nobilis)* äußerlich über den Lymphknoten aufgetragen werden.

3. *Stärkende Behandlung nach Abklingen des akuten Prozesses - Rekonvaleszenz (8. bis 28. Tag):*

Nachdem sich die akuten Symptome der Infektionskrankheit (gewöhnlich nach einer Woche) deutlich gebessert haben, werden kleine Mengen von ätherischen Ölen eingenommen, um den Rekonvaleszenzprozeß zu unterstützen. Es sollten ätherische Öle verwendet werden, die im Aromatogramm eines Patienten eine gute Wirksamkeit gegenüber dessen pathogener Flora gezeigt haben. In der aromamedizinischen Behandlung wählt der Arzt bzw. Patient aus diesen ätherischen Ölen jene aus, die den Immunstatus des Patienten verbessern, die Leberfunktionen unterstützen oder hormonelle Ungleichgewichte ausgleichen.

Der selbsttherapierende Aroma-Anwender, der ohne die Hilfe eines Aromatogramms auskommen muß, kann auf einige Öle zurückgreifen, die grundsätzlich geeignet sind, die Funktion der Leber in der Rekonvaleszenz zu unterstützen. Dies sind ätherische Öle mit einem hohen Gehalt an Terpenalkoholen, an Sesquiterpenen und Sesquiterpenalkoholen: Thymian typ thujanol, Karottensamenöl, Grönlandmoos.

Eine von Franchomme und Pénoël vorgeschlagene Anwendung besteht aus der Einnahme von 50 mg (etwa zwei Tropfen) Karottensamenöl und/oder 50 mg Thymian typ thujanol in einer Gelatinekapsel mittags und 50 mg Grönlandmoosöl abends. Die Öle werden immer mit der Nahrung oder in einer Gelatinekapsel über drei Wochen eingenommen.

Die folgende Tabelle gibt einen schematischen Überblick über dieses Behandlungssystem. Sie zeigt wirksame ätherische Ölkomponenten und die typischerweise benutzten ätherischen Öle in den aufeinanderfolgenden Phasen der Behandlung.

GENERELLES BEHANDLUNGSPRINZIP BEI INFEKTIONSERKRANKUNGEN

1. bis 3. Tag / Erster Behandlungsschritt:
Öle mit schleimlösenden Bestandteilen und Expektoranzien dienen zur Reinigung der Schleimhäute.

Schleimlösende Bestandteile	Expektoranzien
Ketone in:	**Cineol in:**
Eucalyptus dives	Myrte
Rosmarin typ verbenon	Ravensare aromatica
	Lorbeer
	Eucalyptus globulus
Lactone in:	Eucalyptus radiata
Inula graveolens	

4. bis 7. Tag / Zweiter Behandlungsschritt:
Eliminierung eventuell verbliebener Krankheitserreger durch Öle mit bakteriziden und fungiziden Bestandteilen. Alternativ können erster und zweiter Behandlungsschritt abwechselnd während der ersten sieben Tage angewendet werden.

Bakterizide Bestandteile	Fungizide Bestandteile
Monoterpen-Alkohole in:	**Ester in:**
Ravensare aromatica	Lavendel
Niaouli	Römische Kamille
Teebaum	Geranium
Eucalyptus radiata	
Phenole in:	
Bergbohnenkraut	
Thymian	
Oregano	

8. bis 21. Tag / Dritter Behandlungsschritt:
Unterstützung der Rekonvaleszenz durch Öle mit Tiefenwirkung. Essenzen mit einem hohen Gehalt an Sesquiterpenalkoholen sind besonders geeignet.

Leber-Stimulanzien	**Immunregulatoren**
Sesquiterpenalkohole in:	Melisse
Karottensamen	(bei Entzündungen)
Grönlandmoos	Estragon
	(bei Krampfzuständen)
	Zitrone
	(zur Entwässerung)

Atemwegserkrankungen

(Luftwege, Hals, Nasen, Ohren)

Im folgenden werden Behandlungsvorschläge gegeben, die zum größten Teil von Dr. Pénoël für den Aromatherapie-Kurs des *Pacific Institute of Aromatherapie* zur Verfügung gestellt wurden.

Bronchitis mit bakterieller Sekundärinfektion und Katarrh

(schwere Bronchitis mit starker Verschleimung)

1. Schritt: Schleimlösende Behandlung

Rosmarin typ verbenon	1,75 ml
Eukalyptus dives	0,75 ml
Zäpfchenmasse (ca. 3 g)	30,00 ml

(ausreichend für 10 Zäpfchen)

Zwei Zäpfchen pro Tag. Die angegebenen Mengen gelten für Erwachsene. Für Kinder benutzt man dieselbe Mischung, verwendet aber nur 2- oder 1-ml-Zäpfchen je nach Alter.

Schleimlösende Inhalation:
Rosmarin typ verbenon wird jede Stunde 5 Minuten lang als Aerosol (über den Zerstäuber) inhaliert. Das Öl wird außerdem am Oberkörper eingerieben. So nutzt man die schleimlösenden und antibakteriellen Eigenschaften des ätherischen Öls.

2. Schritt: Infektionsbehandlung

Thymian typ thymol	1,25 ml
Oregano	1,25 ml
Zäpfchenmasse	30,00 ml

(ausreichend für ca. 10 Zäpfchen)

Zwei Zäpfchen pro Tag. Die angegebenen Mengen gelten für Erwachsene. Für Kinder benutzt man dieselbe Mischung, verwendet aber nur 2- oder 1-ml-Zäpfchen je nach Alter.

Eine sehr milde, wirkungsvolle Ergänzung zu den Zäpfchen ist folgende Mischung von milden antiseptischen Ölen, um den Oberkörper einzureiben.

Thymian typ thujanol	4,0 ml
Myrte typ cineol	2,0 ml

Mehrmals täglich einreiben.

3. Schritt: Unterstützung der Rekonvaleszenz

Thymian typ thujanol 1 Tropfen
oder Karottensamen

Einnahme mittags. Falls verfügbar, wird abends ein Tropfen Grönlandmoosöl eingenommen, je nach persönlichem Geschmack z. B. mit Sirup, Sorbit oder in einer Kapsel.

(Virus-)Bronchitis

Bei einer Bronchitis ohne Sekundärinfektion (Husten ohne wesentliche Verschleimung, leicht oder gar nicht erhöhte Körpertemperatur) genügt es oft, den Krankheitsverlauf mit Hilfe von antiviralen Ölen abzufangen bzw. eine Verschlimmerung durch eine Sekundärinfektion zu verhindern, wie beispielsweise durch folgende Zäpfchen:

Kriechender Ysop	1,5 ml
Thymian typ linalol	0,5 ml
Zäpfchenmasse	30,0 ml

(ausreichend für 10 Zäpfchen)

Bis zu acht Zäpfchen pro Tag in ernsten Fällen. Die Mischung ist mild genug, daß sie auch bei kleinen Kindern anwendbar ist. Der Kriechende Ysop ist ganz besonders nützlich, um schleimlösende und entkrampfende Wirkungen im unteren Bronchialbereich zu erzielen.

Erweiterung der Bronchien und der Kapillaren (Emphysem)

Wenn über die infektiöse Bronchitis hinaus auch emphysematische Symptome vorliegen, ist es sinnvoll, zusätzlich Pinien- und Zypressenöl für Einreibungen zu verwenden.

Pinie	6,0 ml
Zypresse	4,0 ml
Haselnußöl	10,0 ml
Gel- oder Öl-Basis	100,0 ml

Zwei- bis dreimal täglich auf der Brust verreiben.

Katarrh (Erkältung des Nasen- und Rachenraums mit bakterieller Sekundärinfektion und starker Verschleimung)

1. Schritt:

Rosmarin typ verbenon	5,0 ml
Eucalyptus globulus	2,0 ml
Pfefferminze	3 Tropfen

(für ca. 15 Anwendungen)

Als Aerosol von einem Diffusor erzeugt oder ganz einfach direkt von einem Tuch. Rosmarin typ verbenon wird wegen seines Ketongehaltes gemeinhin als schleimlösendes Mittel von geringer Toxizität verwendet.

2. Schritt:

Thymian typ linalol	9,0 ml
Kriechender Ysop	2,0 ml

Inhalation und als Einreibung.

3. Schritt:

Thymian typ thujanol oder Karottensamen	1 Tropfen

Einnahme mittags. Falls verfügbar, wird abends ein Tropfen Grönlandmoosöl eingenommen, je nach persönlichem Geschmack z. B. mit Sirup, Sorbit oder in einer Kapsel.

Schnupfen (Rhinitis, Rhinopharyngitis durch Virusinfektion)

Bei einem leichten Katarrh, ohne bakterielle Sekundärinfektion bzw. bei gerade beginnendem Schnupfen, versucht man durch gezielten Einsatz antiviraler Öle den Fortschritt zum vollen Bild einer Erkältung zu verhindern, indem man die folgenden Mischungen nebeneinander anwendet:

Eucalyptus radiata	5,0 ml
Eucalyptus globulus	2,5 ml
Ravensare	2,5 ml

Die Mischung wird, am besten aus einem Diffusor, sechsmal am Tag für fünf bis zehn Minuten inhaliert. Wenn kein Diffusor verfügbar ist, können fünf Tropfen auf ein Tuch gegeben werden. Man inhaliert direkt vom Tuch, in akuten Fällen mehrmals während einer Stunde.

Eucalyptus radiata	2,0 ml
Eucalyptus globulus	1,0 ml
Calophyllum	5,0 ml
Gel	100,0 ml

Als Nasentropfen: Durch oftmalige Inhalation und eine begleitende lokale Anwendung erreicht man eine effektive Schnupfenbehandlung, ohne die Öle einzunehmen.

Pfefferminze	2,0 ml
Teebaum	1,0 ml
Thymian typ linalol	1,0 ml

Ölmischung vor dem Schlafengehen auf ein Stück Papiertaschentuch träufeln und in die Nasenlöcher stecken.

Infektion der Nebenhöhlen

Die Anfangs- oder schleimlösende Behandlung über zwei bis vier Tage hinweg wird mit Inula graveolens und Pfefferminze vorgenommen, falls verfügbar. Sollte Inula graveolens nicht zur Verfügung stehen, wird statt dessen Rosmarin typ verbenon verwendet.

1. Schritt:

Inula graveolens (oder Rosmarin typ verbenon)	1,0 ml
Pfefferminze	1 Tropfen

Mehrmals täglich als Inhalation

2. Schritt:
Antiinfektiöse Behandlung über drei bis vier Tage in Form von Inhalationen und Einnahme von ätherischen Ölen.

Mischung 1: Inhalation

Eukalyptus radiata	5,0 ml
Speik-Lavendel	1,0 ml

(ausreichend für ca. 7 Anwendungen)

Mischung 2: Einnahme

Thymian typ thujanol	3,0 ml
Thymian typ thymol	3 Tropfen

(ausreichend für ca. 70 Anwendungen)

Eine Kohletablette (oder ähnliches) mit einem bis drei Tropfen dieser Mischung läßt man bis zu sechsmal am Tag langsam im Mund zergehen.

3. Schritt:
Vier bis sieben Tage äußerliche Anwendung von ätherischen Ölen, die die Absonderung von Schleim verringern.

Pinie	1,0 m
Zypresse	0,5 ml
Haselnußöl oder Gel	3,00 ml

Über den Nebenhöhlen wird das Öl nach unten einmassiert.

Keuchhusten

1. Schritt:
Die beiden folgenden Anwendungen werden gleichzeitig eingesetzt:

Mischung 1:

Majoran	1,0 ml
Sirup oder ähnliches	100,0 ml

Einen Tropfen alle halbe Stunde einnehmen.

Mischung 2:

Zypresse	5,0 ml
Haselnuß	5,0 ml
Trägergel	50,0 ml

Oberkörper alle halbe Stunde einreiben.

2. Schritt:

Majoran	1,5 ml
Thymian typ thujanol	1,5 ml
Zäpfchenmasse	30,0 ml

Diese Zäpfchen können über einen Tag hinweg alle halbe Stunde, mindestens aber alle drei Stunden bis zur Besserung der Symptome angewendet werden, maximal zehn Zäpfchen pro Tag.

3. Schritt:

Thymian typ thujanol oder Karottensamen	1 Tropfen

Einnahme mittags. Falls verfügbar, wird abends ein Tropfen Grönlandmoosöl eingenommen, je nach persönlichem Geschmack z. B. mit Sirup, Sorbit oder in einer Kapsel.

Mittelohrentzündung

1. Schritt und 2. Schritt können von Beginn an gleichzeitig angewendet werden.

1. Schritt:

Inula graveolens oder Rosmarin typ verbenon	1,0 ml
Pfefferminze	1 Tropfen

Diese Mischung sollte um das Ohr herum und entlang der Lymphknoten bis zum Nacken einmassiert werden.

2. Schritt:

Eucalyptus radiata	8,0 ml
Speik-Lavendel	2,0 ml

Diese Mischung kann als Aerosol ins Ohr gesprayt werden. Oder aber ein Reinigungsstäbchen oder ein Stück Baumwolle bzw. Watte wird mit zwei Tropfen der Mischung getränkt in das Ohr eingeführt und dort für eine kurze Weile belassen.

Falls die Erkrankung so hartnäckig ist, daß nach 48 Stunden keine deutliche Besserung eintritt, und von starken Schmerzen begleitet wird, sollte die Behandlung verstärkt werden durch ein bis drei Zäpfchen täglich:

Thymian typ thymol	1,0 ml
Bergbohnenkraut	1,0 ml
Zäpfchenmasse	20,0 ml (ca. 20 g)

(für ca. 10 Zäpfchen)

Die angegebene Menge reicht für 10 Erwachsenen-Zäpfchen. Für Kinder sollten von der Ölmischung statt 2 ml nur 0,5 bis 1,5 ml verwendet werden, je nach Alter: für Kinder über 6 Jahren 0,5 ml, über 12 Jahren 1,5 ml.

3. Schritt:

Thymian typ thymol oder Karottensamen	1 Tropfen

Einnahme mittags. Falls verfügbar, wird abends ein Tropfen Grönlandmoosöl eingenommen, je nach persönlichem Geschmack z. B. mit Sirup, Sorbit oder in einer Kapsel.

Mandelentzündung

Gegen schwere Infektionen sollte eine Mischung von stark phenolhaltigen ätherischen Ölen benutzt werden.

1. Schritt:

Bergbohnenkraut	1,0 ml
Thymian typ thymol	1,0 ml
Nelke	5 Tropfen
(für ca. 20 Anwendungen)	

Kohletabletten mit je zwei Tropfen dieser Mischung sollte man drei- bis viermal am Tag im Mund zergehen lassen. Sollte die Mischung der phenolhaltigen ätherischen Öle zu heftig und reizend sein, so verwendet man deren aromatische Wässer.

Hydrosol:

Bergbohnenkrautwasser (aromat. Hydrosol Satureja montana)	50 ml
Thymianwasser (aromat. Hydrosol Thymian vulgaris typ thymol)	40 ml

Über mehrere Stunden wird die Mischung der Hydrosole alle 15 bis 30 Minuten in die Nasengänge gesprüht.

2. Schritt:

Bei weniger ernsten Infektionen ist eine mildere Mischung von ätherischen Ölen ausreichend.

Thymian typ linalol	1,0 ml
Thymian typ thujanol	1,0 ml

Zwei Tropfen auf Kohletabletten geben und im Mund zergehen lassen.

3. Schritt:

Thymian typ thujanol oder Karottensamen	1 Tropfen

Einnahme mittags. Falls verfügbar, wird abends ein Tropfen Grönlandmoosöl eingenommen, je nach persönlichem Geschmack z. B. mit Sirup, Sorbit oder in einer Kapsel.

Krampf- oder Krupphusten

Hier kommt es darauf an, vor allem den Hustenreiz zu beseitigen durch folgende Mischungen, die gleichzeitig genutzt werden:

Mischung 1:

Estragon	1,0 ml
Sirup	100,0 ml

Einen Teelöffel alle 15 bis 30 Minuten einnehmen.

Mischung 2:

Dill	5,0 ml
Haselnußöl	5,0 ml
Gel oder Ölbasis	40,0 ml

Auf der Brust einreiben, sooft es die Hustenanfälle erforderlich machen.

Heuschnupfen

Heuschnupfen ist eine allergische Atemwegserkrankung, die sehr wirkungsvoll durch die folgenden Ölmischungen gelindert werden kann. Die Verwendung dieser Mischungen in Diffusoren sollte nur mit großer Vorsicht erfolgen, da starke Reaktionen die Folge sein können. Bei allergischen Reaktionen ist generell zu bedenken, daß die Anwendung aromatischer Hydrosole oft sanfter und weniger riskant ist als die von ätherischen Ölen, ganz besonders dann, wenn man den primären Allergieherd behandelt.

Myrte typ cineol	5,0 ml
Kriechender Ysop	1,5 ml
Deutsche Kamille	3 Tropfen
(für ca. 100 Anwendungen)	

Ein bis drei Tropfen dieser Mischung werden auf eine Kohletablette gegeben und diese läßt man im Mund zergehen. Die Kohletabletten können durch andere Absorbentien ersetzt werden, die ein langsames Freisetzen des ätherischen Öls im Mund gewährleisten.

Hydrosol:

Myrtenwasser (aromat. Hydrosol Myrtus communis)	80 ml
Zistrosenwasser (aromat. Hydrosol Cistus ladaniferus)	20 ml

Es ist zweckmäßig, die Mischung als Spray zu verwenden, weil man damit den Nasen- und Nasenrachenraum besser erreicht. Für die Anwendung in den Augen (entweder als Spray oder als Augenbad) sollte die Mischung mit der gleichen Menge sterilem destillierten Wasser verdünnt werden.

Sterilisieren von Wasser: Destilliertes Wasser bis zum Kochen erhitzen, vorsichtig in eine gut verschließbare Glasflasche füllen (vorher im Spülbecken auf ein feuchtes Tuch stellen) und abkühlen lassen.

Hauterkrankungen

Bei den folgenden Rezepten sind die Mischungsverhältnisse der Komponenten 1:1 – falls nicht anders angegeben. Wünscht man eine Duftveränderung in die eine oder andere Richtung, so kann man die Mengenverhältnisse der Öle zueinander ohne Wirkungsverlust verändern, solange die Gesamtkonzentration der Komponenten im Basismaterial innerhalb einer Toleranzbreite von 0,5 bis 5 Prozent erhalten bleibt. Allerdings sollten möglichst geringe Ölkonzentrationen angestrebt werden, die in der Regel eine höhere Wirksamkeit zeigen. Die Präferenz eines nichtfettenden, allerdings synthetischen Gels vor einem natürlichen, aber fetten Öl wie Mandel oder Haselnuß ist ohne weiteres möglich.

Bakterielle Dermatitis

Thymian typ tujanol	4 ml
Teebaumöl	4 ml
Eukalyptus globulus	4 ml
Trägergel	60 ml

Drei bis vier äußerliche Anwendungen auf die befallenen Hautpartien pro Tag.

Zusätzlich :

Thymian typ tujanol	1 Tropfen
Palmarosa	1 Tropfen
Eukalyptus globulus	1 Tropfen

In einem Teelöffel Speiseöl oder in einer Kapsel dreimal pro Tag für eine Dauer von 8 bis 10 Tagen einnehmen.

Eitrige Infektionen der Haut

Teebaumöl wird unverdünnt auf die befallenen Hautbereiche bis zu fünfmal täglich aufgetragen.

Pilzinfektionen der Haut

Gegen Pilze, die sich unter den Zehennägeln angesiedelt haben, wird unser Standardmittel, das Teebaumöl, kaum wirken, d. h. seine Wirkung wird nicht ausreichen, den Pilz tatsächlich zu vertreiben. Durch geschicktes Kombinieren können wir jedoch die gewünschte Wirkung der Öle verstärken.

Thymian typ thymol	4,0 ml
Oregano	2,0 ml
Zimtöl	2,0 ml

5 ml dieser Ölmischung geben wir in 15 ml Basisöl. Diese Mischung dürfte, 14 Tage lang je zweimal täglich auf die befallenen Stellen aufgetragen, auch dem hartnäckigsten Pilz den Garaus machen.

Eine Alternative dazu ist folgendes Rezept:

Palmarosa	1,0 ml
Eukalyptus globulus	1,0 ml
Thymian typ thujanol	1,0 ml
Trägergel oder fettes Öl	100,0 ml

Zwei bis vier äußerliche Anwendungen täglich auf der befallenen Haut für eine Dauer von ca. 10 bis 14 Tagen.

Auch die – aufgrund des ungebremsten Antibiotikagebrauchs – extrem weit verbreiteten Hefepilzinfektionen mit Arten der Gattung *Candida* lassen sich mit ätherischen Ölen sehr wirkungsvoll in Schach halten, wenn man folgendermaßen verfährt (siehe Seite 52): Man beginnt mit hohen Gaben von Oreganoöl, senkt die Dosis anschließend und setzt die Behandlung mit terpenalkoholhaltigen Ölen fort. Auf das Oreganoöl reagiert der Körper oft mit einer typischen Abstoßungsreaktion der Heferückstände in Form von Unwohlsein und Kopfschmerz. Doch so wirkungsvoll ätherische Öle gegen Hefepilzinfektionen auch sind, sollte man sich stets fragen, ob der nachlässige Umgang mit Antibiotika vielleicht der Grund für die Infektion war.

Trockene Ekzeme

Lavendel	1,0 ml
Palmarosa	1,0 ml
Calophyllum	10,0 ml
Hagebuttenkernöl	30,0 ml

Drei bis vier äußerliche Anwendungen auf den befallenen Hautstellen pro Tag. Diese Mischung vermindert den Juckreiz und regt die Bildung neuen Hautgewebes an.

Nässende Ekzeme

Thymian typ thujanol	1,0 ml
Eucalyptus citriodora	1,0 ml
Calophyllum	10,0 ml
Hagebuttenkern	30,0 ml

Drei bis vier äußerliche Anwendungen auf den befallenen Hautstellen pro Tag.

Schwer heilende Wunden

Strohblume	1,0 ml
Salbei	1,0 ml
Hagebuttenkernöl	15,0 ml
Haselnußöl	15,0 ml

Zwei äußerliche Anwendungen pro Tag für eine Dauer von zehn Tagen auf frischen Wunden, für drei bis sechs Monate auf alten Narben.

Krampfaderbedingte Geschwüre:

Lorbeer	1,0 ml
Calophyllum	30,0 ml
Hagebuttenkernöl	30,0 ml

Drei äußerliche Anwendungen pro Tag für eine Dauer von 7 bis 14 Tagen. Diese Mischung nutzt die antiinfektiösen Eigenschaften des Lorbeeröls in Verbindung mit den regenerierenden Eigenschaften des Hagebuttenkernöls.

Ebenfalls wirksam ist das aromatische Hydrosol des Lorbeers, dies wird in Form von drei oder vier Kompressen pro Tag angewendet.

Hämatom (Blaue Flecken, Bluterguß)

Strohblume	5,0 ml
Calophyllum	1,0 ml

Vier bis sechs örtliche Anwendungen drei- bis viermal pro Tag. Diese Mischung ist wirksam sowohl bei frischen als auch alten Blutergüssen.

Zellulitis

Eucalyptus citriodora	2,0 ml
Zitrone	2,0 ml
Zeder	2,0 ml
Salbei	2,0 ml
Zypresse	2,0 ml
Niaouli (MQV)	2,0 ml
Haselnußöl	100,0 ml

Zwei bis drei äußerliche Anwendungen für eine Dauer von 30 Tagen. Diese Mischung regt besonders den Blutkreislauf an.

Schwangerschaftsstreifen – Vorbeugung

Mandarine	4,0 ml
Hagebuttenkernöl	20,0 ml
Haselnußöl	200,0 ml

Diese Mischung vom zweiten bis zum neunten Monat der Schwangerschaft einmassieren.

Schwangerschaftsstreifen - Heilung

Salbei	1,0 ml
Rosmarin typ verbenon	2,0 ml
Hagebuttenkernöl	20,0 ml
Haselnußöl	40,0 ml

Zweimal am Tag mit einem Luffahandschuh über drei bis sechs Monate einmassieren.

Warzen

Kleine Warzen verschwinden oft durch einen Tropfen lokal aufgetragenes Thujaöl. Weitere wirksame Öle sind Thymian typ thujanol, Nelke und Oregano.

Zu beachten ist, daß ein scheinbares Größerwerden der behandelten Warze oft ein beginnendes Abheilen signalisiert, bei dem vorher nicht sichtbare, innen liegende Teile der Warze vom gesunden Gewebe abgestoßen und dabei nach außen bzw. oben getrieben werden.

Kosmetik mit natürlichen Substanzen

Der Trend in der Medizin, zunehmend auch auf pflanzliche Wirkstoffe zu vertrauen, ist auch in der Kosmetikindustrie zu beobachten. Dies ist auch eine Folge von Entdeckungen über die Biochemie und Physiologie der medizinischen Pflanzen.

Diese Pflanzen stellen eine leicht zugängliche Quelle für hochaktive Komponenten dar, die für den menschlichen Organismus bestens geeignet sind. Im Gegensatz zu synthetischen Produkten sind Nebenwirkungen nur in seltenen Fällen zu beobachten. Die meisten der heute in der Kosmetik benutzten synthetischen Substanzen beteiligen sich nicht an den Vorgängen des Stoffwechsels oder der Zellteilung und bewirken oft unerwünschte bzw. toxische Begleiterscheinungen, wenn sie über längere Zeiträume angewendet werden. Im Gegensatz dazu sind die pflanzlichen Produkte aktiv und zeigen erstaunliche therapeutische Wirkung, wenn sie in den richtigen kosmetischen Basismaterialien angewendet werden[1,2].

Es entspricht der ganzheitlichen Betrachtungsweise, das Aussehen der Haut, der Nägel, der Haare, der Wimpern usw. als einen Gradmesser für den Gesamtzustand des Organismus und des Stoffwechsels zu sehen. Gesundes Aussehen hängt aber zunächst vom korrekten Funktionieren des Verdauungstraktes und einer guten Balance des Nerven- und Kreislaufsystems ab, was wiederum ein ausgeglichenes hormonelles Gleichgewicht voraussetzt. Die Voraussetzung für eine erfolgreiche kosmetische Behandlung ist also ein gesunder Stoffwechsel und eine gesunde Ernährungsweise.

Ätherische Öle, aromatische Wässer und andere natürliche Substanzen eignen sich hervorragend zur Hautpflege, doch man sollte die Regenerierung oder Verjüngung der Haut mit einer geduldigen Einstellung betreiben, auch wenn es durchaus möglich ist, in kurzer Zeit Hautprobleme, die durch Streß oder durch die Ernährung verursacht wurden, positiv zu beeinflussen, wenn man gute ätherische Öle verwendet. Während die normale Kosmetik symptombezogen vorgeht und versucht, die Haut in der einen oder anderen Weise zu verändern, wird die Behandlung mit ätherischen Ölen immer auch auf ein gesünderes Gesamtgleichgewicht der betroffenen Person abzielen. Die Hautpflege mit ätherischen Ölen versucht, die Stoffwechselvorgänge wieder ins Gleichgewicht zu bringen. Es kann nicht Sinn der Kosmetik mit ätherischen Ölen sein, den passiven „Wundererwartungen“, wie sie die konventionelle Kosmetikindustrie propagiert, zu entsprechen.

Wie so oft ist auch hier die innere Einstellung von größter Wichtigkeit, d. h. wir sollten bei der Aromakosmetik nicht nur die kosmetische Wirkung, sondern auch die ganze Person im Auge behalten.

Klassische Ölmischungen für die Hautpflege

Im folgenden sollen die Zusammensetzungen einiger ausgesprochen wirksamer aromakosmetischer Kompositionen dargestellt werden sowie die Voraussetzungen und Umstände, die zum Erfolg dieser mittlerweile klassischen Mischungen beigetragen haben.

Welche Bedingungen muß die Aromakosmetik erfüllen, um erfolgreich zu sein:

1. Wirkung

Ausschlaggebend ist zunächst die Wirkung der Mischung. In unserer schnellebigen Zeit wird sicher ein Kosmetikum den Vorzug erhalten, das Wohlbefinden und Ergebnisse in möglichst kurzer Zeit bewirkt. Die Voraussetzungen, wirksame ätherische Ölmischungen herzustellen, sind seit 1985 besonders günstig. Anstelle der für die aromatherapeutischen Anwendungen unzureichend definierten Öle aus der Duft- und Aroma-Industrie stehen nunmehr ätherische Öle zur Verfügung, die für die ganzheitliche kosmetische Anwendung maßgeschneidert sind. Neben Basilikum, Zitrone und Muskatellersalbei ist es nun auch möglich, auf spezielle Chemotypen des Thymians und des Rosmarins mit ihrem genauer definierten Anwendungsspektrum zurückzugreifen. Öle wie Eucalyptus dives oder die Deutsche Kamille mit ihren starken antiallergischen Wirkungen haben seither Eingang in die aromatherapeutische Hautpflege gefunden.

2. Problemlose Anwendung

Neben der Wirksamkeit ist auch ein hohes Maß an Anwendungssicherheit erforderlich. Das heißt, ätherische Ölmischungen für kosmetische Zwecke dürfen, soweit möglich, auch bei dafür prädisponierten Personen keine Hautirritationen oder allergische Reaktionen auslösen. So erklärt sich zum Beispiel der schon jahrelang anhaltende Erfolg der im folgenden beschriebenen Mischungen in den USA aus der hohen Verträglichkeit der verwendeten Kompositionen.

Wie wird dieser hohe Grad an Verträglichkeit erreicht? Nach der Erfahrung des Autors treten bei der Verwendung der richtigen genuinen Öle in der Regel keine unerwünschten Nebenwirkungen auf. Die in der Literatur vielfach beschriebenen Allergiepotentiale vieler verschiedener ätherischer Ölkomponenten scheinen auf einem folgenschweren Mißverständnis zu beruhen: Die Erfahrung lehrt, daß herkömmliche ätherische Öle der Duft- und Aroma-Industrie ein wesentlich höheres Allergiepotential beinhalten als genuine Öle.

Viele Indizien deuten darauf hin, daß unerwünschte Reaktionen bei kosmetischen Aromaprodukten nicht auf die als Auslöser aufgeführten Moleküle wie zum Beispiel Geraniol zurückzuführen sind, sondern auf die undefinierten und unbekannten Verunreinigungen, die beim Standardisieren der ätherischen Öle mit synthetischen Chemikalien in die Substanzen gelangen.

Sicherheit wird in erster Linie dadurch gewährleistet, daß man nur Öle verwendet, deren botanische Herkunft definiert ist und von denen man auch den Erzeuger und den Händler kennt. So kann man sicher sein, daß die Öle nicht für den konventionellen Markt produziert wurden, sondern speziell für die Anwendungen in der Aromatherapie. Anwendungssicherheit und die Nutzbarmachung des in der französischen Aromamedizin genau beschriebenen spezifischen Wirkungsspektrums der eingesetzten ätherischen Öle werden nur durch das Verwenden ausschließlich genuiner Öle erzielt.

Sämtliche im folgenden beschriebenen Kompositionen sind Produkte, die ausschließlich aus Haselnußöl als Basis und den beschriebenen ätherischen Ölen bestehen. Diese Produkte sind seit 1985 in unveränderter Zusammensetzung in den Vereinigten Staaten auf dem Markt und haben sich in dieser Zeit als extrem sicher und verträglich bewährt.

Tages- und Nachtpflege für normale Haut :

Wurde ursprünglich zur Behandlung von Akne konzipiert. Diese Mischung erfreute sich jedoch wegen ihrer Wirkung, des angenehmen Hautgefühls und des interessanten Aromas solch großer Beliebtheit, daß sie zur Standard-Tages- und Nachtpflege für gesunde und normale Haut wurde. Die Zusammensetzung der ätherischen Ölkomponenten dieser Mischung sieht wie folgt aus:

Thymian typ linalol	0,5 ml
Rosmarin typ verbenon	0,5 ml
Neroli	0,5 ml
Speik-Lavendel	0,5 ml
Haselnußöl	50,0 ml

Thymian typ linalol *(Thymus vulgaris)* verbindet die starken antiseptischen Eigenschaften des Thymians mit vollkommener Reizfreiheit und einem attraktiveren Duft, als dies bei den normalen phenolhaltigen Thymianölen der

Fall ist. Im Zusammenspiel mit den anderen Komponenten der Mischung übernimmt dieses Öl die Kontrolle der Mikroorganismen.

Rosmarin typ verbenon *(Rosmarinus officinalis)* begünstigt die Bildung neuer Hautzellen. Rosmarin entfaltet seine Hauptaktivität in der Dermis (mittlere Hautschicht), wo er den Stoffwechsel und die Durchblutung sowie die Entfernung von Abfallprodukten stimuliert.

Neroli (*Citrus aurantium* – Bitterorangenblüten) verleiht der Komposition den luxuriösen Duft. Die speziellen Wirkungen des Speik-Lavendel *(Lavandula latifolia)* werden bei der Formel gegen unreine Haut beschrieben.

Pflege für empfindliche Haut, sonnen- und chemikalienverbrannte Haut und Haut mit roten Äderchen:

Was eine der erfolgreichsten Mischungen für die wiederherstellende Hautpflege in der Tradition der französischen Aromamedizin für empfindliche Haut und gegen rote Äderchen (Couperose) so einzigartig macht, ist, daß die notwendige Stimulierung der Haut ohne Irritation durch das Zusammenwirken von entzündungshemmenden und anregenden Wirkstoffen erzielt wird. Diese Mischung stärkt die Wiederherstellungs- bzw. Verjüngungsfunktionen der Haut und ist geeignet für empfindliche und sehr empfindliche Haut bei Sonnenbrand und bei allen anderen chemisch induzierten Reizungen oder Verletzungen der Haut.

Die Zusammensetzung der ätherischen Ölkomponenten dieser Mischung ist wie folgt:

Marokkanische Kamille	0,5 ml
Strohblume	0,5 ml
Lavendel	0,5 ml
Römische Kamille	0,5 ml
Haselnußöl	50,0 ml

Die blaue Farbe der Mischung rührt vom Öl der Marokkanischen Kamille *(Tanacetum annum)* her, das mit seinem sehr hohen Azulengehalt ausgesprochen entzündungshemmend und antiallergisch wirkt.

Das Öl der Strohblume *(Helichrysum italicum var. serotinum)* ist zusammen mit dem der Deutschen Kamille das am stärksten entzündungshemmende Öl im gesamten Arsenal der Aromatherapie. Die Wirkungen der Marokkanischen Kamille und des Strohblumenöls verstärken sich gegenseitig. Hinzu kommt die Fähigkeit, die Bildung neuer Zellen anzuregen, für die das Strohblumenöl so geschätzt wird.

Lavendel *(Lavandula angustifolia)* verbessert mit seiner ausgleichenden Art das Zusammenspiel der Öle und verringert gleichzeitig emotionale Anspannungen durch die Wirkung der Ester auf das Nervensystem.

Wurde die Haut überreizt oder verletzt, werden als Reaktion oft eine gewisse Anspannung oder sogar Krämpfe beobachtet. Dem wirkt die Römische Kamille *(Anthemis nobilis)* entgegen, die ihrerseits wieder die Esterwirkung des Lavendels ergänzt und verstärkt.

Belebende Pflege für fahle Haut:

Für matte und fahle Haut, die von Umweltstreß ermüdet ist, also für Haut, die im großen und ganzen zwar gesund ist, die aber einen Mangel an Spannung aufweist und zur Leblosigkeit neigt, hat sich diese Mischung bestens bewährt. Sie baut auf den wiederherstellenden und stimulierenden Wirkungen des Karottensamenöls auf.

Karottensamenöl	0,5 ml
Echtes Eisenkraut	0,5 ml
Niaouli	0,5 ml
Rosmarin typ verbenon	0,5 ml
Haselnußöl	50,0 ml

Karottensamenöl *(Daucus carota)* ist eines der am stärksten vitalisierenden ätherischen Öle, nicht zuletzt wegen seines Gehalts von Stoffen, die man als Vorläufer des Carotins bezeichnen kann.

Niaouliöl oder MQV *(Melaleuca quinquenervia viridiflora)* ist eines der vielseitigsten ätherischen Öle, dessen Wirkungsspektrum von antiallergisch bis zu antiseptisch reicht. In diesem Fall wird es wegen seiner besonders kräftigenden Wirkungen auf das Hautgewebe eingesetzt.

Rosmarin typ verbenon *(Rosmarinus officinalis)* entfaltet seine Hauptwirkung im Bereich der Lederhaut (mittlere Hautschicht) und regt dort den Stoffwechsel sowie die Entgiftung an.

Das im Lippia citriodora enthaltene Citral wirkt ausgesprochen stimulierend auf das Hautgewebe und trägt so ebenfalls entscheidend zur Entgiftung bei. Interessant ist in diesem Zusammenhang, daß bei der Verwendung von genuinem Lippia citriodora eine Irritation der Haut, wie man sie bei anderen Ölen mit ähnlich hohem Citralgehalt findet, nicht auftritt.

Pflege für unreine und überaktive (fettige) Haut:

Die folgende Mischung ist speziell für überaktive Haut und gegen Akne gedacht, die aus überaktiven Talgdrüsen resultiert. Die überaktive Haut wird wirksam behandelt, ohne dabei die schützende Hydrolipidschicht der Haut anzugreifen. Durch die Behandlung wird das ständige Entfernen des überschüssig produzierten Talgs überflüssig und die ständige Stimulierung bzw. Überstimulierung der Haut zur Produktion von Talg reduziert.

Inula graveolens (ersatzweise Grüne Myrte)	0,5 ml
Eucalyptus dives	0,5 ml
Speik-Lavendel	0,5 ml
Rosmarin typ verbenon	0,5 ml
Haselnußöl / Trägergel	50,0 ml

Das smaragdgrüne Inula graveolens ist das Herzstück der Mischung. Bei Atemwegserkrankungen wird es wegen seiner schleimlösenden Eigenschaften geschätzt. In diesem Fall löst es erhärteten Talg aus verstopften Drüsen. Ist Inula graveolens nicht verfügbar, kann ersatzweise das Öl der Grünen Myrte verwendet werden.

Eukalyptusöl (Eucalyptus dives typ piperiton) wird traditionell angewendet, um überaktive Talgdrüsen zu beruhigen. Durch Einsatz des spezifischen Eucalyptus dives gelingt dies in herausragendem Maß.

Die belebende Wirkung von Kampfer auf das Hautgewebe ist wohl bekannt. In Aromatherapie-Kompositionen ist jedoch die Anwendung von reinem Campher aufgrund der damit verbundenen Risikofaktoren nicht ratsam. Eine ideale Art und Weise, Campher in die Hautpflege einzubringen, besteht in der Anwendung von Speik-Lavendel *(Lavandula latifolia)*. In der natürlichen Zusammensetzung dieses Öls finden sich ca. 10 Prozent Kampfer. Eingebettet in die Matrix normalisierender und beruhigender Verbindungen, wie wir sie auch beim Lavendel kennen, ist der Kampfer seiner Aggressivität und seiner Toxizität beraubt, und so gelingt es, seine positiven Eigenschaften risikolos nutzbar zu machen.

Rosmarin typ verbenon *(Rosmarinus officinalis)* gehört wegen seiner bekannten regenerierenden Eigenschaften in diese Mischung.

Straffende Pflege

Gegen schon existierende oder drohende Fältchen um die Augen verwendet man in der Aromatherapie das Öl von Zistrose und Grüner Myrte.

Grüne Myrte	0,5 ml
Zistrose	0,5 ml
Hagebuttenkernöl	20,0 ml
Haselnußöl	200,0 ml

Da ätherische Öle beim Auftragen im Augenbereich schnell in die Augen gelangen und diese reizen können, sind die Konzentrationen der Öle recht niedrig.

Das Öl von Zistrose *(Cistus ladaniferus)* wird normalerweise in heißen, sonnenverwöhnten Regionen gewonnen. Seine stark zusammenziehende und straffende Wirkung wird auch in der Aromamedizin genutzt: Cistusöl ist das am schnellsten und besten wirksame Öl im Arsenal der Aromatherapie, wenn es darum geht, blutende Wunden zu schließen. Mit seinem durchaus maskulinen Duft ist es daher auch bestens für die Herren der Schöpfung geeignet, kleine blutende Schnitte nach der Naßrasur zu stillen. Dr. Pénoël berichtet sogar von Fällen, bei denen er das Cistusöl mit großem Erfolg zur Stillung schwerer innerer Blutungen eingesetzt hat.

Das Öl der Grünen Myrte typ cineol *(Myrtus communis)* wird nicht nur wegen seines tonisierenden Effektes verwandt, sondern auch, um den Duft der Komposition abzurunden. Ist die Mischung speziell für die Anwendung im Bereich der Augen gedacht, sollte der Anteil der ätherischen Öle in der Mischung auf 0,5 Prozent begrenzt werden. Darüber hinaus empfiehlt es sich, zur Aufrechterhaltung der Elastizität der Haut und um generell die Zellmembran zu unterstützen, der Mischung einen hohen Prozentsatz an dreifach ungesättigten Fettsäuren zuzusetzen. Am besten und am preisgünstigsten ist Hagebuttenkernöl.

1 Jean Pütz, Christine Niklas: Hobbythek, Gesundheit mit Kräutern und Essenzen, Köln 1994
2 Jean Pütz, Christine Niklas: Hobbythek, Cremes und sanfte Seifen, Köln 1993

7

Aromatherapie – Vermittlung zwischen Immunsystem, Gefühl und Körper

Aromatherapie und das Immunsystem

Präzise Aussagen über spezielle Wechselbeziehungen zwischen Ölen und den verschiedenen Parametern des Immunsystems lassen sich zur Zeit leider noch nicht machen. Es gibt aber auch in diesem Bereich erste vielversprechende Ansätze. Mit der zunehmenden Popularität der Aromatherapie ist es wahrscheinlich, daß es schon in naher Zukunft so etwas wie eine Aroma-Immunologie geben wird, denn gewisse Schlüsse über den Zusammenhang zwischen Ölen, Wirkung und Immunparametern lassen sich doch bereits ableiten. So ist z. B. die Menge der Immunglobuline im Blut durch die Behandlung mit ätherischen Ölen positiv beeinflußbar[1]. Obwohl die Untersuchungen diesbezüglich noch in den Kinderschuhen stecken und die Details hier nur stark vereinfacht dargestellt werden können, sollen sie wegen ihrer zukunftsweisenden Qualität dennoch kurz erwähnt werden[2].

Öl-Bestandteil	**Immunglobuline**			**Kommentar**
	α-Glob.	**β-Glob.**	**γ-Glob.**	
Phenole			erhöhen	immunstimulierend
Aldehyde	senken	senken	senken	entzündungshemmend
Estragol	erhöhen	erhöhen	senken	modulierend
Ketone	senken	erhöhen	senken	modulierend
Monoterpene	senken		senken	modulierend
Monoterpenalkohole			ausgleichend	modulierend

So haben z. B. verschiedene Terpenalkohole die Fähigkeit, krankhaft erhöhte oder erniedrigte γ-Globulin-Werte auf das richtige Niveau hin zu korrigieren. Bei einem zu niedrigen γ-Globulin-Spiegel, wie er z. B. bei chronischer Bronchitis gegeben ist, läßt sich z. B. durch Bohnenkraut, Thymian typ linalol, Speik-Lavendel und Eucalyptus globulus eine Erhöhung des γ-Globulin-Spiegels erreichen. Im umgekehrten Fall, in dem sich die Immundepression in einer Hyperstimulierung der γ-Globuline ausdrückt (chronische Dickdarmentzündung, Enteritis, Hepatitis, AIDS), die dann aber ohne Effekt auf die Krankheit bzw. auf den entzündlichen Prozeß verpuffen, bewirken Öle mit Terpenalkoholen eine Normalisierung der krankhaft erhöhten Werte. Besonders effektiv ist dabei das Borneol, das reichhaltig im Thymus satureioides enthalten ist.

Wenn die Aromatherapie gegen eine Immunschwäche genutzt werden soll, schlägt Franchomme folgenden Ansatz vor: Man beginnt die Behandlung mit einer Stoßtherapie von 500 mg Oregano oder Thymian typ thymol, verteilt auf zehn Gaben à 50 mg am ersten und zweiten Tag. Am dritten Tag wird die Dosis des phenolhaltigen Öls (Oregano oder Thymian) halbiert und mit 250 mg terpenalkoholhaltigen Ölen kombiniert. Am vierten Tag wird die Dosis des phenolhaltigen Öls nochmals halbiert und die Dosis des terpenalkoholhaltigen Öles entsprechend erhöht. Vom fünften Tag an werden nur noch terpenalkoholhaltige Öle angewendet. Diese Behandlung sollte insgesamt sieben bis zehn Tage dauern und – falls ein positiver Effekt zu beobachten ist – nach einer Pause von vier bis fünf Tagen wiederholt werden. Es sollte berücksichtigt werden, daß bei den Gaben der terpenalkoholhaltigen Öle eine Variation zwischen verschiedenen Ölen dieser Gruppe von großem Vorteil ist. Besonders geeignet sind dabei die stark antiviralen, aber milden Öle wie Teebaum, Pfefferminze, Ravensare aromatica, Eucalyptus radiata, Palmarosa, Niaouli und (etwas außerhalb der Reihe) Lorbeer.

Man sollte sich bei der Anwendung dieses Therapievorschlags bewußt sein, daß man sich je nach Natur der Erkrankung in Bereichen bewegt, in denen die Aromatherapie nur teilweise Heilung bewirken kann (siehe Seite 126). Da dieses Verfahren aber praktisch risikolos ist, spricht nichts dagegen, es versuchweise anzuwenden.

Aromatherapie und Asthma

Leider hält auch die Aromatherapie für die zunehmende Anzahl der Zivilisationskrankheiten keine Wundermittel bereit, die nach einmaliger Einnahme den Betroffenen symptomfrei machen und ihm die Auseinandersetzung mit der Krankheit abnehmen. Dennoch eignet sich die Aromatherapie in vielen Fällen, Linderung zu verschaffen. Der Ansatz der Aromatherapie ist in diesen Fällen immer mehrschichtig und am Individuum orientiert. Deshalb sollen hier auch keine „Rezepte" zur Behandlung dieser Krankheiten angegeben werden, sondern vielmehr am Beispiel Asthma die typische Vorgehensweise der Aromatherapie dargestellt werden, die sich dann auch auf andere Problembereiche übertragen läßt, natürlich unter Einsatz der Öle, die für den jeweiligen Fall sinnvoll erscheinen[3].

Der Ansatz der konventionellen Medizin zur Behandlung von Asthma ist überwiegend symptomorientiert und steht in diesen Fällen den wirklichen Ursachen vergleichsweise hilflos gegenüber. Die ausschließlich medikamentöse Symptombehandlung führt dabei oft zu einer mehrschichtigen Abhängigkeit des Patienten, die normalerweise in einem Circulus vitiosus von Symptomerleichterung und Nebenwirkung endet. Cortison und cortisonähnliche Medikamente erzeugen oft eine körperliche Abhängigkeit.

Die psychische Abhängigkeit besteht darin, daß der Asthmapatient glaubt, nicht ohne seine Medikamente überleben zu können. Dieser Zustand ist sehr leicht beobachtbar, wenn ein Asthmapatient eine Atemkrise hat oder nur eine Asthmaattacke befürchtet und das lebensrettende Asthma-Airosol nicht in greifbarer Nähe ist. Der Streß, das Medikament nicht in der Nähe zu haben, wird die Situation in der Regel noch verschlimmern.

Asthmapatienten stimmen oft darin überein, ihre Krankheit als eine Art Medium in ihr Leben übernommen zu haben, mit dessen Hilfe sie ihrer Umwelt bestimmte Gemütszustände und Bedürfnisse mitteilen. Ein integraler Bestandteil einer jeden Asthmabehandlung sollte daher sein, herauszufinden, was der Patient durch sein asthmatisches Befinden eigentlich aussagen möchte. Die ausgesandten Signale drücken oft den Wunsch der Patienten nach Aufmerksamkeit und Liebe aus. Sie können aber auch ganz anderer Art sein und das Bedürfnis nach mehr Atemraum, Bewegungsraum oder mehr

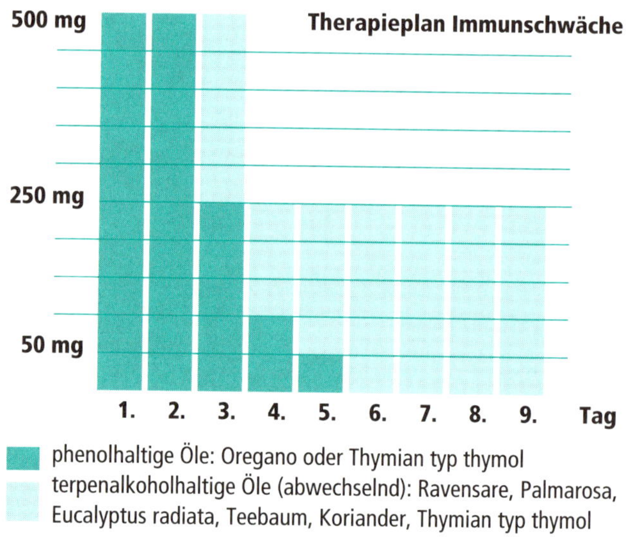

Der Therapieplan bei Immunschwäche (nach Franchomme): Nach der Stoßtherapie in den ersten beiden Tagen nimmt der Anteil an phenolhaltigen Ölen kontinuierlich ab und der Anteil an terpenalkoholhaltigen Ölen entsprechend zu.

Distanz bedeuten. Es ist vielleicht der wichtigste Schritt zur Heilung bzw. Selbstheilung, daß der Patient lernt, die üblicherweise durch das Asthma gesandten Signale verbal zu äußern.

Ermutigung und Unterstützung durch Freunde und Familie sind in jedem Falle wichtig, um diese Umkonditionierung beim Patienten zu erreichen. Der Einfluß der Psyche auf Erkrankungen wie Asthma und Neurodermitis ist heute allgemein anerkannt. Es wird an vielen Stellen ausreichend darüber diskutiert, so daß hier in erster Linie solche Maßnahmen besprochen werden sollen, mit denen die Aromatherapie den Prozeß der Heilung unterstützen kann.

Die Behandlung von Asthma mit aromatherapeutischen Maßnahmen ist eine zweischneidige Angelegenheit. Einerseits besteht durch unsachgemäße oder zu vorschnelle Anwendung von ätherischen Ölen die Gefahr, beim Asthmapatienten das Gegenteil der erwünschten Wirkung auszulösen. Denn durch unbedachtes Anwenden von ätherischen Ölen werden bei manchen Patienten oft starke Reaktionen und sogar sehr schwere Asthmaanfälle hervorgerufen. Auf der anderen Seite besteht die Möglichkeit, durch sachgemäße Anwendung von ätherischen Ölen eine beachtliche Hilfestellung beim Heilungsprozeß zu gewähren.

Für eine erfolgreiche Asthmabehandlung mit Hilfe der Aromatherapie ist es zunächst notwendig, zwei Hauptkategorien von Patienten nach der Entwicklung ihrer Krankheit zu unterscheiden. Zum einen gibt es Patienten, die bereits über lange Zeiträume unter Asthma leiden und allopathisch behandelt wurden, und zum anderen solche, bei denen sich Atemprobleme entwickeln, deren Verlauf noch nicht von allopathischen Medikamenten abhängig ist.

Im ersten Fall hat sich die Krankheit oft bereits verselbständigt und zu einem komplexen Muster von physischen Problemen geführt, so daß zur Verbesserung des Zustandes verschiedene Phasen der Behandlung notwendig sind. Im zweiten, dem leichteren Fall, werden meistens die ersten zwei der nachstehend beschriebenen Aromatherapieschritte ausreichen. In diesem Fall sollte es möglich sein, durch eine unterstützende und stärkende Aromatherapiebehandlung die Symptome einzudämmen.

Der erste Schritt der Aromatherapie bei Asthma besteht darin, den Patienten mit den ätherischen Ölen und dem Konzept der Aromatherapie vertraut zu machen. Das sollte langsam und vorsichtig geschehen, insbesondere dann, wenn der Patient noch nie mit ätherischen Ölen konfrontiert war.

Ein Umlernen in der Beurteilung von Düften und Aromen ist oft sehr hilfreich, um dem Patienten die natürliche Qualität der ätherischen Öldüfte näher zu bringen. Menschen mit stark ausgeprägten Zivilisationskrankheiten sind oft gänzlich an synthetische Düfte gewöhnt und empfinden deshalb die Reinheit und Stärke der natürlichen ätherischen Ölaromen als nicht besonders attraktiv. Am besten geeignet für solche vorbereitenden Maßnahmen sind in der Regel sanfte, entspannende Massagen mit ätherischen Ölen, deren Duft auf breite Akzeptanz stößt und die sich durch ihre krampflösenden Eigenschaften auszeichnen. Für solche Anwendungen besonders zu empfehlen sind z. B. Lavendel- und Mandarinenöl. Tangerinenöl sollte hier nicht angewendet werden, da diesem die krampflösende Substanz der Mandarine, das Methylantranilat, fehlt. Andere Öle, die sich in eine Grundmischung aus Lavendel und Mandarinenöl gut einfügen, sind zum Beispiel – in kleinen Mengen – die Römische Kamille, das Nardenöl oder auch Muskatellersalbei. Die Erfahrung zeigte, daß Asthmapatienten, die gut auf diese ätherischen Öle ansprechen, bald beginnen, eine positive Akzeptanz für Aromatherapiemaßnahmen zu entwickeln.

Diente dieser Schritt in erster Linie der Rekonditionierung der Duftempfindungen des Patienten und zur gleichen Zeit auch der behutsamen Einführung von krampflösenden Elementen, hat es sich im zweiten Schritt bewährt, die Patienten mit spezifischen und stärker nach „Aromatherapie" duftenden Ölen zu konfrontieren. Gut geeignet dafür sind Öle wie Eukalyptus radiata oder Ravensare aromatica, die nicht nur eine auswurffördernde Wirkung, sondern aufgrund ihres Terpineolgehalts auch einen überraschend deutlichen antiasthmatischen Effekt aufweisen. (Am vorteilhaftesten werden die Öle während der Dusche freizügig auf der nassen Haut am ganzen Körper verteilt.)

Reagiert der Patient positiv auf diese etwas stärkeren Maßnahmen, kann man langsam damit beginnen, in einem dritten Schritt ätherische Ölmischungen zum Einsatz zu bringen, die darauf ausgerichtet sind, die speziellen Symptome des Patienten zu lindern.

Für Patienten, deren Asthma dem Komplex „nervös und allergisch" zuzuordnen ist, empfehlen sich krampflösende und stabilisierende Mischungen aus Estragon, Mandarine und Rosmarin typ verbenon. Diese Mischung kann sowohl in Gelatinekapseln eingenommen als auch über Diffusoren inhaliert werden. Andere Öle, die in dieser Behandlungsrichtung vorteilhaft eingesetzt werden können, sind je nach Persönlichkeit Zypresse, Ylang Ylang oder Römische Kamille. Für Patienten, deren Asthma sich in eine mehr oder weniger chronische Kombination von Bronchitis und Asthma gewandelt hat, ist es oft vorteilhaft, mit stark stimulierenden Ölen, wie zum Beispiel dem Oreganoöl, zusätzlich für Kräftigung zu sorgen. Waren diese Maßnahmen erfolgreich und spürt der Asthmapatient, daß diese aromatherapeutische Behandlung sein Befinden zum Besseren wandelt, kann damit begonnen werden, ätherische Öle bei akuten Anfällen einzusetzen. Dafür geeignet ist eine Mischung aus zwei spezifischen Ölen: 1 ml Khellakraut *(Ammi Visnaga)* und 2 ml Kriechender Ysop[4] *(Hyssopus officinalis var. decumbens)*. Diese 3 ml Ölmischung werden zusammen mit 30 g Suppositorienbasis (z. B. Kakaobutter) zu zehn Zäpfchen verarbeitet (siehe Seite 125).

Aromatherapie und Viruserkrankungen

Viruserkrankungen stellen wohl – zumindest in den westlichen Industrienationen – in der Zukunft die große Herausforderung für ganzheitliche Heilmethoden dar. Die vielschichtigen Wirkprinzipien der Aromatherapie weisen bereits darauf hin, daß ätherische Öle dabei eine dominierende Rolle spielen werden. Fassen wir zusammen:

1. Die Wirksamkeit von Terpenen im Spannungsfeld von emotionaler und körperlicher Gesundheit ist seit langer Zeit klinisch bewiesen. Sehr gute Therapieerfolge wurden bei Symptomen wie Nervosität, Angstgefühl, Depression, innere Spannung, Kopfschmerz, Schwindelgefühl, Herzschmerzen, allgemeine Erschöpfung, Müdigkeit, Schlaflosigkeit und Appetitlosigkeit erreicht (siehe Kapitel 3).

2. Die Verbesserung des seelischen Gleichgewichts und der Stimmungslage allgemein hat tiefgreifenden Einfluß auf den Zustand des Immunsystems und dessen Fähigkeit, Erkrankungen abzuwehren.

3. Zusammenfassend läßt sich feststellen, daß ätherische Öle die Immunantwort stärken und unmittelbar (siehe Kapitel 3) gegen Viren wirksam sind. Aus der Kombination von Immunstärkung und direkter Wirkung gegen die Viren selbst erklärt sich die dynamische Wirksamkeit der Öle bei Viruserkrankungen.

Das Ende der Trennung von Körper und Geist

Die Aromatherapie und andere alternative Methoden, die mit Hilfe natürlicher Substanzen seelische und körperliche Heilung verbinden, werden in Zukunft immer wichtiger. Neue und aufregende Forschungsergebnisse im Bereich der Psychoneuroimmunologie[5] beweisen den engen Zusammenhang zwischen emotionalen sowie nervösen Prozessen und dem Immunsystem des menschlichen Körpers. Damit wird wissenschaftlich bewiesen, was viele Menschen intuitiv bereits lange wußten: Die seelische Verfassung eines Patienten ist von erheblicher Bedeutung für den Heilungsprozeß. Von Schamanen und Medizinmännern sogenannter primitiver Kulturen werden Kranke in der Regel sowohl pharmazeutisch als auch psychisch behandelt: Die Verabreichung der meist pflanzlichen Arznei wird oft sehr wirksam mit einem Ritual verknüpft, das dem Patienten Hoffnung und Glaube an die Heilung verleihen soll.

Viele ganzheitliche Methoden werden nach wie vor unberechtigterweise in das Reich der Scharlatanerie und des Hokuspokus verwiesen. Allerdings wendet sich die Wissenschaft heute immer mehr den Zusammenhängen von Geist und Körper zu und erhält Einblick in die Steuerungsmechanismen innerhalb des Gehirns und ihren Einfluß sowohl auf die Gefühle als auch auf das Immunsystem. Unser Geist scheint Teil eines erstaunlichen Kommunikationsnetzwerkes zu sein, das sich nicht nur über das Gehirn, sondern über den ganzen Körper erstreckt[5].

Vor diesem Hintergrund läßt sich auch die Wirkungsweise der ätherischen Öle viel besser verstehen, die offensichtlich noch vielschichtiger ist als bislang angenommen und die viel effektiver ist als eine eindimensionale Einzelsubstanz.

1 Pierre Franchomme, Daniel Pénoël: *L'Aromatherapie exactement*, Limoges 1990
2 J.C. Leunis: *De l'utilisation médicale des simples*, Analyse phytosociologique, Liège 1989
3 Monika Haas, Kurt Schnaubelt: *Breathing Space*, International Journal of Aromatherapy 4, 4/1992, S. 13-15
4 Es ist wichtig, in diesem Zusammenhang ausschließlich den Kriechenden Ysop *(Hyssopus officinalis var. decumbens)* anzuwenden, da er das antiasthmatisch und tonisierend wirkende Translinaloloxid enthält, im Gegensatz zum normalen Ysop aber frei von toxischen Ketonen ist.
5 William Poole: *Heilen durch Hoffnung*, Köln 1994

Nachwort

Lieber Kurt,

vor zehn Jahren trafen wir uns anläßlich eines Aromatherapie-Seminars in Paris. Du hattest soeben eine Ausbildung in medizinischer Aromatherapie in Frankreich abgeschlossen, um dieses einzigartige Wissen in die USA zu tragen und es dort in Form Deiner Kurse und durch die Gründung des *Pacific Institute of Aromatherapy* zu verbreiten. Du kanntest mich durch meine Arbeiten in klinischer Forschung über Aromatherapie und durch das 1981 publizierte Kompendium *Phytomedizin*. Gegenseitige Sympathie verband uns vom ersten Moment an, und Du machtest mir schon damals das Angebot, in die USA zu kommen. Doch zu dieser Zeit hatten meine Familie und ich gerade Visa erhalten, um nach Australien auszuwandern, und wir waren dabei, unsere Abreise aus Frankreich vorzubereiten, die dann im Jahre 1985 erfolgte. Im Laufe dieser zehn Jahre ist soviel geschehen, in der Welt und in unserem privaten Leben.

Letztes Jahr, auf der Konferenz *Aroma '93* in Großbritannien, organisiert von Robert Tisserand, begeisterte mich in Deinem Vortrag über den Einsatz von ätherischen Ölen bei Viruskrankheiten Dein zeitgemäßer Stil und Dein Engagement für die Verantwortung des einzelnen. Es war offensichtlich, daß meine Vorträge über die aromatische Revolution und das Immunsystem der Menschen ihre Inspiration aus der gleichen Quelle beziehen, nämlich aus einer ganzheitlichen Denkweise.

Schon vor der Konferenz in Brighton trafen wir uns oft, und ich erinnere mich mit großer Dankbarkeit an die Veranstaltungen in den USA und den überragenden Beitrag, den Du damit zur Verbreitung meiner Arbeit dort geleistet hast. Aber schon vor Deiner Einladung in die USA hast Du bereits indirekt der Verbreitung der medizinischen Aromatherapie in Australien und im Südpazifik den Weg geebnet. Als ich 1986 mit meiner Familie nach Australien kam, dauerte es nicht lange, bis ich mit Studenten von Dir aus Kalifornien zusammentraf, die ihre Erkenntnisse zur medizinischen Aromatherapie nach Australien getragen hatten. Die Verbindungen zwischen verschiedenen Kontinenten und Sprachräumen werden immer stärker, und wenn es an der Zeit ist, die Geschichte der Aromatherapie zu schreiben, wird Deine dynamische Rolle beim Schlagen neuer Brücken besonders gewürdigt werden müssen. Als wir im Sommer 1987 beschlossen, nach Europa zurückzukehren, wußten wir, daß Deine Schüler unsere Arbeit fortsetzen würden. Und tatsächlich ist die medizinische Aromatherapie acht Jahre später in Australien eine durch relativ strikte Bestimmungen geregelte und etablierte Therapieform.

Am 27. Oktober 1988 kam ich mit meiner Familie zum ersten Mal in die Vereinigten Staaten. Wir gaben ein ausgesprochen erfolgreiches Aromatherapie-Seminar am *Pacific Institute of Aromatherapy* in San Rafael und lernten einflußreiche Persönlichkeiten der amerikanischen Aromatherapie-Bewegung, wie z. B. John Steele, kennen.

Im April 1989 stelltest Du auf der von Dir veranstalteten Aromatherapie-Jahrestagung einen von zwei Konferenztagen für meine Präsentation zur Verfügung. Am 30. April in Santa Rosa, Kalifornien, stellte ich das grundlegende Prinzip des aromatischen Tryptichons zum ersten Male der Öffentlichkeit vor. Die Ovationen am Ende meines Vortrags zeigten, daß mein Konzept verstanden und akzeptiert worden war.

Im Rückblick auf die vergangenen zehn Jahre bestätigt sich, daß Du über Deine wissenschaftliche Ausbildung und ich über meine medizinische Praxis viele Konzepte gemeinsam haben und daß es der Kern unserer Aufgabe ist, diese Konzepte für eine natürliche und effektive Methode zur Wahrung unserer Gesundheit einer breiteren (medizinisch-fachlichen und allgemeinen) Öffentlichkeit mitzuteilen.

Ich sehe die Zukunft der Aromatherapie in einer vertieften wissenschaftlichen Erforschung der ätherischen Öle und ihrer medizinischen Anwendungen sowie in der Entwicklung unseres Verständnisses dafür, warum diese aromatische Substanz der Pflanzen so außerordentlich gut geeignet ist, den Menschen zu helfen. Ich bin überzeugt, daß der Tag nicht fern ist, an dem unsere gemeinsamen Bemühungen Ergebnisse zeitigen, die weit über das hinausgehen, was wir uns heute vorzustellen wagen. Dieses Buch ist von größter Wichtigkeit, den notwendigen Prozeß der Weiterentwicklung der aromatischen Medizin zu beschleunigen. Diese französisch-deutsch-englische Dreiecksverbindung nimmt die Kooperation der kommenden Jahr vorweg.

Der französische Ansatz betont die medizinische und innerliche Anwendung der ätherischen Öle. In England wird die äußerliche Anwendung der Öle in den Vordergrund gestellt. In Deutschland ist die Situation etwas paradox: Einerseits ist dort die aktive Grundlagenforschung über die medizinischen Wirkungen der Öle beheimatet, andererseits ist ihre Anwendung hier noch nicht auf einem entsprechenden Niveau entwickelt. In den USA ist die Position des *Pacific Institute of Aromatherapy* wahrscheinlich einzigartig, denn durch Deine Seminare und die medizinisch geschulten Gastreferenten konnten sich viele amerikanische Aromatherapie-Begeisterte, Naturheilkundler und Ärzte mit der medizinischen Aromatherapie vertraut machen.

Der Austausch zwischen den verschiedenen Spielarten der Aromatherapie wird ihre Qualität von morgen bestimmen. So wurde ich z. B. beauftragt, ab 1995 die innerlichen Anwendungen der ätherischen Öle in England zu lehren. Dein Buch bereitet den Weg zu dieser neuen Qualität der Aromatherapie. Für die Energie, die Du darin investiert hast, und für die Ernsthaftigkeit Deines Bekenntnisses zur Aromatherapie danke ich Dir von Herzen.

Aouste-sur-Sye, 8. September 1994
Dr. Daniel Pénoël

Anhang

Glossar der Pflanzen und Öle*

Populärname	Fachbezeichnung
Ajowan	Carum opticum 41
Alant	Inula graveolens 39, 43, 67, 74, 87 f., 131 f., 135 f., 145
Angelica	Angelica archangelica 29, 45, 68 f.
Anis	Pimpinella anisum 10, 29, 38ff., 55f., 58, 69, 74, 77, 78, 124
Atlaszeder	Cedrus atlantica 46, 52, 64, 74, 78 f., 79, 112, 130
Basilikum	Ocimum basilicum 40, 52, 58, 65 f., 74, 79 f., 142
Beifuß	Artemisia vulgaris 44, 62
Bergamotte	Citrus aurantium ssp. bergamiae 45, 52, 55, 68, 80
Bergbohnenkraut	Satureja montana 41, 104, 132, 136 f.
Bitterorangen	Citrus aurantium (ssp. aurantium) 29, 42 f., 53, 55, 74, 81 ff., 142 f. (aus Früchten, Pomeranzen; Neroli aus Blüten, Petitgrain aus Blättern des Bitterorangenbaums)
Bois de Rose	Aniba rosaeodora (Rosenholz) 42 f.
Bohnenkraut	Satureja spec. 29, 52 f., 65 f., 74, 147
Cajeput	Melaleuca leucadendron 45, 52 f., 71
Calophyllum	Calophyllum inophyllum 82, 108, 128, 135, 139 f.
Campher	Cinnamomum camphora 40, 44, 64, 69
Cassia	Cinnamomum cassia 39 f., 67
Citruspflanzen	Citrus spec. 29, 45, 50, 55, 67, 74, 130
Deutsche Kamille	Matricaria recutita 8, 17, 25, 31, 35, 39, 45 f., 67, 74, 88 ff., 127, 142
Dill	Anethum graveolens 44, 55, 137
Doldengewächse	Apiaceae (z.B. Kümmel, Anis, Fenchel, Koriander, Sellerie) 29, 68
Echtes Eisenkraut	Lippia citriodora (Lemon Verbena) 44, 46, 52, 58, 74 f., 83, 129, 143, 145
Eisenkraut	siehe Echtes Eisenkraut, Indisches Eisenkraut
Estragon	Artemisia dracunculus 29, 39 f., 52 f., 58, 66, 68 f., 74, 83, 129, 133, 137, 149
Eukalyptus	Eucalyptus citriodora, E. dives, E. radiata, E. globulus 13, 30, 39, 41, 43 ff., 52 f., 55 f., 58, 64, 69, 71, 74, 84 ff., 100, 107, 128, 132 ff., 136, 138 ff., 142, 145, 147 ff.
Fenchel	Foeniculum vulgare 10, 13, 29, 56, 62, 69
Fichte	Picea abies 14, 29
Geranie	Pelargonium odorantissimum, P. asperum 29, 43, 51 ff., 55, 74, 86, 126, 128, 132
Grapefruit	Citrus paradisi 45
Grönlandmoos	Ledum grönlandicum 87, 132 ff., 136 f.
Indisches Eisenkraut	Andropogon citratus (Indian Verbena) 44
Ingwer	Zingiber officinalis 46, 51, 74
Kamille, Deutsche	siehe Deutsche Kamille
Kamille, Römische	siehe Römische Kamille
Kamille, Marokkanische	siehe Marokkanische Kamille
Kardamon	Elettaria cardamomum 29, 43
Karotte	Daucus carota 46, 91, 132 ff., 136 f., 143, 145
Khellakraut	Ammi visnaga (Zahnstocherdolde) 68, 91, 118, 150
Korbblütler	Asteraceae (z.B. Schafgarbe, Sonnenhut, Strohblume, Vanille) 46, 68
Koriander	Coriandrum sativum 29, 39, 41, 43, 52, 92, 147
Krauseminze	Mentha spicata 14, 43
Kümmel	Carum carvi 29, 69
Latschenkiefer	Pinus montana ssp. mugo 13
Lavendel	Lavandula angustifolia, L. vera, L. stoechas 10, 12 ff., 17, 32 f., 39, 50, 52 f., 55, 58, 63 ff., 69, 74, 92 f., 103, 126 ff., 132, 139, 143, 149
Lebensbaum	siehe Thuja
Lemon verbena	siehe Echtes Eisenkraut
Lemongrass	Cymbopogon citratus 29, 44, 50, 52, 55, 74
Lippenblütler	Lamiaceae (z.B. Thymian, Majoran, Bohnenkraut, Rosmarin, Salbei, Kardamon, Lavendel) 29, 68
Lorbeer	Laurus nobilis 39, 43, 50, 52, 67, 94, 128, 132, 140, 147
Lorbeergewächse	Lauraceae (z.B. Lorbeer, Zimt) 29

Populärname	Fachbezeichnung
Majoran	Origanum majorana 29, 43, 69, 71, 95, 129, 136
Mandarine	Citrus reticulata (Italien) 43, 45, 68, 96, 129, 140, 149f.
Marokkanische Kamille	Tanacetum annuum 74, 88, 97, 143
Marokko-Thymian	Thymus satureioides 116
Mastix	Pistacia lentiscus 43, 54, 97
May Chang	Litsea cubeba 50, 55, 98, 128
Melisse	Melissa officinalis 13, 39, 43 f., 50, 55, 57 f., 74 f., 98 f., 128 f., 133
MQV	siehe Niaouli, Melaleuca quinquinervia viridiflora
Muskatellersalbei	Salvia sclarea 39 f., 42, 50, 55, 58, 65, 74, 111, 126, 129, 142, 149
Muskat	Myristica fragrans 10, 29, 40, 45, 52, 56, 69
Myrrhe	Commiphora molmol, C. abyssinica 29, 99
Myrte	Myrtus communis 52 f., 74, 100 f., 129, 132 f., 138, 145 f.
Narde	Nardostachys jatamansii 13, 46, 101, 129, 149
Nelke	Syzygium aromaticum 10, 38 ff., 50, 52 f., 55, 57, 65 ff., 69, 74, 102, 137, 140
Neroli	aus Blüten des Bitterorangenbaumes
Niaouli (MQV)	Melaleuca quinquinervia viridiflora 39, 43, 45 f., 52f., 55, 74, 77, 102 f., 128, 132, 140,143, 145, 147
Orange	Citrus sinensis 29, 39, 45, 68
Oregano	Origanum vulgaris, O. compactum 39, 41, 51 ff.,65 f., 69, 74 f., 79, 104, 123, 132 f., 139 f., 147 f., 150
Palmarosa	Cymbopogon martinii 39, 43, 56, 105, 138 f., 147 f.
Patchouli	Pogostemon cablin 29, 39, 41, 46, 105
Petersilie	Petroselinum sativum 29, 40, 68 f.
Petitgrain	aus Blättern des Bitterorangenbaumes
Pfefferbohnenkraut	Satureja hortensis 41
Pfefferminze	Mentha x piperita 12f., 29, 39, 43, 46, 52, 64, 69, 74, 106, 112, 122, 124, 130, 134 ff., 147
Pinie	Pinus pinaster 29, 39, 45, 52 f., 56, 69, 74, 107, 130, 134 f.
Pomeranze	Citrus aurantium (siehe Bitterorangen)
Quendel	Thymian serpyllium 69

Populärname	Fachbezeichnung
Ravensare	Ravensare aromatica 43, 74, 82, 107 f., 128, 132, 135, 147 f., 150
Rautengewächse	Rutaceae (z.B. Citruspflanzen) 68
Römische Kamille	Anthemis nobilis 21, 43, 52, 58, 67, 74, 88 ff., 113, 129, 132, 143, 149 f.
Rose	Rosa damascena 10, 29, 43, 55, 86, 108
Rosenholz	siehe Bois de Rose
Rosmarin	Rosmarinus officinalis 10, 13 f., 29, 31, 35, 43 f., 52, 55, 64, 69, 109 ff., 131 ff., 135 f., 140, 142 f.,145, 150
Salbei	Salvia officinalis 10, 14, 29, 39, 44, 46, 52, 62, 64, 69, 111, 124, 127, 139 f.
Sandelholz	Santalum album 29, 39, 41, 46
Sassafras (Steinbrech)	Sassafras albidum (USA), Ocotea pretiosa (Brasilien) 40, 65, 69
Schafgarbe	Achillea millefolium 62, 64, 67, 69, 74, 112
Schwarzfichte	Picea mariana 74, 112, 130
Sellerie	Apium graveolens 29, 68
Sommerbohnenkraut	Satureja hortensis 41
Speik-Lavendel	Lavandula latifolia 52, 64, 74, 93, 135 f., 142 f., 145, 147
Strohblume	Helichrysum italicum, H. angustifolium 39, 43 f., 64, 74, 113, 126 f., 139 f., 143
Tangerine	Citrus reticulata (USA) 96, 149
Tanne	Abies alba, A. sibirica 43
Teebaum	Melaleuca alternifolia, M. linariifolia 12 ff., 39, 43, 45, 53, 55, 65, 74, 95, 103, 113, 122, 128, 132, 135, 138 f., 147 f.
Thuja	Thuja occidentalis 44, 56, 62 f., 69, 74, 140
Thymian	Thymus vulgaris, T. satureioides, T. zygis 10, 12 ff.,29, 31 f., 39, 42 f., 49, 52 f., 55 f., 65 f., 69, 74 f., 79, 104, 114 ff., 122 ff., 129, 132 ff., 136 ff., 140, 142, 147 f.
Vanille	Vanilla planifolia 38
Vetiver	Vetivera zizanoides 29, 39, 46, 64, 74, 116
Wacholder	Juniperus communis 10, 13 f., 45, 52, 55, 65, 69
Weihrauch	Olibanum, Boswellia carterii 10, 29, 74, 117
Wermut	Artemisia absinthum 31, 44, 62 f., 69
Winterbohnenkraut	Satureja montana 41
Ylang Ylang	Cananga odorata 43, 74, 117, 126, 129, 150
Ysop	Hyssopus officinalis (var. decumbens) 39, 44 f., 52, 63, 69, 118, 128, 134, 138, 150

Fachbezeichnung	Populärname
Lamiaceae	Lippenblütler (z.B. Thymian, Majoran, Bohnenkraut, Rosmarin, Salbei, Kardamon) 29, 68
Lauraceae	Lorbeergewächse (z.B. Lorbeer, Zimt) 29
Laurus nobilis	Lorbeer 39, 43, 50, 52, 67, 94, 128, 132, 140, 147
Lavandula angustifolia, L. vera, L. stoechas	Lavendel 10, 12 ff., 17, 32 f., 39, 50, 52, 55, 58, 63 ff., 69, 74, 92 f., 103, 126 ff., 132, 139, 143, 149
Lavandula latifolia	Speik-Lavendel, Großer Speik 52, 64, 74, 93, 135 f., 142 f., 145, 147
Ledum grönlandicum	Grönlandmoos 87, 132 ff., 136 f.
Lippia citriodora	Echtes Eisenkraut (Lemon Verbena) 44, 46, 52, 58, 74 f., 83, 129, 143, 145
Litsea cubeba	May Chang 50, 55, 98, 128
Matricaria recutita	Deutsche Kamille 8, 17, 25, 31, 35, 39, 45 f., 67, 74, 88 ff., 127, 142
Melaleuca alternifolia, M. linariifolia	Teebaum 12 ff., 39, 43, 45, 53, 55, 65, 74, 95, 103, 113, 122, 128, 132, 135, 138 f., 147 f.
Melaleuca leucadendron	Cajeput 45, 52 f., 71
Melaleuca quinquinervia viridiflora	Niaouli (MQV) 39, 43, 45 f., 52 f., 55, 74, 77, 102 f., 128, 132, 140, 143, 145, 147
Melissa officinalis	Melisse 13, 39, 43 f., 50, 55, 57 f., 74 f., 98 f., 128 f., 133
Mentha spicata	Krauseminze 14, 43
Mentha x piperita	Pfefferminze 12 f., 29, 39, 43, 46, 52, 64, 69, 74, 106, 112, 122, 124, 130, 134 ff., 147
MQV	siehe Melaleuca quinquinervia viridiflora, Niaouli
Myristica fragrans	Muskat 10, 29, 40, 45, 52, 56, 69
Myrtus communis	Myrte 52 f., 74, 100 f., 129, 132 f., 138, 145 f.
Nardostachys jatamansii	Narde 13, 46, 101, 129, 149
Ocimum basilicum	Basilikum 40, 52, 58, 65 f., 74, 79 f., 142
Ocotea pretiosa	Sassafras, Steinbrech (Brasilien) 40, 65, 69
Olibanum	Weihrauch 10, 29, 74, 117
Origanum compactum, O. vulgare	Oregano 39, 41, 51 ff., 65 f., 69, 74 f., 79, 104, 123, 132 f., 139 f., 147 f., 150
Origanum majorana	Majoran 29, 43, 69, 71, 95, 129, 136
Pelargonium odorantissimum, P. asperum	Geranie (Geraniumöl) 29, 43, 51 ff., 55, 74, 86, 126,128, 132
Petroselinum sativum	Petersilie 29, 40, 68 f.
Picea abies	Fichte 14, 29

Fachbezeichnung	Populärname
Picea mariana	Schwarzfichte 74, 112, 130
Pimpinella anisum	Anis 10, 29, 38 ff., 55 f., 58, 69, 74, 77 f., 124
Pinus montana ssp. mugo	Latschenkiefer 13
Pinus pinaster	Pinie 29, 39, 45, 52 f., 56, 69, 74, 107, 130, 134 f.
Pistacia lentiscus	Mastix 43, 54, 97
Pogostemon cablin	Patchouli 29, 39, 41, 46, 105
Ravensare aromatica	Ravensare 43, 74, 82, 107 f., 128, 132, 135, 147 f., 150
Rosa damascena	Rose 10, 29, 43, 55, 86, 108
Rosmarinus officinalis	Rosmarin 10, 13 f., 29, 31, 35, 43 f., 52, 55, 64, 69, 109 ff., 131 ff., 135 f., 140, 142 f., 145, 150
Rutaceae	Rautengewächse (z.B. Citruspflanzen) 68
Salvia officinalis	Salbei 10, 14, 29, 39, 44, 46, 52, 62, 64, 69, 111, 124, 127, 139 f.
Salvia sclarea	Muskatellersalbei 39 f., 42, 50, 55, 58, 65, 74, 111, 126, 129, 142, 149
Santalum album	Sandelholz 29, 39, 41, 46
Sassafras albidum	Sassafras, Steinbrech (USA) 40, 65, 69
Satureja spec.	Bohnenkraut 29, 52 f., 65 f., 74, 147
Satureja hortensis	Sommer-(Pfeffer-)Bohnenkraut 41
Satureja montana	Winter-(Berg-)Bohnenkraut 41
Syzygium aromaticum	Nelke 10, 38 ff., 50, 52 f., 55, 57, 65 ff., 69, 74, 102, 137, 140
Tanacetum annuum	Marokkanische Kamille 74, 88, 97, 143
Thuja occidentalis	Thuja, Lebensbaum 44, 56, 62 f., 69, 74, 140
Thymian serpyllium	Quendel 69
Thymus satureioides	Marokko-Thymian 116
Thymus vulgaris	Thymian 10, 12 ff., 29, 31 f., 39, 42 f., 49, 52 f., 55 f., 65 f., 69, 74 f., 79, 104, 114 ff., 122 ff., 129, 132 ff., 136 ff., 140, 142, 147 f.
Thymus zygis	Spanischer Thymian 114
Vanilla planifolia	Vanille 38
Vetivera zizanoides	Vetiver 29, 39, 46, 64, 74, 116
Zingiber officinalis	Ingwer 46, 51, 74

* Die systematische Klassifizierung von Pflanzen ist kompliziert und wird in manchen Fällen heftig diskutiert. Wir haben uns bemüht, den aktuellen Forschungsstand zu berücksichtigen. Sollten dennoch Unstimmigkeiten vorkommen, bitten wir dafür um Verständnis. Auch Ölnamen könnten aufgrund von Herkunft, Handel und Vertrieb durch verschiedene Unternehmen von den hier genannten abweichen.

Index der Krankheiten und der Wirkung der Öle

Stichwort-Register

Hier nicht aufgeführte Begriffe finden Sie im Glossar (Seite 154) oder im Index (Seite 159).

Bezugsquellen

*ALC COSMETIC, 27804 Berne, Kranichstr. 2, Tel. 04406-6144.
ALTAMIRA, 82319 Starnberg, Söckingerstr. 7, Tel. 08151-28571.
BAUMGARTEN, 82377 Penzberg, Hochfeldstr. 56, Tel. 08856-1429.
BELLA CURIOSA, 24937 Flensburg, Nordergraben 24, Tel. 0461-29826.
*BERGMANN Kosmetik, 38304 Wolfenbüttel/Groß Stöckheim, Juliusweg 1a, Tel. 05331-29385.
*BIOLINE, 70435 Stuttgart, Hohenloherstr. 3, Tel. 0711-876231.
*BIOTHEK, 74348 Lauffen a. N., Brückenstr. 19, Tel. 07133-22544.
BIOTRUHE, 73728 Esslingen, Katharinenstr. 29, Tel. 0711-354604.
BRANDSMÜHLE, 46483 Wesel, Caspar-Baur-Str. 31, Tel./Fax 0281-23357 ■ 47533 Kleve, Hagsche Str. 47, Tel./Fax 02821-21112 ■ 46509 Xanten, Poststr. 24, Tel./Fax 02801-5658.
BRENNESSEL, 80799 München, Türkenstr. 60, Tel. 089-280303 ■ 85345 Freising, Luckengasse 16, Tel. 08161-41999.
CALENDULA, 40217 Düsseldorf, Friedrichstr. 7, Tel. 0211-378655 ■ 46539 Dinslaken, Sterkrader Str. 237, Tel. 02064-92739 ■ 47051 Duisburg, Tonhallenpassage, Tel. 0203-284543 ■ 47441 Moers, Wallzentrum, Tel. 02841-29388.
CARLOTTA NATURA, 73312 Geislingen-Weiler, Hofstett am Steig 5, Tel. 07331-42820.
*Fa. C & M DIE ÖKOTHEK, 73430 Aalen, Spitalstr. 14, Tel./Fax 07361-680176.
CLEOPATRA KOSMETIK, 82362 Weilheim, Kirchplatz 11, Tel. 0881-64961.
*COLETTE, 23552 Lübeck, Kapitelstr. 5, Tel. 0451-7070869.
*COLIMEX-ZENTRALE, 50996 Köln, Ringstr. 46, Tel. 0221-352072, Fax 0221-352071; Auslieferungsläden: 26506 Norden, Osterstr. 160, in Schwanen-Apotheke, Tel. 04931-2197 ■ 32312 Lübbecke, Lange Str. 1, in Stern-Apotheke, Tel. 05741-7707 ■ 33102 Paderborn, Bahnhofstr. 18, in St.-Christophorus-Drogerie, Tel. 05251-10520 ■ 34414 Warburg, Hauptstr. 46, in St.-Erasmus-Apotheke, Tel. 05641-60467 ■ 35576 Wetzlar, Langgasse 68, in Langgass-Apotheke, Tel. 06441-46900 ■ 41812 Erkelenz, P.-Rüttchen-Str., im KONTRA-Center, Tel. 02431-81071 ■ 41849 Wassenberg, Brabanter Str. 50, im KONTRA-Center, Tel. 02432-81011 ■ 42105 Wuppertal, Rathaus-Galerie L119, Karlsplatz 3, Tel. 0202-443988 ■ 45259 Essen, Schangstr. 13, Dromarkt, Tel. 0201-462259 ■ 47798 Krefeld, Ostwall 146, Tel. 02151-615648 ■ 48527 Nordhorn, Schuhmachershagen 15, Tel. 05921-721072 ■ 50321 Brühl, Mühlenstr. 37 ■ 50667 Köln, Brüderstr. 7, Tel. 0221-2580862 ■ 50858 Köln-Weiden, Aachener Str. 1253, Rhein Center Köln-Weiden ■ 51143 Köln-Porz, Josefstr./Ladenzeile Karstadt, Tel. 02203-55242 ■ 52064 Aachen, Alexianergraben 9/City-Center, Tel. 0241-30327 ■ 52428 Jülich, Am Markt 2, in Parfümerie am Markt, Tel. 02461-2580 ■ 53797 Lohmar, Broich-Weber, Breiterstegmühle 1, Tel. 02246-4245 ■ 57462 Olpe, Bruchstr. 13, Tel. 02761-5190 ■ 63739 Aschaffenburg, Steingasse 37, Tel. 06021-26464 ■ 66901 Schönenberg-Kübelberg, Glanstr. 42, in Linden-Apotheke, Tel. 06373-1360 ■ 67482 Altdorf, Hauptstr. 78 Colimex/Naturkosmetik ■ 73730 Esslingen, Hirschlandstr. 1, Tel. 0711-314856 ■ 74653 Künzelsau, Keltergasse 13, in Hohenlohe Apotheke ■ 94032 Passau, Am Schanzl 10, Turm-Apotheke, Tel. 0851-33377.
*COSMEDA, 41460 Neuss, Neumarkt 4, Tel. 02131-277212 ■ 46535 Dinslaken, Altmarkt 17, Tel. 02064-15178 ■ 40668 Meerbusch, Gonellastr. 13, Tel. 02150-6625 ■ 47495 Rheinberg, Römerstr. 16, Tel. 02843-6116 ■ 47198 Duisburg, Augustastr. 31, Tel. 02066-55104.
*COSMETIC-BAUKASTEN, 33615 Bielefeld, Arndtstr. 51, Tel. 0521-131008.
*COSMETIX, 48143 Münster, Salzstr. 46b, Tel. 0251-44662.
CREATIV KOSMETIK, 82008 Unterhaching, Bahnhofsweg 3, Tel. 089-6115916.
*DONAUWÖRTHER KOSMETIKSTUBE, 86609 Donauwörth, Kapellstr. 24, Tel. 0906-23365.
*DUFT & SCHÖNHEIT, 80331 München, Sendlinger Str. 46, Tel. 089-2608259.
GOLD RICHTIG, 65929 Frankfurt-Unterliederbach, Alemannenweg 60.
*HANNI'S BIOSHOP, 86456 Gablingen, Achsheimerstr. 10, Tel. 08230-9897.
HELGAS HOBBY SHOP, 63584 Gründau, Gartenstr. 19, Tel. 06058-2135.
*HEXENKÜCHE, 82152 Krailling, Luitpoldstr. 25, Tel. 089-8593135.
*HOBBY-KOSMETIK, 86153 Augsburg, Lechhauserstr. 3, Tel. 0821-155346 ■ 70806 Kornwestheim, Stauffenbergstr. 26, Tel. 07154-3744 ■ 97456 Dittelbrunn, Erlenstr. 25, Tel. 09721-44190 ■ 84478 Waldkraiburg, Pürtenerstr. 34, Tel. 08638-7073.
HOBBY-KOSMETIK HAAG, 74821 Mosbach, Entengasse 4, Tel. 06261-14020.
*INATURA, 42551 Velbert, Friedrichstr. 303, Tel. 02051-23355.
JAKOBUS-APOTHEKE, 33397 Rietberg, Lippstädter Str. 17a, Tel. 02944-7554.
*JANSON GmbH, 76133 Karlsruhe, Kaiserpassage 16, Tel. 0721-26410, Fax 0721-27780.
*JASMIN, 41085 Mönchengladbach, Neusser Str. 204, Tel. 02161-650560.
Fa. JOACHIM OTT ■ 45657 Recklinghausen, Reitzensteinstr. 50, Tel. 02361-16216.
JOJOBA, 35066 Frankenberg, Auf der Nemphe 2, Tel. 06451-4621.
*JOJOBA NATURPRODUKTE, 57076 Siegen-Weidenau, Bismarckstr. 5/Siegerlandzentrum, Tel. 0271-790201.

*KNACK-PUNKT, 73277 Owen/Teck, Hopfenweg 16, Tel. 07021-56568 ■ 27472 Cuxhaven, Präsident-Herwig-Str. 40, Tel. 04721-62820.

*KOSMETIK-BAZARE: Interessengemeinschaft der Kosmetik-Bazare e.V. Dientzenhofer Str. 14, 63924 Kleinheubach, Tel. 09371-68861, Fax 09371-67567 ■ 10115 Berlin, Habersaathstr. 34, Tel. 030-2825928 ■ 24103 Kiel, Eggerstedtstr. 1, Tel. 0431-92923 ■ 24986 Satrup, Glücksburgerstr. 11, Tel. 04633-1021 ■ 26721 Emden, Neutorstr. 58, Tel. 04921-24646 ■ 27580 Bremerhaven, Lange Str. 25, Tel. 0471-802316 ■ 27711 Osterholz-Scharmbeck, Loger Str. 4, Tel. 04791-8326 ■ 28203 Bremen, Ostertorsteinweg 25-26, Tel. 0421-701699 ■ 30159 Hannover, Konochenhauer Str. 6, Tel. 0511-326236 ■ 31582 Nienburg, Burgmannshof 2, Tel. 05021-12825 ■ 31785 Hameln, Thiewall 4, Tel. 05151-22576 ■ 32257 Bünde, Bahnhofstr. 31, Tel. 05223-5133 ■ 32756 Detmold, Paulinenstr. 9, Tel. 05231-39614 ■ 33330 Gütersloh, Friedrich-Ebert-Str. 57, Tel. 05241-26700 ■ 33615 Bielefeld, Arndtstr. 51, Tel. 0521-131008 ■ 35037 Marburg, Augustinergasse, Tel. 06421-161363 ■ 35390 Gießen, Frankfurter Str. 1, Tel. 0641-76979 ■ 42289 Wuppertal, Kleestr. 42, Tel. 0202-620898 ■ 45130 Essen, Alfredstr. 43, Tel. 0201-796413 ■ 48143 Münster, Ludgeristr. 68, Tel. 0251-518505 ■ 48431 Rheine, Matthiasstr. 5, Tel. 05971-15421 ■ 50226 Frechen, Joh.-Schmitz-Platz 10, Tel. 02234-13230 ■ 53721 Siegburg, Holzgasse 47, Tel. 02241-590942 ■ 53879 Euskirchen, Hochstr. 62, Tel. 02251-73308 ■ 58285 Gevelsberg, Mittelstr. 101, Tel. 02332-83005 ■ 58511 Lüdenscheid, Ringmauerstr. 5, Tel. 02351-358018 ■ 58636 Iserlohn, Friedrichstr. 3, Tel. 02371-24260 ■ 59555 Lippstadt, Kahlenstr. 2, Tel. 02941-78466 ■ 63924 Kleinheubach, Dientzenhoferstr. 14, Tel. 09371-68861 ■ 65183 Wiesbaden, Wagemannstr. 3, Tel. 0611-379370 ■ 67655 Kaiserslautern, Grüner Graben 3, Tel. 0631-92527 ■ 70806 Kornwestheim, Bahnhofsplatz 14, 07154-16319 ■ 73728 Esslingen, Kupfergasse 13, Tel. 0711-355605 ■ 75172 Pforzheim, Bahnhofstr. 9, Tel. 07231-33254 ■ 97464 Oberwerrn, Bergstr. 7, Tel. 09726-3319.

KOSMETIK KREATIV, 36304 Alsfeld, Schwabenröderstr. 61, Tel. 06631-6225.

KOSMETIK ZUM SELBERMACHEN, 85049 Ingolstadt, Sauerstr. 9, Tel. 0841-33711.

KOSMETIK ZUM SELBERMACHEN, 93133 Burglengenfeld, R.-Schumann-Str. 10, Tel. 09471-6835.

KOSNA VERA, 59174 Kamen, Märkische Str. 28, Tel. 02307-4772 ■ 59423 Unna, Markt 16, Tel. 02303-21337.

*KRÄUTER FISCHER, 33378 Rheda-Wiedenbrück, Markt 3, Tel. 05242-55958.

KREATIV, 55595 Hargesheim, Schulstr. 3, Tel. 0671-32333.

KREUZHERRN APOTHEKE, 87700 Memmingen, Kalchstr. 12, Tel. 08331-4667.

MANUELA'S KOSMETIK-SHOP, 31655 Stadthagen, Klosterstr. 8, Tel. 05721-77708.

McQUEENS'S NATURSHOP, 22880 Wedel, EKZ Rosengarten 6b, Tel. 04103-14950.

NATUR PUR, 06108 Halle, Schülershof 1, Tel. 0345-652061.

NATUR-ECKE, 46509 Xanten, Poststr. 24, Tel. 02801-5658/4847.

NATURPARTNER, 63820 Elsenfeld, Marienstr. 2, Tel. 06022-7834.

NATURTÖPFLA, 95194 Regnitzlosau, Trogenau 25, Tel. 09294-1713.

*NATURWARENLADEN, 97447 Gerolzhofen, Weiße-Turm-Str. 1, Tel. 09382-4115+7989

*OMIKRON, 74382 Neckarwestheim, Marktplatz 5, Tel. 07133-17081 ■ 74072 Heilbronn, Postpassage, Tel. 07131-166443 ■ 73635 Rudersberg-Schlechtbach, Bahnhofsplatz 41, Tel. 07183-8565 ■ 77815 Bühl, Hauptstr. 15, Tel. 07223-901129.

*NEUBEURER NATURAROMEN, 83115 Neubeuern, Postfach 1148, Tel. 08035-2490.

*PIMPINELLA (Walter und Schneider), 14471 Potsdam, Clara-Zetkin-Str. 6, Tel. 0331-970302.

*PLATH PARFUMS, 24161 Kiel, Dreiangel 31, Tel. 0431-92923.

*POTPOURRI Umweltladen, 71032 Böblingen, Marktgässle 8, Tel. 07031-236914 ■ 71263 Weil der Stadt, Katharinenstr. 4, Tel. 07033-33929.

*PURA NATURA, 90402 Nürnberg, Johannesgasse 55, Tel. 0911-209522.

*REIN & FEIN, 82256 Fürstenfeldbruck, Münchner Str. 25, Tel. 08141-4548.

RINGELBLUME NATURKOSMETIK GMBH, 92224 Amberg, Lederergasse 5, Tel. 09621-22110.

*SPINNRAD GMBH/ZENTRALE, 45886 Gelsenkirchen, Am Luftschacht 3a, Tel. 0209-17000-0, Tx. 824726 natur d, Fax. 0209-17000-40 ■ Auslieferungsläden: 01257 Dresden, Löwen Center Prohlis/Nickern, Dohnauer Str. ■ 04329 Leipzig, Paunsdorf Center, Paunsdorfer Allee 1, Tel. 0341-251s6906 ■ 07743 Jena, Goethe Galerie/Jenaer Str. ■ 09125 Chemnitz, Annaberger Str. 315, Alt-Chemnitz-Center, Tel. 0371-514226 ■ 10247 Berlin, Frankfurter Allee 53, Tel. 030-4276161 ■ 10719 Berlin-Westend, Uhlandstr. 43-44, Tel. 030-8814848 ■ 12163 Berlin-Steglitz, Schloßstr. 1, Tel. 030-8592072 ■ 12555 Berlin-Köpenick, Forum Köpenick ■ 12619 Berlin-Hellersdorf, Spree-Center, Hellersdorferstr. 79-81, Tel. 030-5612081 ■ 18055 Rostock, Rostocker Hof/Kröpeliner Str. ■ 20146 Hamburg, Grindelallee 42, Tel. 040-4106096 ■ 21335 Lüneburg, Grapengießer-Str. 25, Tel. 04131-406427 ■ 21614 Buxtehude, Brücken-Apotheke, Zwischen den Brücken 7, Tel. 04161-52233 ■ 22143 Hamburg-Rahlstedt, Rahlstedt-Center, Schweriner-Str. 8-12, Tel. 040-6779044 ■ 22459 Hamburg-Niendorf, Tibarg-Center ■ 22765 Hamburg-Ottensen, Mercado-Center/Ottenser Hauptstr. ■

23552 Lübeck, Mühlenstr. 11, Tel. 0451-7063307 ▪ 24103 Kiel, Ahlmann-Haus, Holstenstr. 34, Tel. 0431-978728 ▪ 24534 Neumünster, Marktpassage EKZ, Großflecken 51-53, Tel. 04321-41633 ▪ 24937 Flensburg, Große Str. 3, Tel. 0461-13761 ▪ 26122 Oldenburg, Gaststr. 26, Tel. 0441-25493 ▪ 27568 Bremerhaven, Bürgermeister-Smidt-Str. 53, Tel. 0471-44203 ▪ 27749 Delmenhorst, City-Point, Lange Str. 96, Tel. 04221-129331 ▪ 28195 Bremen, Bremer Carré, Obernstr. 67, Tel. 0421-691932 ▪ 28203 Bremen, Ostertorsteinweg 90, Tel. 0421-74318 ▪ 30159 Hannover, Steintorstr. 9, Tel. 0511-329093 ▪ 30823 Garbsen, Nord-West-EKZ, Realkauf, Tel. 05131-95769 ▪ 30853 Langenhagen, City Center, Marktplatz 5, Tel. 0511-772056 ▪ 31134 Hildesheim, Angoulemeplatz 2, Tel. 05121-57311 ▪ 32052 Herford, Lübbestr. 12-20, Tel. 05221-529654 ▪ 32423 Minden, Bäckerstr. 72, Tel. 0571-87580 ▪ 33098 Paderborn, EKZ Königsplatz 12, Tel. 05251-281759 ▪ 33330 Gütersloh, Münsterstr. 6, Tel. 05241-237071 ▪ 33602 Bielefeld, Marktpassage/EG, Bahnhofstr., Tel. 0521-66152 ▪ 34117 Kassel, Hedwigstr. 9, Tel. 0561-14911 ▪ 35390 Gießen, Kaplansgasse 2-4, Tel. 0641-792393 ▪ 35576 Wetzlar, Langgasse 39, Tel. 06441-46952 ▪ 37073 Göttingen, Gronerstr. 57/58, Tel. 0551-44700 ▪ 38100 Braunschweig, Vor der Burg 8, Tel. 0531-42032 ▪ 38440 Wolfsburg, Südkopfcenter, Porschestr.102, Tel. 05361-15004 ▪ 39326 Hermsdorf bei Magdeburg, Elbe Park EKZ, Tel. 039206-52207 ▪ 40212 Düsseldorf, Schadowstr. 80, Tel. 0211-357105 ▪ 40721 Hilden, Bismarck-Passage, Mittelstr., Tel. 02103-581937 ▪ 41061 Mönchengladbach, Hindenburgstr. 173, Tel. 02161-22728 ▪ 41460 Neuss, Oberstr./Zollstr., Tel. 02131-276708 ▪ 41539 Dormagen, Rathaus Galerie ▪ 41747 Viersen, Hauptstr. 85, Tel. 02162-350449 ▪ 42103 Wuppertal-Elberfeld, Herzogstr. 28, Tel. 0202-441281 ▪ 42275 Wuppertal-Barmen, Alter Markt 7, Tel. 0202-551753 ▪ 42651 Solingen, Hauptstr. 28, Tel. 0212-204041 ▪ 42853 Remscheid, Alleestr. 30, Tel. 02191-420867 ▪ 44135 Dortmund, Lütge-Brück-Str. 12, Tel. 0231-578936 ▪ 44575 Castrop-Rauxel, EKZ Widumer Platz, Tel. 02305-27215 ▪ 44623 Herne, Bebelstr. 8, ab 1. 3. 96 Bahnhofstr. 45, Tel. 02323-53021 ▪ 44787 Bochum, Kortumstr. 33, Tel. 0234-66123 ▪ 44791 Bochum, Ruhrpark Shopping Center, Tel. 0234-238516 ▪ 45127 Essen, City Center, Porsche Platz 21, Tel. 0201-221295 ▪ 45329 Essen-Altenessen, EKZ Altenessen, Altenessener Str. 411, Tel. 0201-333617 ▪ 45468 Mülheim, Forum City, Hans-Böckler-Platz 10, Tel. 0208-34907 ▪ 45472 Mülheim, Rhein-Ruhr-Zentrum, Tel. 0208-498192 ▪ 45657 Recklinghausen, Kunibertistr. 28, Tel. 02361-24194 ▪ 45768 Marl, EKZ Marler Stern, Obere Ladenstr. 68, Tel. 02365-56429 ▪ 45879 Gelsenkirchen, Klosterstr. 13, Tel. 0209-208963 ▪ 45894 Gelsenkirchen-Buer, Breddestr. 8, Tel. 0209-398889 ▪ 45964 Gladbeck, Hochstr. 29-31, Tel. 02043-21293 ▪ 46049 Oberhausen, Bero-Center 110, ab 1. 8. 96 Centro, Tel. 0208-27065 ▪ 46236 Bottrop, Kirchplatz 4, Tel. 02041-684484 ▪ 46282 Dorsten, Recklinghäuser Str. 4, Tel. 02362-45748 ▪ 46397 Bocholt, Osterstr. 51, Tel. 02871-186024 ▪ 46483 Wesel, Hohe Str. 26 ▪ 46535 Dinslaken, Duisburger Str. 10, Tel. 02064-54557 ▪ 47051 Duisburg, Königstr. 42, Tel. 0203-339135 ▪ 47441 Moers, EKZ Neumarkt-Eck, Tel. 02841-23771 ▪ 47798 Krefeld, Neumarkt 2, Tel. 02151-22547 ▪ 48143 Münster, Alter Steinweg 39, Tel. 0251-42352 ▪ 48282 Emsdetten, EKZ mit Kino, Bahnhofstr. 2-8 ▪ 48431 Rheine, Münsterstr. 6, Tel. 05971-13548 ▪ 49074 Osnabrück, Große Str. 84/85, Tel. 0541-201373 ▪ 50672 Köln, Bazaar de Cologne/Mittelstr. 12-14, Tel. 0221-256606 ▪ 50678 Köln, Severinstr. 53, Tel. 0221-3100018 ▪ 50823 Köln, Venloer Str. 336, Tel. 0221-5103342 ▪ 51373 Leverkusen, Hauptstr. 73, Tel. 0214-403131 ▪ 51643 Gummersbach, Wilhelmstr. 7, Tel. 02261-64784 ▪ 52062 Aachen, Rethelstr. 3, Tel. 0241-25254 ▪ 52062 Aachen, Adalbertstr. 110. Tel. 0241-20453 ▪ 52222 Stolberg, Steinweg 83-89 ▪ 52249 Eschweiler, Grabenstr. 66, Tel. 02403-15286 ▪ 52349 Düren, Josef-Schregel-Str. 48, Tel. 02421-10082 ▪ 53111 Bonn, Poststr. 4, Tel. 0228-636667 ▪ 53757 St. Augustin, HUMA EKZ/Rathausallee 16, Tel. 02241-27040 ▪ 53879 Euskirchen, Hochstr. 56, ab 1. 8. 96 Kino-Center-Galerie, Tel. 02251-55521 ▪ 54290 Trier, Neustr. 66, Tel. 0651-48241 ▪ 55116 Mainz, Kirschgarten 4, Tel. 06131-228141 ▪ 56068 Koblenz, Löhrstr. 16-20, Tel. 0261-14925 ▪ 57072 Siegen, Marburger Str. 34, 0271-54540 ▪ 58095 Hagen, Elberfelderstr. 64, Tel. 02331-17438 ▪ 58452 Witten, Bahnhofstr. 38, Tel. 02302-275122 ▪ 58511 Lüdenscheid, EKZ Stern Center/Altenaer Str., Tel. 02351-22907 ▪ 58636 Iserlohn, Alter Rathausplatz 7, Tel. 02371-23296 ▪ 59065 Hamm, Bahnhofstr. 1c, Tel. 02381-20245 ▪ 59227 Ahlen, Oststr. 44 ▪ 59555 Lippstadt, Lippe-Galerie/Langestr., Tel. 02941-58332 ▪ 60311 Frankfurt, Kaiserstr. 11, Tel. 069-291481 ▪ 60439 Frankfurt, Nord-West-Zentrum, Tituscorso-Str. 2b, Tel. 069-584800 ▪ 63065 Offenbach, Herrnstr. 37, Tel. 069-825648 ▪ 63739 Aschaffenburg, City-Galerie, Goldbachstr. 9, Tel. 06021-12662 ▪ 64283 Darmstadt, Wilhelminenpassage, Tel. 06151-22078 ▪ 65183 Wiesbaden, Mauritius Galerie 2, Tel. 0611-378166 ▪ 66111 Saarbrücken, Dudweiler Str. 12, Tel. 0681-3908994 ▪ 66424 Homburg/Saar, Saarpfalz-Center, Talstr. 38a, Tel. 06841-5351 ▪ 67059 Ludwigshafen, Bismarckstr. 106, Tel. 0621-526664 ▪ 67547 Worms, Obermarkt 12, Tel. 06241-88462 ▪ 67655 Kaiserslautern, Pirmasenser Str. 8, Tel. 0631-696114 ▪ 68159 Mannheim, Kurpfalzpassage K1, Tel. 0621-154662 ▪ 69115 Heidelberg, Das Carée, Rohrbacherstr. 6-8d, Tel. 06221-166825 ▪ 70173 Stuttgart, Lautenschlagerstr. 3, Tel. 0711-291469 ▪ 71638 Ludwigsburg, Marstall-Center, Tel. 07141-902879 ▪ 72764 Reutlingen, Metzgerstr. 4, Tel. 07121-320415 ▪ 73733 Esslingen, Neckar Center, Weilstr. 227, Tel. 0711-386905 ▪ 74072 Heilbronn, Sülmerstr. 34,Tel. 07131-962138 ▪ 75172 Pforzheim, Bahnhofstr. 10, ▪ 76133 Karlsruhe, Kaiserstr. 170,

Tel. 0721-24845 ■ 76829 Landau, Rathausplatz 10, Tel. 06341-85818 ■ 78224 Singen, Scheffelstr. 9, Tel. 07731-68642 ■ 78532 Tuttlingen, Hecht Carré, Königstr. 2, Tel. 07461-76961 ■ 79098 Freiburg, Oberlindenpassage, Tel. 0761-381213 ■ 80331 München, Sendlingerstr.Asamhof, Tel. 089-264159 ■ 80797 München-Schwabing, Schleißheimer Str. 100, Tel. 089-1238685 ■ 83022 Rosenheim, Stadtcenter/Kufsteiner Str. 7, Tel. 08031-33536 ■ 85057 Ingolstadt, EKZ Westpark ■ 86150 Augsburg, Viktoriapassage, Bahnhofstr. 26-30, Tel. 0821-155482 ■ 87435 Kempten, Bahnhofstr. 1, Tel. 0831-24503 ■ 88212 Ravensburg, Eisenbahnstr. 8, Tel. 0751-14489 ■ 89073 Ulm, Neue Str. 93, Tel. 0731-60909 ■ 90402 Nürnberg, Grand Bazar/Karolinenstr. 45, Tel. 0911-232533 ■ 90762 Fürth, City-Center/Alexander-Str. 11, Tel. 0911-773663 ■ 91054 Erlangen, Hauptstr. 46, Tel. 0913-201043 ■ 91126 Schwabach, Königstr. 2, Tel. 09122-16849 ■ 92637 Weiden, Mooslohstr. 123, Tel. 0961-27710 ■ 95028 Hof, Ludwigstr. 47, Tel. 09281-3641 ■ 96052 Bamberg, EKZ Atrium, Ludwigstr. 2, Tel. 0951-202588 ■ 97070 Würzburg, Kaiserstr. 16, Tel. 0931-15608 ■ 99085 Erfurt, Thüringen Shopping Park.

*STELLA, 73066 Uhingen, Bleichereistr. 41, Tel. 07161-37321.

*STEPHAN, 59755 Arnsberg, Mendenerstr. 14, Tel. 02932-25000.

*STERNTALER NATURLADEN, 42651 Solingen, Am Neumarkt 27, Tel. 0212-10332 ■ 42929 Wermelskirchen, Kölner Str. 36, Tel. 02196-93982.

*SUNCOS, 61169 Friedberg, Kaiserstr. 113, Tel. 06031-62597.

SYLVI'S NATURLADEN, 47906 Kempen, Judenstr. 19, Tel. 02152-54590 ■ 13595 Berlin, Pichelsdorferstr. 93, Tel. 030-3317878 ■ 88489 Wain, Obere Dorfstr. 37, Tel. 07353-1465.

*DER UMWELTLADEN, 88427 Bad Schussenried, Keilbachstr. 7, Tel. 07583-4293 oder 4177.

Fa. URSULA SINGER, 86497 Horgau/Auerbach, Höhenweg 11, Tel. 08294-2358.

VITALIS-APOTHEKE, 59556 Lippstadt-Cappel, Beckumer Str. 214, Tel. 02941-78972.

*VON DER GATHEN BIOCOSMETIC, 40211 Düsseldorf, Am Wehrhan 24, Tel. 0211-1640355 ■ 50672 Köln, Ehrenstr. 35, Tel. 0221-256636.

WASCHKÜCHE, Friedrich-Ebert-Str. 70, 95213 Münchberg.

WINDRAD, 61119 Friedberg, Friedensstr. 35, Tel. 06172-969500.

In der Schweiz:

DORF-LÄDELI, CH-8863 Buttikon, Kantonsstr. 49, Tel. 0041-55-671854.

DROGERIE LEHNER, CH-3097 Liebefeld, Kirchstr. 15, Tel. 0041-31-9714612.

*INTERWEGA Handels AG, CH-8863 Buttikon, Postfach 125, Tel. 0041-55-671854.

In Österreich:

*CREATIV-COSMETIK, A-5026 Salzburg, Waldburgergasse 46A, Tel. 0043-662-434228.

NATUR PUR, A-1070 Wien, Kirchengasse 25-27, Tel. 0043-1-5262129.

Die mit * gekennzeichneten Firmen betreiben auch Versandhandel. Einige Substanzen erhalten Sie auch in Reformhäusern, Drogerien, Apotheken, Bioläden und Lebensmittelläden. Vergleichen Sie die Preise!

Hinweis:

Autoren und Verlag bemühen sich, in diesem Verzeichnis nur Firmen zu nennen, die hinsichtlich der Substanzen und Preise zuverlässig und günstig sind. Trotzdem kann eine Gewährleistung von Autoren und Verlag nicht übernommen werden. Irgendwelche Formen von gesellschaftsrechtlicher Verbindung, Beteiligung und/oder Abhängigkeit zwischen Autoren und Verlag einerseits und den hier aufgeführten Firmen andererseits existieren nicht.

Den Hauptbestandteilen ätherischer Öle lassen sich wiederum ganz bestimmte Wirkungsweisen zuordnen.

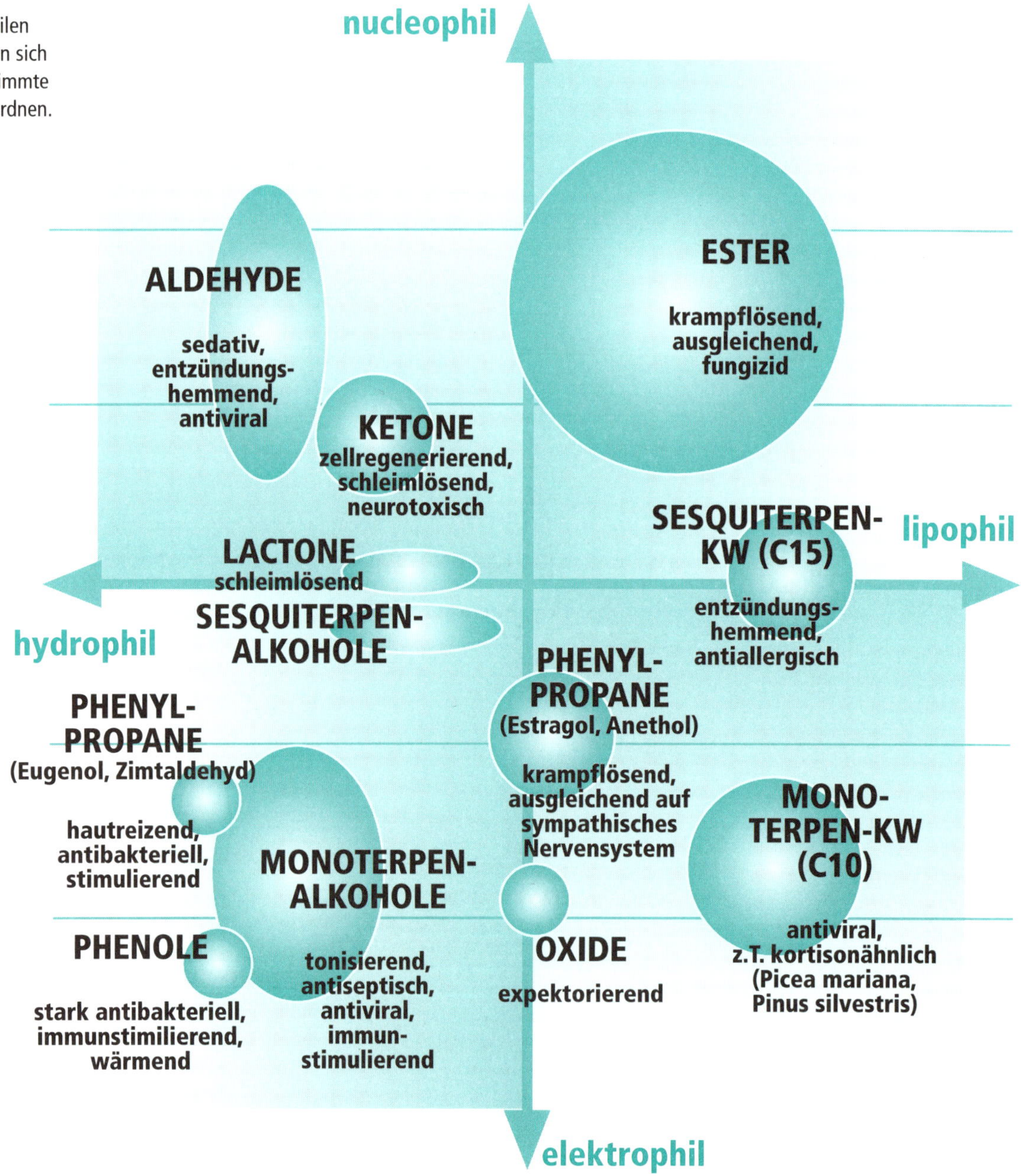